Gabriele Eckert

Weil die Seele sich freut

Geschichten aus der Welt der Chinesischen Quantum Methode

Verlag WeiterSein

Bönnigheim

Bibliografische Information der Deutschen Nationalbibliothek: Die Deutsche Nationalbibliothek verzeichnet diese Publikation in der Deutschen Nationalbibliografie; detaillierte bibliografische Daten sind im Internet über http://dnb.d-nb.de abrufbar.

Verlag WeiterSein
Robert-Bosch-Straße 5
74357 Bönnigheim
Deutschland

ISBN: 978-3-942534-02-4
3. Auflage 2012

Copyright © 2012 Verlag WeiterSein

Lektorat: Christine Jaksch
Korrektorat: Monika Alt
Foto Gabriele Eckert: Birgit Terskow
Umschlaggestaltung: adpd
Druck und Bindung: kubbli GmbH
Printed in Germany

Inhalt

Vorbemerkung des Verlages

CQM ersetzt nicht den Besuch beim Arzt oder Psychologen. Die aufgeführten Geschichten sind Erfahrungsberichte aus den Jahren 2010 und 2011, die Gabriele Eckert während dieser Zeit in ihren Vorträgen und Seminaren erlebt hat. Alle Geschichten haben sich inhaltlich so zugetragen, auch wenn es für den einen oder anderen unheimlich klingen mag. Die Namen aller Beteiligten wurden zur Wahrung ihrer Anonymität geändert. Sollten Sie mit den aufgeführten Personen Kontakt aufnehmen wollen, dann senden Sie bitte Ihre Anfrage an info@cqm-hypervoyager.de. Ihre Anfrage wird an die entsprechende Person weitergeleitet. Inwieweit die Person antwortet, liegt nicht im Ermessen des Verlages.

Die in diesem Buch dargestellte Methode sowie alle Erzählungen wurden nach bestem Wissen erstellt und mit größtmöglicher Sorgfalt überprüft.

Sie bieten jedoch keinen Ersatz für professionellen medizinischen oder psychologischen Rat. Jeder Leser und jede Leserin ist für das eigene Tun und Lassen weiterhin selbst verantwortlich. Weder die Autorin noch der Verlag und auch keiner der weiteren an der

Buchentstehung Beteiligten oder im Buch vorkommenden Personen beabsichtigen, Diagnosen zu stellen oder Therapieempfehlungen zu geben.

Für eventuelle Nachteile oder Schäden, die aus den im Buch gegebenen praktischen oder theoretischen Hinweisen resultieren, wird keinerlei Form von Haftung übernommen.

Vorwort

„Alle großen Dinge sind einfach", sagte der Nobelpreisträger Albert Einstein. Dieser Satz begleitet mich, seit ich ihn zum ersten Mal hörte. Das Leben als solches ist wohl unser „größtes Ding". Doch für manche Menschen ist es genau das Gegenteil von einfach. Seit meiner Kindheit verspürte ich den Drang, die Einfachheit zu finden. Doch zwischendurch wurde es kompliziert, bis es dann so kompliziert wurde, dass es nur noch einfach werden konnte. Das Ergebnis ist CQM.

Was ist CQM? Werden sie sich jetzt fragen. CQM heißt Chinesische Quantum Methode und steht für Lebensqualität mit Herz und Verstand — selbstbestimmt, flexibel und spielerisch. CQM gibt es seit über zehn Jahren und wird seitdem von mir persönlich gelehrt.

Technisch gesehen ist CQM eine Technik oder Methode, wie sie sich und anderen das Leben erleichtern können. Für viele Menschen ist es auch eine Lebensphilosophie. Mit CQM können sie Informationsmuster bei sich selbst oder bei anderen aufspüren, die

9

für uns hinderlich sind oder Stress verursachen. Diese meist unbewussten Muster werden aber nicht nur entdeckt, sondern auch in ihrer Wirkung neutralisiert. Dies führt dann dazu, dass der dadurch verursachte Stress verschwindet. In der Folge können dann körperliche Beschwerden verschwinden, im Beruf und unseren Beziehungen läuft es wieder mehr so, wie wir es wünschen. CQM kann auf alle Lebensbereiche angewandt werden: Beruf, Finanzen, Sport, Schule, Studium, Prüfungen, Familie und selbstverständlich auf unser körperliches Befinden.

Wie CQM das Leben vieler Menschen verändert hat, erfahren Sie auf den folgenden Seiten. Tauchen Sie ein in die Geschichten von Menschen wie du und ich. Erfahren Sie, wie sich die Lebensqualität dieser Personen durch energetische Korrekturen verändert hat, wie neue Freiheiten entstanden sind, wie die Lebendigkeit in das Leben dieser Menschen zurückgekehrt ist. Viel Spaß bei der Entdeckung der Leichtigkeit, die für jeden von uns ein Geburtsrecht ist.

Gabriele Eckert

Deine Seele freut sich

Evelyn ist Körpertherapeutin. Sie hält regelmäßig Vorträge über ihre Arbeit mit CQM. Während sie in der Küche stand, um das Abendessen zuzubereiten, setzte sich ihre 12-jährige Tochter dazu. Evelyn ließ sie an ihrer Vorbereitung für den kommenden Vortrag teilhaben. Sie überlegte, welche Formulierungen sie wählen sollte, um die Zuhörer für ihre Arbeit mit CQM zu begeistern.

Da meinte ihre Tochter: *„Ha, Werbung, das machen wir gerade in der Schule! Mama, unsere Lehrerin sagt, wenn du Werbung für dich machen willst, dann musst du übertreiben."* Evelyn schüttelte den Kopf. Nein. Übertreiben, das war nicht in ihrem Sinne. Stattdessen wollte sie einfach nur erzählen, wie sie ihre Arbeit mit CQM erlebt.

Ihre Tochter meinte: *„Na, das ist ja ganz einfach."* Sie nahm ein Blatt Papier, einen blauen Kugelschreiber und überraschte ihre Mutter nach zehn Minuten mit folgendem Text:

11

*Warum man zu meiner Mama zur
CQM Sitzung kommen sollte:*

*Es hilft dir, dich besser zu konzentrieren.
Du lernst dich besser kennen, vertraust mehr auf deine
Fähigkeiten und siehst, was du kannst, traust dir mehr
zu und hast Spaß daran, etwas neues auszuprobieren.
Du kannst dich besser Endspannen!*

(Saritas Schreibweise)

*Du kannst deine Zeit einteilen, dadurch hast du mehr
Zeit für dich.
Du kommst besser mit deiner Umwelt klar.
Es fällt dir leichter, Spaß zu haben.
Du lebst freier und fühlst dich kindlicher.
Du bist nicht mehr so verspannt.
Du fühlst dich lebendiger.
Deine Seele freut sich.
Du lernst besser, mit anderen Menschen umzugehen.
Unbewusstes wird dir plötzlich bewusst.*

Sarita Isis Yasmin (12 Jahre).

Sarita hatte in den letzten zwei Jahren erlebt, wie ihre Mutter CQM spielerisch in ihre Arbeit und in ihren Alltag integrierte. Und das ist die verblüffende Sicht aus der Perspektive eines 12-jährigen Mädchens. Das Original-DIN-A-4-Blatt mit Saritas Handschrift hat sie mir geschenkt. Doch lesen Sie weiter, welche Auswirkungen CQM noch haben kann. Sie werden überrascht sein.

Gabriele Eckert

Es ist unglaublich, was damit passiert

Christine stand tränenüberströmt vor mir. Sie hatte im Schneesturm einen weiten Weg zurückgelegt, denn sie wollte unbedingt erfahren, was passiert, wenn man energetische Korrekturen durchführt. Doch warum weinte Christine? Ihre Tränen galten ihrer Angst und Verzweiflung. Ihr Arbeitgeber wollte den Standort, an dem sie arbeitete, schließen. *„Alle werden arbeitslos"*, jammerte sie. Sie war kaum zu verstehen, die Tränen raubten ihr fast die Stimme. „Was ist das Schlimmste, was passieren kann, wenn Sie den Arbeitsplatz verlieren?" fragte ich sie. Christine sah mich sichtlich verwirrt an. „Was ist das Schlimmste?", wiederholte ich. *„Das weiß ich nicht. Doch alle haben solche Angst ... Im Grunde genommen passiert nichts Schlimmes, wir haben ja noch ein anderes Geschäft."* Jetzt war es an mir, verdutzt dreinzusehen. Schnell war klar, Christine war den

14

Einflüssen der Kollegenschaft zum Opfer gefallen. Unbewusst hatte sie sich in das kollektive Angstfeld eingeklinkt, obwohl sie durch den befürchteten Verlust ihres Arbeitsplatzes keine Not leiden musste. Als ihr das nach ein paar Korrekturen selbst klar wurde, hellte sich ihr Gesicht auf und sie war sichtlich erleichtert. Dass die unbewussten Gedanken und Gefühle ihrer Kollegen und Kolleginnen sie so extrem beeinflussen können, war ihr bis zu diesem Tage nie klar gewesen.

Kurze Zeit darauf besuchte sie das erste CQM Seminar. Sechs Wochen später fand ich folgende Email in meinem Postfach:

Ich möchte dir nur mitteilen, dass ich meine Mutter (77 Jahre) fast schmerzfrei korrigiert habe, obwohl ich im Februar 2010 erst das CQM I Seminar bei dir gemacht habe. Nach jahrelangen Schmerzen fast ohne Schmerzen zu leben, grenzt schon an ein Wunder. Sie kann wieder ohne ihre Stecken laufen, hat keine Rückenschmerzen mehr und ihr Darm funktioniert auch wieder. Nachdem sie sich jahrelang nicht mehr beugen konnte, bringt sie jetzt ihre

Fingerspitzen wieder zu ihren Zehen hinunter. Ich kann schon gar nicht mehr zählen, wie oft sie eingerenkt wurde. Ich bin froh, dass ich dich gefunden habe. Es macht mir unheimlich viel Spaß und ich probiere jeden Tag etwas Neues aus. Seit Februar war kein Tag dabei, wo ich nicht CQM ausprobiert habe. Ich zähle zwar noch zu den Anfängern, und es hat etwas länger gedauert als bei dir, jedoch, wie du siehst, mit Erfolg. Meine Mutter war sozusagen das Versuchskaninchen gewesen. Am Anfang hat sie nicht daran geglaubt, und jetzt ist auch sie begeistert. Es ist wirklich unglaublich, was man damit alles machen kann.

Es grüßt dich ganz herzlich,

Christine

Von Müttern und Töchtern

Ulrikes Augen strahlten. „*Ein Weltwunder ist gesche-hen*", sagte sie. Vor einem halben Jahr hatte sie an ei-nem CQM Coaching teilgenommen. Wir korrigierten damals die Beziehung von Ulrike zu ihrer 19-jährigen Tochter Vera. Und die glückliche Frau fuhr fort: „*Vera lebt schon seit gut 1 1/2 Jahren nicht mehr zu Hause. Unser Verhältnis war stets belastet und sehr schwierig. Ich habe mir immer gewünscht, dass es besser wird und schon viel Hilfe in Anspruch genommen, damit es end-lich wieder schöner wird zwischen uns. Vieles davon hat geholfen, doch es war mühsam und bislang hat es halt zum Überleben gereicht.*"
Der CQM Coach hat viele energetische Schwä-chen korrigiert wie z. B. „den Gedanken, Mutter zu sein", Fürsorge zu haben für Vera, Verantwor-tung für das Kind zu haben, das Kind loslassen, ein Ereignis in der siebten Schwangerschaftswoche, die Stimme Veras hören und noch einiges mehr.

„Seit dem CQM Coaching fühle ich mich entschieden energiegeladener. Meine Freundinnen meinten auch, wie sehr ich an Ausstrahlung gewonnen hätte. Nach den zwei Tagen war ich gespannt wie ein Flitzebogen, was denn nun in der Realität geschehen wird. Und ich war total verblüfft. Knapp 24 Stunden nach dem CQM Coaching rief ich meine Tochter an. Ich muss dazu sagen, dass ich selbst sehr erstaunt war, denn es kostete mich weder Mut noch Überwindung. Bislang war da eine große Angst vor der Ablehnung, und Vera fühlte sich meist gestört oder war erst gar nicht da. Deshalb war ich meist sehr enttäuscht von unseren Telefonaten. Doch dieses Mal war meine Tochter bester Laune. Zum ersten Mal hat Vera eine halbe Stunde mit mir geplaudert und mir aus ihrem Leben berichtet. Es war einfach umwerfend. Das Schöne ist, es ist geblieben – bis heute. Auch mit dem Vater meiner Kinder (ich habe noch eine Tochter von 16 Jahren), von dem ich seit 14 Jahren getrennt und geschieden lebe, ist es viel entspannter. Er kann jetzt tun, was er will, und ich stehe gelassen daneben. Ich habe Mitgefühl und Verwunderung und gerate nicht mehr in Verteidigung oder ähnliche Reaktionsmuster. Diesen Sommer bin ich seit vier Jahren wieder

mit meiner Tochter ein paar Tage im Urlaub gewesen und wir haben seither einen schönen Kontakt.
Als sie jetzt zu einer OP ins Krankenhaus musste, bat sie mich, sie zu begleiten. Das mag für viele Mütter völlig normal sein, für mich war es ein Weltwunder. Ich bin sehr froh, dass ich einen so viel schöneren und freieren Kontakt zu meiner Tochter haben kann – dank CQM."

Als Ulrike mir das alles erzählte, hatte sie Tränen in den Augen. Tränen der Freude und der Rührung. Es war ein sehr schönes Gefühl.

Festgehakt

Ich saß bei meinem Vater in der Küche und ballte beide Hände zu Fäusten. Nicht, weil ich wütend war, sondern weil ich knallrot lackierte Fingernägel hatte. Ich hielt meine Fäuste unter dem Tisch, damit niemand meine roten Nägel sehen konnte. Als mein Vater die Küche verließ, um etwas aus dem Keller zu holen, entspannte ich mich wieder. Wie üblich gestikulierte ich beim Reden lebhaft mit den Händen. Und da erblickte die Freundin meines Vaters auch schon meine roten Nägel. *„Wow. Lass mal sehen."* Sichtlich begeistert griff sie nach meinen Händen. *„Wow. Das sieht ja super aus. Das wollte ich früher auch immer haben."* Langsam fing ich an, nervös zu werden. Jede Sekunde musste mein Vater zurückkommen. Und ich wollte auf gar keinen Fall, dass er meine rot lackierten Nägel sieht. Doch da war es auch schon zu spät. Plötzlich stand er mit zwei Flaschen in der Küche. Seine Freundin sagte total begeistert: *„Kurt, schau her.*

Diese Nägel sehen doch fantastisch aus." Mir stockte der Atem vor Angst. Was jetzt wohl kommen würde? Mein Vater warf einen Blick auf meine Hände und meinte: *„Super, sieht ganz rassig aus. Hab ich ja schon immer gesagt."*

Ich war sprachlos. 22 Jahre war ich in dem Glauben, mein Vater hasst rot lackierte Fingernägel. In der ganzen Zeit habe ich mich partout nicht getraut, auch nur ein einziges Mal mit roten Fingernägeln bei ihm aufzukreuzen. Als ich mit 18 Jahren aus meinem damaligen Jugendzimmer im Hause meiner Eltern mit rot lackierten Nägeln herauskam und ausgehen wollte, äußerste mein Vater eine ganz andere Meinung über rot lackierte Nägel. Zumindest in meiner Wahrnehmung. Mit hochrotem Kopf schrie er mich damals an: *„So gehst du mir nicht aus dem Haus. Nur billige Mädchen haben rote Nägel. Das sieht nuttig aus!..."* Damals zog ich mich schockiert in mein Zimmer zurück, um den roten Lack schnell wieder zu entfernen. Seit diesem Tag habe niemals wieder welchen drauf gepinselt. Ich hatte solch eine Angst, noch einmal als „nuttig" beschimpft zu werden. Und nun, nach 22 Jahren, findet er, meine roten Nägel sehen

21

rassig aus. 22 Jahre war ich in dem Glauben einge-
hakt, wenn ich mit roten Nägeln auftauche, wirft
mich mein Vater hochkant hinaus. 22 Jahre habe
ich die Möglichkeit rot lackierter Nägel aus meinem
Denken ausgeschlossen. Ich musste erst 40 Jahre alt
werden, um diesen Irrtum aufzudecken.

An dieser lebhaften Geschichte hat uns eine sehr liebe Dame in einem CQM Seminar teilhaben lassen.
Mal ganz ehrlich, haben Sie schon einmal darüber
nachgedacht, wie viele Sätze sich in Ihrem Unterbewusstsein und Bewusstsein verankert haben und Sie
daran hindern, das zu tun, was Sie tun möchten?
In dieser Geschichte ging es um so etwas Harmloses
wie rote Nägel. Doch wie viele andere Sachen haben
Sie sich vielleicht nicht erlaubt oder gewagt, weil jemand die Bemerkung hat fallen lassen: „So etwas tut
man nicht, weil…"? Sie können hier jeden beliebigen
Grund einsetzen. Holen Sie jetzt gleich ein Papier und
einen Stift zur Hand und machen Sie eine Liste von
all den Dingen, die Sie sich bisher nicht erlaubt haben, weil irgendjemand gesagt hat: So etwas macht
man nicht. Und dann tun Sie es endlich! Zumindest

solange es etwas ist, wobei niemand zu Schaden kommt. Glauben Sie mir, Ihre Seele wird sich wahrlich freuen.

Das Gesicht erwacht zu neuem Leben

Barbara ist 44 Jahre, selbstständige Friseurmeisterin und Mutter von drei Kindern. Eines Tages tauchte sie in einem CQM I Seminar auf und meldete sich sofort, als ich eine freiwillige Person zum Erklären von CQM suchte. Barbara hatte Schmerzen in der linken Schulter. Ich erklärte den anderen Teilnehmern, wie man bei körperlichen Beschwerden vorgeht, um die energetischen Korrekturen durchzuführen. Dabei zeigte ich den Seminarteilnehmern am Beispiel von Barbara, wie sie in solchen Fällen selbst korrigieren können, denn CQM kann schließlich jeder lernen.

In der nachfolgenden Pause kam Barbara auf mich zu. Sie erzählte mir, was vor 26 Jahren geschehen war. Damals hatte sie einen schweren Autounfall gehabt. Wirbelfraktur, Jochbeinfraktur und Kieferfraktur waren die Folgen. Ganze neun Operationen erbrachten keine wesentliche Linderung. Ihr Gesicht musste mit Metallplatten unterlegt werden, um die Knochenteile wieder miteinander zu verbinden. Barbara hatte sich bis zu dem Tag nie richtig davon erholt. Seit dieser Zeit fehlte ihr sämtliches Gefühl in der linken Gesichtshälfte. Selbst das Trinken war nur mithilfe eines Strohhalms möglich, da sie nicht bemerkte, wenn ihr die Flüssigkeit aus dem Mundwinkel lief. Und jetzt ... nach 26 Jahren war ihr Gesicht gerade dabei, zu neuem Leben zu erwachen. Das Gefühl kam von Minute zu Minute immer mehr zurück. Am Ende des Tages konnte sie schon problemlos aus der Tasse trinken, ohne auch nur einen Tropfen zu verschütten. Es war ein Kribbeln und Leben in ihrem Gesicht zu spüren, und Barbara wusste nicht, ob sie zuerst lachen oder weinen sollte vor lauter Glück. An dem Tag konnte sie es kaum fassen, dass energetische Korrekturen so eine unglaubliche Wirkung haben können, hatte man ihr doch vor 24 Jahren mitgeteilt, dass sie mit ihrer lahmen und gefühllosen Gesichtshälfte für den Rest ihres Lebens klarkommen müsse. Ihr Traum, einen leidenschaftlichen Kuss wieder in seiner ganzen Breite spüren zu können, wurde endlich Realität. Das ist Lebensqualität mit Herz und Verstand.

Axel ist trocken

Beate kam ganz aufgeregt auf mich zugelaufen. Schon von Weitem winkte sie mir. *„Axel ist trocken! Stell dir vor, Axel ist trocken!"*, rief sie mir entgegen. „Axel ist trocken!" Blitzartig suchte ich nach einem Zusammenhang. „Axel, Axel, wer war nochmal Axel? Ah ja, stimmt. Axel ist der dreieinhalbjährige Enkelsohn von Beate." Und da sprudelte es nur so aus Beate heraus: *„Erinnerst du dich noch, ich habe dich gefragt, was ich machen soll, weil der Axel mit seinen dreieinhalb Jahren noch immer nicht sauber ist und jeden Tag die Hosen voll hat. Und deshalb darf er nicht in den Kindergarten. Erinnerst du dich?"* Langsam erinnerte ich mich wieder. Beate hatte mich vor Wochen danach gefragt, woraufhin ich ihr einen Tipp gegeben hatte, welche energetischen Einflüsse verantwortlich sein könnten. Schon plauderte Beate ganz aufgeregt weiter: *„Du hast mir bei einem Erlebnisabend gesagt, ich solle alle Konflikte durchgehen und testen, die wir* *im CQM I Seminar erlernt haben. Genau das habe ich gemacht. Als ich nach dem Erlebnisabend nach Hause kam, setzte ich mich mit meinem CQM I Seminarunterlagen ins Bett und fing sofort an, zu korrigieren. Siebzehn Konflikte waren mit energetischen Schwächen belegt. Und das bei einem dreieinhalbjährigen Kind. Ich korrigierte jeden Konflikt und alle Einflüsse, die den Konflikt am Leben gehalten haben. Gegen 2:00 Uhr in der Früh bin ich dann eingeschlafen – mit allen Seminarunterlagen im Bett."* Beate holte tief Luft und fuhr fort: *"Dann ist etwas passiert, das grenzt an ein Wunder. Am nächsten Morgen ist der kleine Axel aufgestanden und mit seiner Mutter ins Badezimmer gegangen. Er wollte sich gleich selbst anziehen. Seine Mutter, also meine Tochter Angelika, meinte zu ihm, er solle noch warten, bevor er die Hose anzieht. Sie wollte ihm noch eine frische Windel anlegen. Doch der kleine Mann beharrte darauf, keine Windel mehr zu tragen. "Nein, ich brauche keine Windel mehr! Ab heute kann ich ohne Windel sein." Angelika bot alle Überredungskünste auf. Doch es war nichts zu machen. Axel wollte einfach keine Windeln mehr tragen. Und tatsächlich, ab diesem Morgen hat er nie mehr wieder in die Hose gemacht. Meine*

27

Tochter ist überglücklich, denn nun darf Axel endlich in den Kindergarten."

Beate strahlte mich an, wie ein Lebkuchenmännchen. Die Freude über ihren Enkelsohn sprang ihr aus jeder Pore, und mir wurde ganz warm ums Herz. Wieder jemand, dessen Lebensqualität eine neue Dimension erreicht hat.

Energetische Korrekturen können Leben retten

Maria nahm den Telefonhörer ab. Am anderen Ende war ihr Vater. Er konnte vor lauter Aufregung kaum sprechen. *„Schnell! Komm! Deine Mutter hat einen Schlaganfall! Sie kann nicht mehr reden. Sie kann nicht mehr gehen. Ihr rechter Arm hängt nur noch herab. Sie zeigt dauernd mit der linken Hand auf ihren Kopf. Was soll ich tun? Komm! Komm! Komm! Schnell!"* Nach der ersten Schrecksekunde reagierte Maria sofort: *„Ruf den Notarzt und den Hausarzt. In einer viertel Stunde bin ich da."* Schnell schloss sie die Haustüre zu und setzte sich ins Auto. Sie korrigierte als Erstes ihre eigene Aufregung. Du musst einen kühlen Kopf bewahren, sagte sie zu sich selbst. Dann bog sie in die Straße ein. Jetzt bloß neutral bleiben, damit alle meine Korrekturen wirken. Sie korrigierte sich selbst für Neutralität.

Auf der Fahrt zum Haus ihrer Eltern korrigierte Maria bei ihrer Mutter alles, was ihr in den Sinn kam. Den Kreislauf, das Gehirn, sie ging jede sprichwörtliche Gehirnwindung durch und korrigierte jegliche energetische Schwäche.

Als sie dann endlich beim Haus ihrer Eltern eintraf, war bereits der Notarzt anwesend. Ihre Mutter wurde ins Spital gebracht und sofort untersucht. Sie war nicht in der Lage, auch nur ein einziges Wort von sich zu geben. Es war ihr weder möglich, ihren rechten Arm, noch ihr rechtes Bein selbstständig zu bewegen. Schlaganfall, so lautete das Urteil. *„Bereiten Sie sich darauf vor, dass Ihre Mutter ein Pflegefall bleiben wird"*, warnte man Maria. Sofort korrigierte Maria diesen Gedanken bei sich selbst.

Am späten Abend kam Maria total erschöpft wieder nach Hause und legte sich sofort ins Bett. Doch sie konnte nicht einschlafen. Die halbe Nacht schickte sie weitere Korrekturen zu ihrer Mutter ins Krankenhaus. Es waren so viele, dass sie sich, als sie am nächsten Morgen aufwachte, nicht einmal mehr erinnern konnte, was sie alles mit CQM korrigiert hatte. Es kam ihr so vor, als hätte sie im Traum weiter korrigiert. Gegen acht Uhr rief sie im Krankenhaus an, um sich nach dem Befinden ihrer Mutter zu erkundigen. Die Ärzte meinten, es sei unerklärlich. Um sechs Uhr morgens sei die Mutter selbstständig aufgestanden, um zur Toilette zu gehen. Danach habe sie hungrig nach einem Frühstück verlangt. Maria fuhr sofort ins Krankenhaus um nachzuprüfen, ob ihre Korrekturen gewirkt hatten. Und tatsächlich, ihre Mutter sprach mit ihr, als wäre nichts gewesen. Sie konnte sowohl den Arm als auch ihr Bein wieder wie gewohnt bewegen. Keine Spur von Lähmung im Sprachzentrum oder in den Gliedmaßen. Die Ärzte wussten nicht, was da los war. So etwas hatten sie noch nie erlebt. Nach der gestrigen Einlieferung sei es aus medizinischer Sicht nicht möglich, dass die Mutter einfach wieder aufstehen könne. So etwas habe es bei ihnen noch nie gegeben. Sie bestanden darauf, weitere Tests durchzuführen. Fünf Tage später beendeten sie ihre Testmethoden – ohne Ergebnis. Sie entließen die Patientin putzmunter nach sechs Tagen. Marias Mutter lebt nach wie vor mit ihrem Mann in ihrem Haus, und ihr Körper funktioniert wieder einwandfrei.

In Notfallsituationen ist CQM das Einzige, das Sie immer und jederzeit zur Hand bzw. zu Kopf haben, um all die energetischen Einflüsse zu neutralisieren, die zu bedrohlichen oder gar lebensbedrohlichen Situationen geführt haben. Besser wäre es natürlich, wenn sich in jedem Haushalt eine Person befindet, die CQM im Vorfeld anwendet, sodass es erst gar nicht zu solch einer extremen Situation kommt wie im Fall von Marias Mutter. Leider gibt es jedoch nach wie vor Menschen, die immer noch mit der Einstellung durchs Leben gehen, ihre Gedanken hätten keinen Einfluss auf sie. Menschen, die noch nicht in der Gegenwart angekommen sind. Das ist so ähnlich wie mit den Autoverkäufern. Seit 125 Jahren gibt es bereits Automobile. Doch wussten Sie, dass es erst seit 15 Jahren den Ausbildungsberuf Autoverkäufer gibt? Hermann Scherrer hat das sehr schön in seinem Buch „Glückskinder" beschrieben. Und jetzt überlegen Sie mal, seit 90 Jahren sind die Erkenntnisse der Quantenphysik veröffentlicht. Und noch immer hat dieses Wissen keinen Einzug in den Alltag der Menschen gefunden. Weder beruflich, noch privat. Wenn es so lange dauern sollte wie bei den Autoverkäufern, dann sind es ja nur noch 20 Jahre, bis die Quanten-physik und CQM so selbstverständlich werden wie das Autofahren.

Aus dem Gleichgewicht geraten

Ich erinnere mich noch sehr gut an einen Erlebnisabend, an dem ich eine ältere Dame zu mir auf die Bühne bat. Die nette Dame hatte ein extremes Gleichgewichtsproblem. Sie wankte ziemlich unsicher auf mich zu, fast so, als hätte sie einen Schwips. *„Ich kann kaum gehen. Und barfuß ist es ganz schlimm"*, erklärte sie. *„Meine Fußsohle schmerzt so sehr, dass ich kaum auftreten kann."*

Also ließ ich sie zunächst einmal ihre Schuhe ausziehen, um auf Strümpfen hin und herzugehen. Am Anfang fiel ihr das sehr schwer. Ihr Gang wirkte äußerst steif, da sie die Füße aufgrund der Schmerzen nicht abrollen konnte. Die ältere Dame meinte, sie habe Einlagen in den Schuhen, damit sie einigermaßen gehen könne. Also begann ich mit den energetischen Korrekturen.

Kurze Zeit später bat ich sie, noch einmal mit Strümpfen auf und ab zu gehen. Die Zuschauer reckten ihre Hälse, sie trauten ihren Augen kaum: Die Teilnehmerin stolzierte aufrecht und sicher über die Bühne. Als sie wieder auf mich zukam, drehte sie den Kopf zur Seite, um ihre Tränen vor mir zu verbergen. Auf meine Frage, was denn passiert sei, antwortete sie: *„Ich kann es kaum glauben. So gut konnte ich seit Jahren nicht gehen. Und haben Sie gesehen? Ich kann die Füße wieder abrollen. Das ging überhaupt nicht mehr."* Wieder lief sie los, um Ihre Aussage zu demonstrieren.

„Wie ist es nun mit dem Gleichgewicht und der Balance?", wollte ich wissen. Sie erklärte mir, das Problem sei hauptsächlich, wenn sie auf einem Bein stehen würde. Das wollten wir uns genauer ansehen. Also bat ich sie, auf einem Bein zu stehen. Und nun glaubte ich es selbst kaum. Ohne auch nur ein einziges Mal zu schwanken, stand die ältere Dame vor mir auf der Bühne und wollte ihr angehobenes Bein gar nicht mehr auf dem Boden absetzen.

Keine zehn Minuten zuvor war sie angespannt und mit schmerzverzerrtem Gesicht zu mir auf die Bühne gekommen. Und nun bewegte sie sich leicht wie eine Feder und balancierte mühelos auf einem Bein.

Niemals zuvor hatte sie etwas von energetischen Korrekturen gehört. Sie gehörte zu den Personen, die nur glauben, was sie tatsächlich sehen und anfassen können. Und auf einmal hatte sich ihr eine neue Welt aufgetan. Wer weiß, was sich in ihrem Leben noch alles ändern wird, nachdem sie ihre Flexibilität und ihre Balance wiedergewonnen hat?

Wenn ich etwas tun muss, das ich nicht tun will

„Wie kann ich CQM einsetzen, wenn ich etwas machen soll, was ich doch eigentlich gar nicht tun will?" Das war die Frage von Claudia, einer jungen Frau im Alter von 26 Jahren. Die Teilnehmer sahen alle ganz gespannt zu. Es gab anscheinend Vorgänge im Rahmen von Claudias Arbeit, die sie am liebsten gar nicht erledigt hätte. Jedoch war sie auf ihre Arbeit angewiesen, um Geld zu verdienen. Allein der Gedanke, morgens ins Büro zu gehen, bereitete ihr schon ziemlich großen Stress.

„Was arbeiten Sie denn, was keinen Spaß macht?", wollte ich wissen. Sie erzählte, sie arbeite bei einem großen Unternehmen im Bereich Logistik. Und am meisten störe sie, dass sie ihren Kollegen immer „in den Hintern treten müsse", um alle Dinge, die in ihrem Verantwortungsbereich liegen, geregelt zu bekommen. An ihrem Gesicht und an ihrer

Körperhaltung konnte man die Abneigung gegen ihre Arbeit regelrecht ablesen.

Also ging ich mit ihr gedanklich zu ihrem Arbeitsplatz und korrigierte dort alle Schwächen rund um ihre Arbeit: die Verbindung von ihr zum Schreibtisch, zum Bürostuhl, zum Firmengebäude; die Vorstellung, Anweisungen erteilen, Chefin zu sein, als Frau Chef sein, Befehle erteilen, als Autorität betrachtet werden, sich als Autorität sehen, perfekt sein wollen, perfekt sein müssen, der Gedanke, die anderen machen, was ich sage, die Angst, die anderen machen, was ich sage, etc.

In solchen Fällen lassen sich die Veränderungen nicht sofort beobachten wie bei körperlichen Schmerzen oder Bewegungseinschränkungen. Deshalb bat ich die junge Frau, sich erneut zu ihrem Arbeitsplatz zu begeben und ihren gewohnten Tätigkeiten nachzugehen – rein in ihren Gedanken. Verdutzt schaute sie mich an. Sie war etwas verwirrt. Neugierig erkundigte ich mich nach ihrer Reaktion. Sie grinste mich an: *„Ich kann mir gar nicht mehr vorstellen, dass ich bei meiner Arbeit Stress habe. Die ganze Anspannung ist weg. Das ist aber komisch."*

Das, was die junge Frau erlebte, ist nicht komisch. Es ist nur das Ergebnis von energetischen Korrekturen, die den unbewussten Stress und die schwächenden Einflüsse von Tätigkeiten, von Handlungen, von Gegenständen, von Gedanken- und Emotionsmustern neutralisieren. Dadurch entstehen neue Handlungsoptionen und ein neuer Erlebnisraum, in dem wir frei entscheiden können, was wir denn eigentlich tun wollen und was nicht. Vor den energetischen Korrekturen konnte sich die junge Frau nicht frei entscheiden, zur Abwechslung mal Spaß an ihrer Arbeit zu haben. Nach den Korrekturen waren die energetischen Muster neutralisiert, die ihr zuvor die Wahl genommen hatten, sich für den Spaß zu entscheiden.

Einer, der mitgeschleppt wurde

Bei den CQM Erlebnisabenden werden immer wieder Gäste von anderen Besuchern „mitgeschleppt". Diese „Mitgeschleppten" würden nur selten von sich aus auf die Idee kommen, einen Vortrag zum Thema „Wie gestalte ich mein Leben stressfrei" zu besuchen. Und diesen Mitgeschleppten sieht man in der Regel schon von weitem an, dass sie an diesem Abend viel lieber ins Kino oder zu einem Glas Wein mit Freunden ausgegangen wären. Entsprechend skeptisch und mit kritischem Blick verfolgen sie meist den Vortrag.

Einer dieser Mitgeschleppten kam an diesem Abend zu mir auf die Bühne. Er wollte selbst korrigiert werden. Niemals zuvor hatte er etwas von energetischen Korrekturen bzw. von CQM gehört. Die Idee, dass sich aufgrund von energetischen Korrekturen etwas im Leben ändern könnte, war ihm vollkommen fremd. Er kam mit Schmerzen zu mir auf die Bühne. Seit einem Bandscheibenvorfall mit anschließender

OP konnte er sich nur unter starken Schmerzen bewegen. Sein Körper wirkte ziemlich steif, als hätte er einen Stock verschluckt. Als er versuchte, seinen Oberkörper nach vorne zu beugen, stoppte er unmittelbar mit schmerzverzerrtem Gesicht.

Also fing ich an, seinen Rücken und alle möglichen körperlichen Verbindungen auf der energetischen Ebene zu korrigieren. Es gab energetische Schwächen von ihm zu den Menschen, die ihn operiert hatten und umgekehrt, energetische Schwächen beim Sichbeugen, beim Atmen und beim Sichdrehen. Ich fand energetische Einflüsse von Vorfahren, auf der Beziehungsebene und beim eigenen Selbstverständnis.

Dann ließ ich ihn vor dem Publikum auf und ab gehen, um zu sehen, wie sich die energetischen Korrekturen ausgewirkt haben. Er ging vor dem Publikum hin und her und schüttelte dabei unentwegt den Kopf. Dann stemmte er die Hände in die Hüften und drehte den Oberkörper nach rechts und links. Wieder schüttelte er den Kopf. *„Das glaube ich nicht. Das hätte ich nie geglaubt. Bei meiner Vorgängerin hier auf der Bühne habe ich gedacht, das sei alles abgesprochen. Aber das glaube ich nicht ..."* waren seine ungläubigen

Worte. Dann beugte er den Oberkörper nach vorne und berührte mit den Händen den Boden. Nachdem er sich ganz normal aufrichten konnte, schüttelte er wiederum den Kopf. *„Das kann doch gar nicht sein. Die Schmerzen sind weg."* Wieder beugte er sich ganz leicht nach vorne, bis seine Fingerspitzen den Boden berührten, und richtete sich federnd auf. Seine Welt stand auf dem Kopf. So viele Therapien hatte er über sich ergehen lassen und trotzdem seit Monaten unter andauernden starken Schmerzen gelitten. Er hatte sogar darüber nachgedacht, eine Umschulung zu machen, da er seinen Beruf als Schreiner unter diesen Bedingungen nicht mehr ausüben konnte. Und nun verstand er die Welt nicht mehr. Seine Schmerzen waren weg, und er konnte sich wieder frei bewegen. Eine neue Lebensqualität hat sich für ihn aufgetan.

Ich habe mich selbst erkannt

Zwei junge Frauen korrigierten sich gegenseitig in einer CQM Übungsgruppe. Die Aufgabenstellung lautete, den beruflichen Stress zu korrigieren, unter dem die Jüngere der beiden litt. Die Frauen schauten sich die Situation an und überlegten, welche energetischen Konzepte schwächend wirken und damit den Stress am Leben halten. Dabei korrigierten beide verstärkt energetische Schwächen, die auf gegenteiligen Konzepten lagen:

- Der Gedanke, groß zu sein – der Gedanke, klein zu sein
- Der Gedanke, brillant zu sein – der Gedanke, dumm zu sein
- Der Gedanke, schön zu sein – der Gedanke, hässlich zu sein
- Der Gedanke, gut zu sein – der Gedanke, schlecht zu sein

43

- Der Gedanke, anerkannt zu werden – der Gedanke, abgelehnt zu werden
- Der Gedanke, die Beste zu sein – der Gedanke zu versagen
- Die Angst vor Freiheit – die Angst vor Unterdrückung
- Die Angst, alles zu können – die Angst, nichts zu können
- Die Angst, die anderen tun nicht, was ich sage – die Angst, die anderen folgen mir ohne Widerrede
- Perfekt sein wollen – nicht perfekt sein wollen etc., etc., etc.

Der jüngeren Teilnehmerin schossen plötzlich Tränen in die Augen. *„Was ist denn los?"*, wollte ihre Übungspartnerin wissen. Sie wusste nicht, was gerade passiert ist. *„Ich habe die letzten zwei Tage so viel über mich selbst gelernt wie in den letzten 38 Jahren nicht. Da bin ich gerade ein wenig von mir selbst überwältigt. Jetzt verstehe ich viel besser, warum manche Dinge so laufen, wie sie laufen."* Daraufhin lachte die junge Frau unter ihren Tränen der Rührung über sich selbst.

Das kann passieren, wenn Sie CQM bei sich selbst anwenden. Es ist oftmals sehr überraschend, welche Informationsmuster im eigenen Energiefeld herumschwirren, an die man zuvor niemals gedacht hätte. Das Schöne daran ist, Sie erkennen dann endlich, warum Sie sich manchmal so verhalten und nicht anders.

Stand nicht bereits über dem Eingang des Tempels von Delphi „Nosce te ipsum", zu Deutsch „Erkenne dich selbst"? Der Überlieferung nach bedeutet diese Inschrift, dass „die Auflösung individueller Probleme und individueller Fragestellungen durch die Auseinandersetzung mit der eigenen Persönlichkeit erfolgt. Die Erkenntnis der Innenwelt dient damit als Zugang zur Problemlösung der Außenwelt." (siehe Wikipedia).

Und genau das ist der jungen Frau passiert. Durch die Erforschung der energetischen Turbulenzen in ihrem Energiefeld, bezogen auf eine Problemstellung des Alltags, erkannte sie sich selbst. Sie lernte sich sozusagen auf eine neue Art kennen. Eine Art, die so umfassend war, dass sie total gerührt von sich selbst war.

Angst vorm Autofahren

Sybille hatte ungeheure Angst vor dem Autofahren. Seit Jahren geriet sie in einen absoluten Panikzustand, wenn sie sich hinter das Steuer setzen sollte. Als sie ihre Geschichte erzählte, ließ ihr Gesichtsausdruck keinen Zweifel daran. Bei der Vorstellung, irgendwann wieder ein Auto zu lenken, ging ihr ein eiskalter Schauer durch den Körper. Sie war total angespannt, und ihre Gesichtszüge zeigten die Angst mehr als deutlich. Während sie von ihrer Panik erzählte, stockte ihr plötzlich der Atem.

Im CQM Coaching wurden die energetischen Verwicklungen aufgespürt und korrigiert, die zu Sybilles Problem geführt hatten. Es gab energetische Schwächen, unter anderem bei dem Gedanken an das Autofahren, übers Autofahren reden, dem Vorgang, sich ins Auto setzen, sich hinter das Lenkrad setzen, der Verbindung vom Lenkrad zu ihr, von ihr zur Straße, zum Asphalt, von ihr zum Wegfahren, beim Gefühl des Fortfahrens, dem Gedanken, alleine wegzufahren, von Zuhause wegzufahren etc.

Nach den energetischen Korrekturen bat ich Sybille, sie möge sich doch jetzt in Gedanken zu ihrem Auto begeben, es aufschließen und sich hinter das Steuer setzen. Sie spielte diese Szene gedanklich durch. Dabei lächelte sie und meinte: *„Ja, das ginge ganz gut."* Dann bat ich sie weiterzumachen, den Zündschlüssel in das Zündschloss zu stecken und den Motor anzustellen. Als sie in Gedanken den Motor anließ, verkrampfte sich ihr Körper schlagartig und das Gesicht verzog sich.

Hier waren also noch mehr energetische Auslöser, die sie vom Autofahren abhielten und einer Korrektur bedurften. Schnell wurden die weiteren Auslöser korrigiert: das Motorengeräusch des Autos hören, das Auto starten, die Angst, das Auto macht was es will, die Verbindung zum Vorgang des Losfahrens, der Vorgang des Lenkens und des Selberlenkens, die Angst vor der Beweglichkeit und die Angst vor der Freiheit der Beweglichkeit, die Angst vor der Macht der Beweglichkeit.

Wieder veranlasste ich Sybille, mental zu ihrem Auto zu gehen, die Türe zu öffnen, sich hinter das Steuer zu setzen, den Motor anzustellen, die Handbremse zu lösen, das Gaspedal durchzudrücken und loszufahren. Nachdem sie fertig war, schaute sie mich verwundert an. Dann ging ein Lächeln über ihr Gesicht. Beim Durchspielen der Szene hatte es keinerlei Störgedanken und Störgefühle mehr gegeben. Ihr Körper war völlig entspannt geblieben, ihr Atem geregelt. *Das fühlt sich ja ganz anders an. Ich denke, ich kann wieder fahren"*, sagte sie zum gespannten Publikum. Und jeder konnte sehen und hören, dass kein einziger Zweifel in ihrer Aussage lag.

Manchmal ist es einfach das Produkt vieler Kleinigkeiten, die zu energetischen Schwächen geführt haben, und die uns davon abhalten, das zu tun, was wir tun wollen. Sämtliche Sinneswahrnehmungen sind beteiligt, wenn etwas nicht so verläuft, wie wir es gerne hätten. Und das Aufspüren aller schwächenden Sinneseindrücke ist ein Spiel. Seit diesem Tag reist Sybille wieder mit ihrem eigenen Auto quer durch Europa und hat jede Menge Spaß dabei.

System Crash

Bei einem der CQM Erlebnisabende gewann eine ältere Dame einen Geschenkgutschein. Für viele ist das scheinbar nichts Außergewöhnliches. Doch die Gewinnerin war so aufgeregt, dass sie den Veranstaltungsort nicht verlassen wollte. Die gesamte Technik war schon abgebaut, alle Helfer standen im Mantel und mit gepackten Kisten in der Tür, doch die ältere Dame wollte immer noch nicht gehen. Sie konnte es nicht fassen, dass sie tatsächlich gewonnen hatte. Am darauffolgenden Sonntagabend stand sie nach Ende des CQM I Seminars plötzlich wieder vor mir. Ich traute meinen Augen nicht. Sie war noch immer erregt und wollte mich unbedingt sprechen.

Also ging ich mit ihr in die Hotellobby. Aufgeregt und atemlos zugleich begann sie zu erzählen: *„Ich habe mir gewünscht zu gewinnen."* Ihre Worte überstürzten sich fast. *„Doch der erste Gutschein ging an jemand anderes. Dann habe ich mir wieder gewünscht, dass ich* den nächsten Gutschein gewinne. Wieder wurde jemand anderes gezogen. Früher habe ich an so einer Stelle aufgegeben. Doch nicht dieses Mal. Ich habe es mir weiter gewünscht. Und zwar ganz arg und bestimmt. Und dann wurde mein Name gezogen!!!" Während die Worte nur so aus ihr herausfielen, fingerte sie nervös an ihrem Schal herum. „Ich dachte immer, alles sei vorbestimmt. Und ich hätte keinen Einfluss auf das Schicksal und auf die Ereignisse in meinem Leben! Doch es scheint, ich kann die Ereignisse beeinflussen. Ich habe gewonnen, dabei habe ich noch niemals etwas gewonnen."

Sie erzählte von einem Herrn in Bulgarien, der ihr Ereignisse vorhergesagt hätte, die genau so in ihrem Leben eingetroffen seien. Daher habe sie bislang geglaubt, dass alles vorbestimmt wäre. Woher sollte der Mann aus Bulgarien sonst gewusst haben, was in ihrem Leben passieren wird. Wie anders, als wenn es vorbestimmt gewesen wäre, hätte er ihr sagen können, was ihr passieren wird? Und jetzt das. Sie habe ganz intensiv gedacht und gewünscht – und das Gewünschte sei eingetroffen. Das hieße doch, dass nicht alles vorbestimmt ist und jeder Mensch Einfluss auf sein eigenes Leben nehmen könne.

Diese für die ältere Dame neue Erkenntnis brachte sie an den Rand eines nervlichen Zusammenbruchs. Seit dem Erlebnisabend hat sie nicht mehr ruhig geschlafen. Die Erkenntnis, dass sie alleine mit ihren Gedanken ihr Leben beeinflussen kann, anstatt alle Ereignisse dem vorbestimmten Schicksal zuzuschreiben, ließen ihr Weltbild in den Grundfesten wanken. Sie war durch nichts und niemand zu beruhigen.

Stellen Sie sich vor, Sie sind 75 Jahre alt und würden gerade zum ersten Mal erleben, dass Ihre Gedanken Ihre Realität bestimmen. So muss sich Columbus gefühlt haben, als er Amerika entdeckte. Es ist an der Zeit, dass die Erkenntnisse der Quantenphysik in unseren Alltag Einzug halten. Denn die Quantenphysiker haben bereits in den 1930er Jahren die These aufgestellt, dass das menschliche Bewusstsein die Realität beeinflusst. Doch wie viele Menschen meinen heute immer noch, sie hätten keinen Einfluss auf das, was sie Leben nennen?

Eifersucht bis zum Zerplatzen

Carla fragte: *„Hilft CQM auch bei Eifersucht? Ich bin so unglaublich eifersüchtig, dieses Gefühl kannte ich früher gar nicht. Und ich weiß nicht, was ich tun soll."*

Sie war sehr aufgeregt und angespannt, als sie über die Sache mit der Eifersucht sprach: *„Ich bin so eifersüchtig, dass ich mich selbst nicht mehr kenne. Ständig mache ich meinem Partner Vorwürfe, er habe ein anderes Verhältnis, obwohl kein Grund dafür besteht. Das tut mir gar nicht gut. Und ich komme von diesem Partner nicht los. Diese Beziehung tut mir nicht gut. Ich weiß es, jedoch ich kann nichts dagegen tun. Es ist so furchtbar."* Sätze wie diese wiederholte sie vier bis fünf Mal, sie war gar nicht mehr zu stoppen in ihrer Aufregung. Es war ihr nicht möglich, ruhig zu stehen. Sie zappelte wie ein kleines Mädchen. Als sie zwischendurch Luft holte, fragte ich sie, was sie denn stattdessen wolle. „Wie soll diese Beziehung in Zukunft aussehen?" Ich fragte, ob sie mit dieser Person weiterhin in einer Partnerbeziehung leben möchte, jedoch von nun an in einer harmonischen Weise, oder ob sie die Zukunft ohne diese Person verbringen wolle.

Diese Frage löste einige Verwirrung bei der jungen Frau aus, war sie doch bis jetzt hauptsächlich mit ihrem emotionalen Problem beschäftigt und nicht mit der Entscheidung einer positiven Lösung. Nach einigem Hin und Her antwortete sie aufgeregt, sie möchte ihren inneren Frieden haben, egal, was der Partner macht.

Kennen Sie so etwas auch? Ein Gefühl, das für Sie keine erkennbare Logik in sich birgt, bringt sie an den Rand des Genervtseins? Es taucht unvermittelt auf und lähmt Sie auf sonderbare Weise. Sie fühlen sich diesem Gefühl ohnmächtig ausgeliefert und alle Gedanken kreisen darum?

Solche zwanghaften Gefühle werden oftmals durch Verwicklungen und Turbulenzen in unserem energetischen Feld verursacht. Diese Verwicklungen entstehen im Laufe unseres Lebens, wenn irgendetwas passiert, mit dem wir bewusst oder unbewusst nicht einverstanden sind. Dann setzen wir dieser Begebenheit eine mentale und emotionale Energie entgegen, schließlich waren wir damit nicht einverstanden. Das ist eine ganz normale Reaktion, die in der Regel unbewusst stattfindet. Und genau dadurch entstehen diese energetischen Turbulenzen. Taucht irgendwann eine ähnliche Situation in unserem weiteren Leben auf, wird diese energetische Verwicklung wieder zum Schwingen gebracht. Es entsteht ein ungutes Gefühl, und dieses lässt uns Dinge tun, die wir gar nicht tun wollen und dann trotzdem tun.

Also habe ich bei Carla die energetischen Turbulenzen rund um ihre Beziehung zu anderen Menschen korrigiert: unter anderem die Verbindung von ihr zu ihm, von ihrem Herz zum Herz des Partners, von ihrem Unterbewusstsein zum Unterbewusstsein des Partners, die Verbindung von ihrem Gehirn zu ihrem Herzen, von ihrer Seele zum Geist und zum Herzen. Der Gedanke, geliebt zu werden, der Gedanke, gehasst und abgelehnt zu werden, der Gedanke, sich selbst zu lieben, die Angst, dass es zu gut geht, wenn ich liebe, die Angst, wenn ich liebe, werde ich abgelehnt, die Angst, wenn ich liebe, wird mir die Liebe zu viel, die Angst, was die anderen sagen, wenn ich glücklich bin, die Angst, was die anderen sagen, wenn ich die Geliebte bin. Der Gedanke, die Frau an seiner Seite zu sein, der Gedanke, alleine zu sein, und noch weitere Korrekturen dieser Art.

Anschließend bat ich sie, ihrem Partner in ihren Vorstellungen gegenüberzutreten und ihn anzusehen. Als sie das versuchte, konnte ich ihren entspannten Gesichtsausdruck beobachten. Sie blieb völlig ruhig stehen. Dann bat ich sie, sie möge sich nun in Gedanken mit dem Partner unterhalten und mit ihm reden. In diesem Moment veränderte sich ihr Gesichtsausdruck und sie schwankte hin und her. *„Reden geht noch nicht"*, meinte Carla.

Also haben wir noch weitere Korrekturen durchgeführt: Mit dem Partner reden, seine Stimme hören, die eigenen Wünsche sagen, die Angst wegen eigener Wünsche abgelehnt zu werden etc.

Nun bat ich Carla erneut, ihrem Partner mental gegenüberzutreten, ihn anzusehen und sich dann in ihrer Vorstellung zu unterhalten. Das tat sie dann, wie angeleitet. Nach einiger Zeit schaute sie mich verwundert an. *„Das ist seeeehr seltsam. Mein Gefühl ändert sich bei jedem Mal, wenn ich mir vorstelle, ihm gegenüberzutreten und mit ihm zu reden. Ich wage es* *kaum zu sagen, aber es ist jetzt ganz neutral. Ja, ich freue mich schon fast, ihn zu sehen und mit ihm zu reden. Das ist ja unheimlich, doch das Eifersuchtsgefühl ist nicht mehr da."*

Jede Zelle ihres Körpers unterstrich diese Aussage. Sie stand gerade und ruhig auf der Bühne und strahlte im ganzen Gesicht.

Carla führt seit diesen Korrekturen eine harmonische, erfüllte Partnerschaft. Sie kann sich nicht mehr an ihre Eifersucht erinnern. Ihr Partner war an diesem legendären Tag, als die Korrekturen durchgeführt wurden, sehr verwirrt. Denn es war für ihn sehr ungewohnt, von Carla keine Vorwürfe zu hören, sondern liebevoll behandelt zu werden.

Wenn Sie etwas Neues machen möchten

Klaus klagte über schlimme Knieschmerzen. Als Shiatsu-Therapeut musste er regelmäßig auf den Knien am Boden arbeiten. Seit einigen Monaten stach es, wenn er das Knie einbog. In die Hocke zu gehen, das war fast unmöglich, ohne das Gesicht vor lauter Schmerzen zu verziehen.

Nach zehn Minuten energetischer Korrekturen bat ich ihn, wieder in die Hocke zu gehen. Verwundert schaute er zu mir auf, schüttelte den Kopf, stand auf und ging wieder in die Hocke. Nochmals probierte er es. Und schüttelte erneut den Kopf.

Was bei energetisch mentalen Korrekturen passiert, ist für viele ein kleines Wunder – besonders am Anfang. Dass ein einziger Gedanke ausreicht, um eine energetische Verwicklung im Energiesystem eines Menschen, eines Tieres oder eines Unternehmens aufzulösen, das ist besonders für jemanden, der sehr

viele Fachausbildungen absolviert hat und „gelernt"
hat, wie die Dinge laufen, gar nicht so einfach. Ich
frage mich, was heißt eigentlich „etwas lernen"? In
der Schule verstehen wir darunter, dass wir etwas von
anderen durch Lesen, durch Hören oder durch Sehen
in uns aufnehmen, abwägen, beurteilen, schlussfol-
gern und gegebenenfalls wiedergeben oder prakti-
zieren. Von unseren Lehrern übernehmen wir deren
Wissens- und Erfahrungsgut.

Mein Mann sagte schon oft zu mir: „*Wenn du etwas
komplett Neues machen möchtest, dann darfst du nie
die Erkenntnisse und Denkansätze der anderen Menschen zu diesem neuen Thema studieren, bevor du dich
dran machst, etwas Neues zu entwickeln. Denn die bereits geschriebenen und fixierten Erkenntnisse anderer
Menschen limitieren deine Vorstellungskraft.*" Wenn
wir im klassischen Sinne etwas lernen, limitieren
wir nicht nur unsere Vorstellungskraft, wie die Welt
funktionieren könnte, manche bestehen auch darauf, dass diese limitierte Vorstellung die einzig rich-
tige ist, die als wahr angesehen werden darf. Wenn
wir darauf bestehen, dass nur unsere momentane
Sicht „wie das Leben und die Dinge funktionieren"

als die einzig wahre betrachtet werden kann, wäre es möglich, unzählige Chancen und Gelegenheiten zu verpassen. Das Leben könnte doch auch ganz anders funktionieren.

Doch nun zurück zu Klaus, der bis dahin schon einige therapeutische Sitzungen in Anspruch genommen hatte, sein Knie dadurch allerdings nie besser geworden war. Die Therapien hatten ihn nur viel Geld gekostet. Zwei Tage nach den energetischen Korrekturen konnte er deutlich spüren, wie es in seinem Knie „arbeitete". Die Schmerzen sind seitdem nicht mehr wiedergekommen, und das Knie hat seine Beweglichkeit vollständig zurück. Mission completed.

Geht doch!

Beate hatte ein Problem, das sie in ihren täglichen Gewohnheiten massiv einschränkte. Seit einigen Jahren konnte sie ihren Mund nur noch ein klein wenig öffnen. Die Schneidezähne gingen ca. eineinhalb Zentimeter auseinander, wenn sie den Mund so weit öffnete, wie es ihr nur möglich war. Selbst das Essen war sehr anstrengend. Alles musste in kleinste Häppchen zerteilt werden, bevor sie es vorsichtig zwischen den Zähnen hindurch schieben konnte. Harte Sachen wie z. B. Nüsse waren ein absolutes Tabu.

Beate hatte alles Mögliche probiert, ihren Mund wieder aufzubekommen. Bis jetzt hatte ihr niemand die ersehnte Linderung verschaffen können. Deshalb kam sie zu mir und meinte, ob ich nicht mal sehen könnte, was da auf der energetischen Ebene so los sei. Blitzartig schoss mir eine Bekannte durch den Kopf, die dasselbe Problem gehabt hatte. Diese Bekannte konnte ihren Mund sogar noch weniger öffnen und ihre Nahrung nur noch in flüssiger Form durch einen Strohhalm zu sich nehmen. Kaum hatte sie damals den Arbeitsplatz gewechselt, ließ sich ihr Mund wieder ganz normal öffnen und schließen. Bei dieser Bekannten war ihre Familie nicht mit ihrem Arbeitsplatz einverstanden gewesen und hatte ihr das auch häufig zu verstehen gegeben.

Ich erzählte Beate von meiner Bekannten und korrigierte bei Beate sofort alle Einflüsse von ihrer Familie in Bezug auf ihre Berufstätigkeit. Keine zwei Minuten dauerten die energetischen Korrekturen, da bat ich sie, ein paar Schritte durch den Raum zu gehen. Als sie zu mir zurückkehrte, fragte ich, ob sich in ihrem Kiefer bereits was tut. Sie schaute mich an und klappte ihren Unterkiefer ganz herab, sodass ihr Mund weit offen stand. Bruchteile von Sekunden später waren ihre Augen so groß wie ihr offenstehender Mund. „Bitte schließen Sie Ihren Mund und öffnen ihn nochmals." Wieder konnte sie den Mund ganz normal weit öffnen. Dieses Auf-und-Zu ging drei-, vier-, fünfmal. Auch mir klappte innerlich der Unterkiefer herab. Mein Herz machte einen Luftsprung. Geht doch, dachte ich, geht doch. Danach erzählte mir Beate, wie viele und welche Therapeuten sie schon wegen ihres Kiefergelenks aufgesucht hatte. Das Einzige, was ich in diesem Moment getan hatte, war eine Korrektur für das Gehörte und für die totale Neutralität bei mir selbst. Hätte ich mir Gedanken gemacht, was sie mir über ihren Leidensweg erzählte, dann hätte ich mich womöglich selbst beschränkt und mein Unterbewusstsein hätte vermutlich angenommen, da sei nichts zu machen.

Tags darauf kam Beate wieder, um mir zu zeigen, wie sie nach ewiger Zeit mühelos in eine Banane beißen kann. Das war seit Jahren nicht mehr möglich gewesen. Wenn sie Lust auf eine Banane bekommen hatte, hatte sie diese erst zu einem Brei zerdrücken müssen. Tränen der Freude standen in ihren Augen.

Bandscheibenvorfall

Ein junger Mann, so um die 35, wollte bei einem CQM Erlebnisabend auf die Bühne. Er kam kaum von seinem Stuhl hoch und bewegte sich sehr vorsichtig. Seine Hüfte war wie eingefroren, sein Rücken steif wie ein Brett, sein Gesicht sichtlich angespannt. Auf der Schmerzskala von 1-10 war er bei 9,5. Seit er versucht hatte, sein Kind hochzuheben, sei es ihm in den Rücken gefahren und nun bewege er sich schon seit Wochen wie sein eigener Urgroßvater. Man hatte ihm Hexenschuss und verschobene Bandscheiben diagnostiziert.

Ich korrigierte die energetischen Schwächen, die ich in seinem Energiesystem vorfand: sämtliche Körperteile zueinander, Platz zwischen den einzelnen Wirbeln, emotionale, mentale, körperliche Einflüsse etc. Nach fünf Minuten ließ ich ihn wieder gehen und fragte, was sich getan hat. Er bewegte sich schon sichtlich lockerer und beschwingter, doch ein kleiner

Rest vom Schmerz war noch zu spüren. Also suchte und korrigierte ich weitere energetische Schwächen. Im Anschluss bat ich ihn, die Bühne kurz zu verlassen und sich im Raum frei zu bewegen. Diesmal tanzte er fast vor dem Publikum, drehte sich wie ein Balletttänzer am anderen Ende des Raumes um und verbeugte sich mit zusammengelegten Händen und mit einem Strahlen im Gesicht. Seine jugendliche Beweglichkeit war wiederhergestellt. Er ließ sich erleichtert auf seinen Stuhl fallen.

Da ging auch schon die Hand einer jungen Frau hoch, die zuvor schon sehr interessierte Fragen gestellt hatte. *„Das mag ja schön und gut sein, doch wie wende ich CQM jetzt bei meinen geschäftlichen Projekten an? Das kann ich mir nicht vorstellen. Ich habe ein Projekt, da arbeite ich schon ein Jahr daran, und nun ist es ins Stocken geraten, und nichts klappt mehr. Kann ich da mit CQM auch was machen, damit es wieder läuft?"*

Hier haben wir es also mit einem „Bandscheibenvorfall im Projekt" zu tun. Irgendetwas hat auf der energetischen Ebene den Verlauf des Projektes blockiert. Also bat ich die junge Frau auf die Bühne, um den „Bandscheibenvorfall ihres Projektes" genauso zu korrigieren, wie zuvor die verschobene Bandscheibe des jungen Mannes. Sie wollte mir zwar nicht genau verraten, worum es bei ihrem Projekt ging, doch ein geschäftliches Projekt ist genauso ein System, wie ein Körpersystem. In einem geschäftlichen Projekt gibt es auch energetische Schwächen zwischen einzelnen Bestandteilen wie Zielsetzung zu den Beteiligten, Durchführung der einzelnen Projektvorgänge zu den Ausführenden, der Standort des Projektes, der Ort des Projektes zur Zielsetzung, die Nachbarn des Projektortes zum Projekt als solches etc. Ich korrigierte ihre mentalen und emotionalen Einflüsse auf das gesamte Projekt. Immer wieder spürte ich einen schwächenden Einfluss von links auf das Gelände, auf dem das Projekt realisiert werden sollte. So ziemlich alles aus der Umgebung kann einen schwächenden Einfluss auf den Geschäftsverlauf haben. Als ich mich wieder der jungen Frau zuwandte und den schwächenden Einfluss vom linken Nachbarn auf das Projektgelände aufzeigte, war ihrem Gesichtsausdruck zu entnehmen, dass sie sofort wusste, um welchen Einfluss es sich handelte. Zwei Monate später hörte ich von der jungen Frau, dass nach diesem Tag plötzlich

Bewegung in das Projekt gekommen war und die Beteiligten „wie durch ein Wunder" miteinander kooperiert hätten. Das Projekt wurde zu einem glücklichen Abschluss geführt.

„Bandscheibenvorfälle" gibt es nicht nur im körperlichen Bereich oder in geschäftlichen Projekten, sondern auch in zwischenmenschlichen Beziehungen.

Und was, wenn's gar nicht uns gehört?

Alexandra, eine große, attraktive Frau, zog ihr rechtes Bein nach. Sie konnte nicht wirklich gut gehen. Vier, durch Operationen versteifte Wirbel, bei denen angeblich ein Nerv verletzt worden war, machten ihr das Leben seit 30 Jahren schwer. Sie konnte sich auch kaum bücken. Wenn sie den Oberkörper leicht nach vorne neigte, hinderten die Schmerzen sie, sich noch weiter zu beugen.

Wie immer korrigierte ich alle möglichen Verbindungen auf der körperlichen Ebene und ließ sie nach einigen Minuten im Raum auf und ab gehen. Noch hinkte sie leicht, doch es war ersichtlich, dass sich im Körper einiges getan hatte. Ich korrigierte weitere Schwächen. Plötzlich überkam mich das Gefühl, sie kann ohne das Problem gar nicht sein. Ich korrigierte „ohne das Problem leben". Es war total schwach. „Einfluss der Vorfahren" war eine meiner nächsten

Korrekturen. Sie drehte sich zu mir um und meinte: *„Da kommt mir mein Vater in den Sinn."* Wieder wendete ich mich ihrem Energiefeld zu und korrigierte: „Übernommene Schuld vom Vater, weil es mir gut geht und ihm nicht." In diesem Moment ging ihr ein Schauer durch den Körper, als habe der sprichwörtliche Blitz eingeschlagen. Zwei weitere Korrekturen später ließ ich Alexandra nochmals im Raum auf und ab gehen.

Jetzt ging sie, ohne zu hinken, durch den Raum, ihre Hüfte schwang elegant durch, ihr Rücken hatte sich aufgerichtet und sie wirkte richtig beschwingt. Sie schüttelte den Kopf und meinte begeistert: *„Das glaube ich jetzt nicht. Ich habe auf einmal ein Gefühl im Fuß, den ich seit ewiger Zeit nicht mehr gespürt habe."* Dabei beugte sie sich vollständig gelenkig zu ihrem Fuß hinunter, um ihn wieder und wieder anzufassen.

Alexandra bemerkte dabei gar nicht, dass sie sich mühelos bis zu ihrem Fuß hinunter bückte. Ihr Rückenproblem war ein völlig unbewusstes Solidaritätsproblem mit jemandem, der ein Problem hatte, während sie kein Problem hatte. Unser Unterbewusstsein inszeniert die unglaublichsten Geschichten, um einem inneren unbewussten Druck nachzugeben. Wenn es sein muss, inszeniert es Bewegungsunfähigkeit. Mit CQM wird Unbewusstes bewusst und verliert dadurch die einschränkende und lähmende Wirkung. Und Sie fühlen sich lebendiger denn je.

Die Welt auf den Kopf gestellt

Nadine saß mit schmerzverzerrtem Gesicht auf ihrem Stuhl. Die Schmerzen in ihrer gesamten rechten Körperhälfte erzeugten eine extreme Anspannung. Nadine wollte unbedingt mit CQM energetisch korrigiert werden. Also bat ich sie nach vorne auf die Bühne, und wir erfuhren die Geschichte ihres Problems:

In den vergangenen vier Jahren war sie insgesamt siebenmal an beiden Handgelenken operiert worden. Die junge Frau hatte eine bleibende Bewegungseinschränkung an der rechten Hand, was sich wie folgt bemerkbar machte: Nadine konnte nichts mehr heben (nicht einmal eine Tasse), sie konnte keine Schraubverschlüsse mehr öffnen und nur mit starken Schmerzen schreiben. Das Drehen ihres Handgelenkes war nach oben-unten-links-rechts nicht mehr möglich. Sie hatte bereits an verschiedenen Stellen nach Hilfe gesucht für ihre Misere. Bislang leider ohne Erfolg. Kurz bevor Nadine CQM entdeckte, stellte sie einen Rentenantrag, da sie nicht mehr arbeiten konnte und sie im Krankenhaus zu diesem Schritt ermutigt worden war.

Nadine war also meine Demoperson, um den Anwesenden anhand eines Beispiels die Vorgehensweise bei energetischen Korrekturen zu erklären. Ich erklärte, korrigierte bei Nadine, erklärte, korrigierte bei Nadine, erklärte, korrigierte, beantwortete Fragen, erklärte, korrigierte, was ich gerade erklärt habe. 15 Minuten später: Nadine ging ein paar Schritte von mir weg, kam zurück und schaute mich erwartungsvoll an. „Nadine, bitte bewege mal dein Handgelenk", forderte ich sie auf. Dann ein erschreckter Aufschrei von Nadine. Ihre Hand ist wieder uneingeschränkt und schmerzfrei beweglich, als wäre nichts gewesen. Eine Woche später schrieb sie mir per Email:

„Seltsamerweise ist es für mich ganz normal, als wäre es nie anders gewesen. Die anderen Teilnehmer haben mich am Wochenende ständig gefragt: „Und was macht die Hand?", da sie dies nicht fassen konnten. Für mich war es vollkommen normal, seltsam, aber so kann ich es nur beschreiben. Ich hebe Flaschen, Kannen, Gläser, Teller etc., einfach wieder alles ganz

normal, als wäre es nie anders gewesen. Ohne darüber nachzudenken!!!!!!!!!!!

Doch dabei ist es nicht geblieben. Meine Mutter hat mich nach einem Jahr am Montag angerufen und gebeten vorbeizukommen. Zwei Freundinnen haben sich nach langer Zeit gemeldet. Unerwartetes Geld kam auf mein Bankkonto. Und soll ich dir mal was sagen, ich bin so was von gespannt, was noch alles passiert, denn ich spüre eine wundervolle Energie, die mein Leben von jetzt an bereichert und vor allen Dingen verändert, worauf ich mich jede Sekunde freue. ... ich sitze hier und bin total happy, komme vom Dauer-Grinsen nicht mehr weg... Die energetischen Korrekturen an mir haben eine komplett andere Person aus mir gemacht. Mein Leben hat sich in nur drei Tagen so verändert, dass ich mich schon auf die weiteren Tage freue und gespannt bin, was da noch so alles kommt!"

Keine Angst vor Spinnen

Sonja lebte schon lange mit ihrer panischen Angst vor den kleinen und großen Spinnen, die sich ab und an in ihre Wohnung verirrten. Für sie war der Gedanke, in ihren eigenen vier Wänden könnte sich eines der gefürchteten Krabbeltierchen aufhalten, beinahe unerträglich. Schon beim Anblick einer Spinne bekam die junge Frau einen derartigen Schreck, dass sie unbeweglich wurde und in ihrer Angst erstarrte. Irgendwie schaffte sie es immer, ihren Freund anzurufen, damit er die Spinne entfernte. Sie bestand darauf, dass er sofort vorbeikam, auch wenn er auf der Arbeit war.

Ihre panische Angst vor Spinnen schränkte Sonja zusehends ein. Doch dann suchte sie einen CQM Coach auf, der alle energetischen Einflüsse in Bezug auf krabbelnde Tiere und natürlich Sonjas Angst vor den Spinnen mental korrigierte. Schon nach dem ersten CQM Coaching verließ sie die Praxis als „neuer"

Mensch. Was war passiert? Ihre innere Angst hatte sich an diesem Tag komplett aufgelöst. Von nun an ließ der Gedanke an die kleinen Krabbeltiere bzw. an die Anwesenheit von Spinnen in ihrer eigenen Wohnung Sonja erstaunlich gleichgültig bleiben.

Selbst ihre Nacken- und Kopfschmerzen, die zuvor niemand in Zusammenhang mit den Spinnen gebracht hatte, verschwanden gleich beim ersten Coaching. Sonja war überglücklich, als sie ihre Wohnung ohne Furcht oder Angstgefühl betreten konnte. „So eine kleine Spinne tut mir nichts und hat sich nur verirrt", war Sonjas zukünftige Reaktion beim Anblick der lieben kleinen Krabbeltierchen.

Die Auflösung der energetischen Schwächen in Bezug auf die Spinnenangst sowie die Nacken- und Kopfschmerzen bewirkte, dass die junge Frau in der nächsten Zeit mehr und mehr Lebensfreude gewann und viel selbstbewusster wurde.

Unser energetisches Feld und somit auch die energetischen Korrekturen im Feld wirken sich in allen Lebenslagen aus.

So entspannt war es bei uns in 48 Jahren nicht

Caroline saß in der ersten Reihe bei einem CQM III Seminar. Thema der zweitägigen Veranstaltung war „Beziehung und Sexualität". Die Beziehungen zu anderen Menschen bestimmen unser gesamtes Leben. Ohne sie können wir nicht existieren. Bereits von Geburt an stehen wir in ständiger Interaktion mit anderen Personen. Der Austausch und die Auseinandersetzung mit unseren Mitmenschen bestimmen unser Selbstbild und unser Weltbild, ob wir es wollen oder nicht.

Noch bevor wir mit dem Seminar starteten, entdeckte ich Tränen in Carolines Augen.

Ihre Augen waren zudem geschwollen, ihre Schuppenflechte am Haaransatz leuchtete. Sie fühlte sich sichtlich unwohl in ihrer Haut. Wie ein dreijähriges Mädchen zappelte sie auf ihrem Stuhl umher. Stillsitzen schien unmöglich zu sein. Mir war klar: Ihr energetisches Feld war bereits in Aufruhr, bevor es überhaupt losging. Da wir an diesem Tag eine ungerade Teilnehmerzahl hatten, stellte ich Caroline einen der CQM erfahrenen Seminarassistenten als Übungspartner zur Verfügung. Es war mein Bauchgefühl, das mich dazu veranlasste.

Aus Carolines Blick blitzte mich das blanke Entsetzen an! Eine Korrektursitzung mit einem Mann zum Thema "Beziehungen und Sexualität" durchzuführen, lag außerhalb ihrer Vorstellung. Dass sie sich doch auf diese Situation einließ, resultierte wohl aus einer Mischung von Vertrauen zu mir und gleichzeitig der Angst mir zu widersprechen.

Drei Wochen später erhielt ich folgende Email:

Liebe Gabriele,
ich möchte mich bei dir für das CQM III Seminar bedanken. Danke, dass du mir den Mann vor die Nase gesetzt hast. Diese Korrektursitzung hat mein Leben mit meinem Partner und meiner Familie komplett umgedreht.
Immer wieder bin ich erstaunt, wie du die Dinge wahrnimmst. Seit ich das Seminar besucht habe, geht auch meine starke Schuppenflechte im Gesicht zurück. Ich

hatte sie bekommen ca. zwei Monate bevor ich dein Buch "Wenn Fische fliegen ..." las. Zu dieser Zeit schrie mein Inneres nach Veränderung. Nichts hat gegen die Schuppenflechte geholfen. Es saß mir was unter der Haut – im wahrsten Sinne des Wortes!

Das Thema des CQM III Seminars "Beziehung" war genau MEINS! Ich kann eine wirklich große Veränderung feststellen. Seit den Korrekturen bin ich so was von entspannt, und meine Beziehungen laufen auf einmal total einfach. So kann es bleiben!!!

Ich hatte auch ein sehr aufschlussreiches Gespräch mit meiner Mutter, was vieles meiner starken Emotionen bezüglich der Beziehungen zu Männern ans Tageslicht beförderte. Großes Erstaunen stellte sich bei ihr und bei mir ein: Ich war anderthalb Jahre alt gewesen, als ich einen sehr gewaltsamen Übergriff eines fernen Bekannten auf meine Mutter mit ansehen musste. Davon hatte ich bisher keine Ahnung gehabt! Ich glaube, nach diesem Erlebnis ging das Malheur mit dem anderen Geschlecht los.

Vor dem Seminar hatte ich keine Idee, warum meine Beziehungen bisher immer so anstrengend verliefen. Jetzt wird alles gut!!!

Ich bin so dankbar, jede Sekunde meines Lebens. Ich bin so dankbar, dass ich dein Buch gefunden habe und dass ich so offen bin für die Veränderung (auch wenn sie schmerzhaft ist). Die komplette Beziehung in unserer „kaputten Familie" (Mamas Bezeichnung) ist gut geworden! So eine Entspannung und so einen respektvollen Umgang habe ich in 48 Jahren nicht erlebt. Was soll ich sagen, es funktioniert!!!

Da sind wir aber froh

Nachdem ein Studienfreund meines Mannes, der in einer höheren Managementposition eines Softwareunternehmens tätig ist, von CQM und deren Wirkungsweise hörte, sagte er zu meinem Mann: "*Ich verstehe vollkommen, wovon du redest. Die Erkenntnisse der Quantenphysik sind mir einleuchtend. Doch wenn ich glauben würde, dass CQM im Alltag funktioniert, so wie du sagst, dann könnte ich nicht mehr so weiterleben wie bisher. Erzähle mir nie wieder etwas davon.*" Damit beendete er das Gespräch.

Der Freund meines Mannes konnte sich einfach nicht auf eine andere Weltsicht einlassen.

Tatsächlich hat CQM das Leben von so manchem Realisten und bodenständigen Menschen auf den Kopf gestellt. So auch von Achim. Nachdem er "CQM Luft" geschnuppert hatte, fasste er seine Geschichte in folgendem Bericht zusammen:

Gabriele Eckert

„Da musst du unbedingt hin", war die klare Ansage meiner Frau Karin, als sie im Oktober 2010 mit unserer Nachbarin Katrin vom CQM Erlebnisabend kam. Zugegeben, ihre Erzählungen weckten meine Neugier. Und die Neugier war schon in meinem ersten Beruf als Kriminalbeamter so eine Art Berufskrankheit. Schließlich zeichnet einen guten Kriminalisten neben handwerklichem Know-how, einer gesunden Portion Realismus und Aufmerksamkeit die gute Spürnase aus. Und in meinem zweiten Beruf als Therapeut für Traditionelle Chinesische Medizin (TCM) hatte ich gelernt, noch einen Schritt weiterzugehen. Ich hatte nämlich zunehmend die Erfahrung gemacht, dass meine Intention wesentlichen Einfluss auf das Behandlungsergebnis hat. Es war egal, ob ich einen Akupunkturpunkt nadelte, berührte oder nur an diesen dachte.

Im Dezember 2010 war es dann soweit. Mit Aufmerksamkeit und einer gewissen Vorfreude folgte ich den Ausführungen von Gabriele Eckert. Der Einfluss der Emotionen auf das Befinden und die Gesundheit ist in der Traditionellen Chinesischen Medizin selbstverständlich, doch was ich hier live sah, ging weit darüber *hinaus. Besonders der erste Fall beeindruckte mich tief: Die junge, schlanke Frau litt sichtlich unter ihren chronischen Schmerzen und klagte über Schwindel. Ihr Gesicht war fahl, die Augen wirkten trüb. Auf der Skala von 1-10 lagen ihre Schmerzen bei 10. Sie hatte viele Unfälle erlitten, und die Ärzte meinten, ihre Knochen seien ein Trümmerhaufen. Nach der ersten Korrekturrunde ging es ihr sichtlich besser. Die Schmerzen waren bei 7. Nach der zweiten Runde bewegte sie sich schon relativ normal durch den Raum. Ihr Gesicht hatte eine sehr viel gesündere Farbe angenommen, die Augen waren klar, die Schmerzen bei 3. Nach der dritten Runde ging sie noch etwas ungläubig, aber mit Hüftschwung durch die Reihen der Teilnehmer. Auf die Frage, wie stark ihre Schmerzen seien, antwortete sie lächelnd: „Schmerzfrei!" „Da können wir aber froh sein", schloss Gabriele Eckert, halb fragend, halb kommentierend.*

Davon inspiriert besuchte ich mein erstes CQM Seminar. Erstaunlich schnell und sicher konnte ich CQM anwenden. Als Gabriele bei Seminarwiederholern die Erfahrungen abfragte, gab es wunderbare Geschichten, die sie wieder halb fragend mit „Da können wir aber froh sein" kommentierte oder mit „Da sind wir aber froh".

Diese Redewendung ist kein leeres Ritual, die Worte wirken nach und Dankbarkeit und Kraft schwingen immer mit.

Voller Energie und Inspiration fuhr ich nachts über die Autobahn nach Hause und infizierte meine Tochter und meine Frau. Bereits am darauffolgenden Wochenende besuchten die beiden das CQM I.

Gabrieles Worte "Da sind wir aber froh", mit der sie fast immer im CQM Erlebnisabend oder im CQM Seminar eine Demo abschließt, haben sich wie ein Ritual auch in meinen Alltag und in den meiner Familie eingeschlichen.

CQM stellte mein Weltbild derart auf den Kopf, dass ich wochenlang sehr verwirrt unterwegs war. Nichts war mehr so wie zuvor. Das Leben schien total anders zu funktionieren, als ich immer gedacht hatte. Das war mir so nicht beigebracht worden. Nach einer CQM Sitzung mit einem CQM MasterCoach war klar, was in meinem Leben fehlte: Lebensfreude. Also hat der CQM Master-Coach alle Einflüsse korrigiert, die meiner Lebensfreude im Wege standen. Und diese stellte sich ab dem Tag unverzüglich ein.

So fand ich zu meiner alten Power zurück, ordnete mein Leben neu und wurde immer effektiver und froher. CQM wandte ich immer häufiger an, auch in meiner Praxis. Meine Patienten waren dafür völlig offen, und so sammelte ich eine wunderbare Erfahrung nach der anderen. Dann besuchte ich das CQM III Seminar. Mit einer Teilnehmerin, einer attraktiven Französin, die dieses Seminar wiederholte, führte ich eine Korrekturübung durch. Sie lehrte mich, noch besser hinzuschauen, und forderte mich immer wieder auf, sie anzusehen, da mein Blick ständig über ihre rechte Schulter ging. Während der Übung stellte sie einen energetisch schwächenden Einfluss von meinem Großvater fest. "Was soll sein?", erwiderte ich. "Der ist tot." Ich hatte ihn gemocht, obwohl der Rest der Familie meinte, Opa hätte „getütelt". Meinen anderen Opa hatte ich nie kennengelernt. Er hatte sich 1951 erhängt, nachdem sein Sohn im Zweiten Weltkrieg an der Ostfront verschollen war. "Da ist noch etwas", meinte meine Seminarpartnerin. Ich richtete mich auf, legte die rechte Hand auf mein Knie und drückte den Arm durch. "Ja, mein anderer Opa war schwer kriegsbeschädigt, an Seele und Körper. Er hat im Ersten Weltkrieg an der Westfront gegen die Franzosen (!)

gekämpft." „Da ist noch etwas", beharrte sie. "Ja, er hatte eine Granatsplitterverletzung an Kopf und Knie. Meine Übungspartnerin korrigierte alles, was ich ihr erzählte, und schaute dann auf mein Knie. Genau dort lag meine Hand, und mein Daumen bedeckte exakt die Stelle, die seit Wochen schmerzte. Nach ihren Korrekturen war der Schmerz weg.

Ich war sehr dankbar und froh!

Im Frühjahr telefonierte ich mit einer langjährigen Freundin, die ihre Schulterschmerzen nicht los wurde. Nach einer Operation war es sogar schlimmer statt besser geworden. Ich fragte sie provozierend, wie lange sie die Schmerzen noch behalten will. Am nächsten Tag kam sie vorbei. Anstatt in die Praxis lotste ich sie zum Kaffeetisch. Dann ging ich die Situation schulmäßig an, so wie auf den CQM Praxisabenden. Zuerst fragte ich nach der genauen Stelle und der Stärke der Schmerzen. Die lagen auf der Skala von 1-10 bei 3. „Und deswegen jammerst du?", lockte ich sie. „Nein, nein, die waren ja bei 7, aber schon nach dem Telefonat wurde das schlagartig besser." Da konnten wir ja schon mal froh sein. Nach der ersten Korrektur am „Bewegungsapparat" waren die Schmerzen immer noch bei 3, aber sie hatten sich vom Schultergelenk auf den Oberarm verlagert. In der zweiten Runde kamen wir auf die Themen Selbstbewertung, Überzeugungen und Geld zu sprechen. Sie berichtete, ihr Mann arbeite seit Monaten bis zum Umfallen, doch die Kunden zahlten nicht. Am nächsten Tag würde ein klärendes Meeting anstehen. Es gehe um sechsstellige Beträge. Die Tränen flossen – und der Schmerz an Schulter und Oberarm verflog ganz und nachhaltig.

Da waren wir aber sehr froh!

Mehr und mehr lernte ich meinen Wahrnehmungen im energetischen Feld meiner Patienten zu vertrauen. Immer öfter genügte der Blitz eines Gedankens. Als meine 89-jährige Schwiegermutter nach dem Abendessen bei uns mal wieder sehr beiläufig mit den Worten „Du weißt doch, dass ich immer so Schmerzen im rechten Oberschenkel habe" Behandlungsbedarf anmeldete, meinte ich nur, dass sie wohl mal wieder zur Akupunktur kommen müsse. Doch gedanklich ging ich gleich durch ihr

Energiefeld gegangen und korrigierte schwächende Einflüsse. Minuten später, beim Einsteigen ins Auto, meinte sie zu meiner Frau: „Komisch, es tut überhaupt nicht mehr weh."

Da waren wir sehr froh.

Anfang März erhielt ich den Anruf der Witwe eines Schulkameraden. Elke war am Morgen umgeknickt und hatte einen geschwollenen, schmerzenden Fuß. Ihr war eingefallen, dass ich ihren verstorbenen Mann Uwe nach seinen Sportverletzungen erfolgreich behandelt hatte. Nur leider war ich auf Borkum, mitten in Renovierungsarbeiten. Ich fragte sie, ob wir etwas ausprobieren könnten, und sie war einverstanden. Nach einem arbeitsreichen und anstrengenden Tag fiel mir Elkes Fuß erst am Abend auf dem Weg zur Promenade wieder ein. Drei Gedanken blitzten mir durch den Kopf: die Verletzung, ein Akupunkturpunkt und das chinesische Superkraut San Qi. Ich korrigierte sofort Elke in Bezug auf ihre Verletzung. Am nächsten Nachmittag, ich belud gerade den Wagen, meldete sich Elke. Sie hatte keine Schmerzen mehr, die Schwellung war abgeklungen, und lediglich eine leichte Rötung erinnerte noch an die Verletzung.

Sie konnte es kaum glauben. Wir waren beide sehr froh. Auf der Rückfahrt vom CQM II Seminar klagten meine beiden Begleiterinnen über Kopfschmerzen und trockene Augen. Die Behandlung der Augen hatte sich schon seit längerem zu einem neuen Schwerpunkt meiner Therapien entwickelt. Also hielt ich als Fahrer meinen Begleiterinnen eine kurze Vorlesung, animierte zur Selbstbehandlung, setzte im Geiste Nadeln und Kräuter zur energetischen Korrektur ein. Erst mittags hatte mich meine Frau angerufen, um mir von einem weiteren Besuch beim Optiker wegen ihrer Gleitsichtbrille zu berichten. Sie kam mit der Brille einfach nicht zurecht. Jetzt waren neue Gleitsichtgläser für über 800 Euro angesagt. Also übertrug ich die Augenkorrekturen während der Fahrt gleichzeitig auf meine Frau, die sanft schlummerte, als ich nachts nach Hause kam. Am nächsten Morgen berichtete sie mir, dass ihre eher trockenen Augen am Vorabend, während sie im Bett lag, ganz feucht geworden waren. Als sie nun ihre alte Brille aufsetzte, stellte sie plötzlich fest, dass sie eine klare Sicht und keine Spur mehr von Unsicherheit hatte. Einfach top. Somit war das Thema mit der neuen Brille erst einmal erledigt, und die Seminarkosten hatte ich damit schon mal raus.

Da waren wir sehr froh.

In nur einem Jahr haben sich Dankbarkeit, Leichtigkeit, Freude und Kraft in meinem Leben breitgemacht.

„... and your life will never be the same again".

Da sind wir aber froh.

Wenn Fische Fliegen

Die Chinesische Quantum Methode

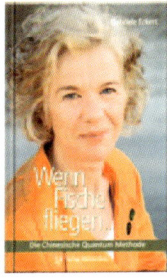

Gabriele Eckert
Wenn Fische fliegen
Verlag WeiterSein
ISBN 978-3-942534-00-0
Hardcover
Euro (D) 16,95

Für unseren Computer tun wir alles, um ihn vor Viren, Trojanern und Co. zu schützen. Und uns selbst? Gibt es auch im Betriebssystem „Mensch" Viren, die uns davon abhalten, das Leben zu leben, das wir leben wollen?

Die Chinesische Quantum Methode (CQM) ist eine Methode, die jeder lernen kann, um diese Viren aufzuspüren und sie zu neutralisieren. Sie ist der Weg zu einem bewussteren Leben und zu einem leichteren Sein, in dem wir die Dinge erreichen, die wir erreichen wollen, und die Potenziale nutzen, die uns das Leben geschenkt hat.

In diesem Buch erzählt die Begründerin von CQM, wie sie die Methode entdeckte und was sie und andere mit ihr erlebten.

Durchzug

Die unbewussten Faktoren der Kommunikation und wie man sie nutzt.

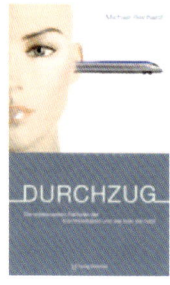

Michael Reinhardt
Durchzug
Verlag WeiterSein
ISBN 978-3-942534-01-7
Taschenbuch
Euro (D) 8,95
Erscheinungstermin:
Juni 2012

Haben Sie auch schon einmal beobachtet, wie unterschiedlich ein und dieselbe Aussage von Personen aufgenommen wird? Würden Sie auch gerne wissen, wovon die Reaktion abhängt und wie Sie diese mit Ihrer Kommunikation beeinflussen können?

Dieses Buch beschäftigt sich mit den unbewussten Faktoren der Kommunikation. Es zeigt, wie man sie erkennen und beeinflussen kann. Denn eine erfolgreiche Kommunikation geht weit über die Worte, die Stimme und die Gestik hinaus. Durch das Erkennen der unbewussten Faktoren – wie Beziehungsgeflecht, Charakterstruktur und die eigenen Glaubenssätze – können Sie Ihre Kommunikation, sowohl im Geschäftsleben als auch im privaten Bereich, deutlich verbessern und dadurch ein viel entspannteres Miteinander erleben.

Erfolg 2.0

Der Faktor (Un)Bewusstsein und CQM

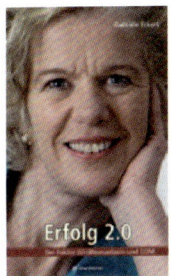

Gabriele Eckert
Erfolg 2.0
Verlag WeiterSein
ISBN 978-3-942534-03-1
Hardcover
Euro (D) 18,95
Erscheinungstermin:
Herbst 2012

Wie werden Sie erfolgreicher? Die meisten Menschen glauben, dass Erfolg automatisch mehr Training, mehr Erfahrung, mehr Anstrengung, mehr Talent und mehr Vorbereitung bedeutet. Die Vorstellung, dass jeder von uns noch viel erfolgreicher werden kann, indem die unbewussten Erfolgsverhinderer identifiziert und aufgelöst werden, ist bislang viel zu wenig verbreitet.

Aber was sind die unbewussten Erfolgsverhinderer eigentlich? Dazu gehören Glaubenssätze, Traumata, Ängste, verdrängte Erlebnisse, Konflikte und vieles mehr. Die Identifizierung und Auflösung dieser Faktoren führt oft zu erstaunlichen Resultaten. Gabriele Eckert beschreibt an erlebten Fallbeispielen, welche Erfolge sich durch die Anwendung der Chinesischen Quantum Methode im Business- und Persönlichkeitscoaching erzielen lassen..

BRIGITTE
BARDOT

Ihre Filme – ihr Leben

von BERNARD D'ECKARDT

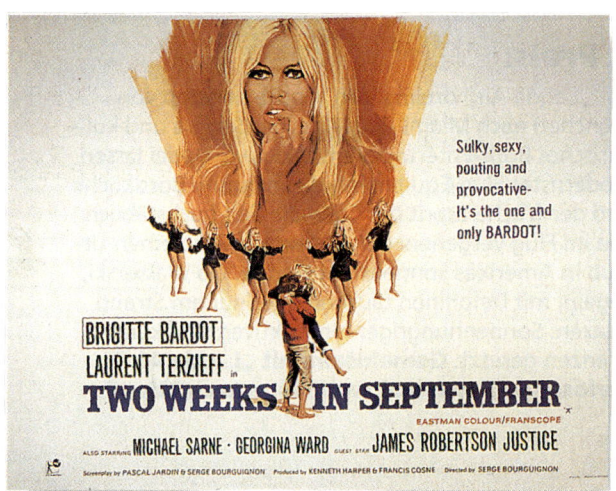

WILHELM HEYNE VERLAG
MÜNCHEN

HEYNE FILMBIBLIOTHEK
Nr. 32/50

Herausgeber: Bernhard Matt

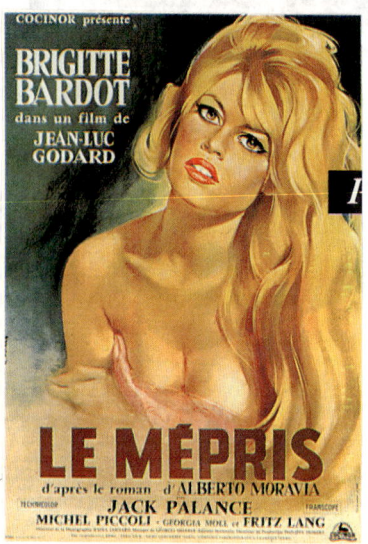

Redaktion: Claudia Walter

Copyright © 1982 by Wilhelm Heyne Verlag GmbH & Co. KG, München
Printed in Germany 1989
Umschlag- und Rückseitenfoto: Dr. Konrad Karkosch, München
Innenfotos: Interfoto, München; Deutsches Institut für
Filmkunde, Frankfurt; Bildarchiv Engelmeier, München;
Dr. Konrad Karkosch, München; Archiv des Autors
Umschlaggestaltung: Atelier Ingrid Schütz, München
Druck und Verarbeitung: Ebner Ulm

ISBN 3-453-86050-0

Vorspiel: MM, BB, CC und die anderen

BB – das ist nicht die Erfindung eines cleveren Hirns, eines Offizillen der Filmindustrie, eines Filmregisseurs, eines Promotion-Managers. BB ist echt. BB ist Brigitte Bardot. Dieser Name war da, lange bevor Brigitte ihren ersten Film drehte. Mit »bardot« bezeichnen die Franzosen den Abkömmling aus der Kreuzung eines Pferdes mit einer Eselin, eines Maultieres also, einen »mulét«. Diese Maultiere sind bekanntlich recht eigensinnig, um nicht zu sagen dickköpfig, Charaktereigenschaften, die zu Brigitte Bardot gehören wie das freche Pekinesennäschen, der laszive Gang, der hinreißende Busen und Nacktheit überhaupt. Nacktheit und Brigitte Bardot, das war unverrückbar miteinander verbunden. Zunächst einmal brachte Brigitte Bardot alle Äußerlichkeiten mit, die zu einer Leinwandschönheit gehören, Äußerlichkeiten, von denen sie selbst nicht sonderlich angetan war. Sie selbst fand sich unausstehlich und hielt sich für ein häßliches Entlein, für ein Monster mit einem zu großen Busen, einer unmöglichen Nase, einer zu großen Unterlippe. An ihrem 21. Geburtstag stand sie mit verheultem Gesicht vor einem Spiegel und hielt sich für alt und . . . häßlich: Augen zu klein, Wangen zu rund, der Mund zu groß. Trotz dieser von ihr beständig propagierten Mängel und ihrer Beharrlichkeit, einen Leindwandruhm *nicht* anzustreben, war sie innerhalb kürzester Frist und durch die Beharrlichkeit *anderer* »Frankreichs Sexstar Nr. 1«, ein Exportartikel, dessen Wert seit dem Jahre 1955 beständig stieg, ein Sexsymbol, das unabhängig von Hollywood entstanden war und nicht nur die Filmindustrie des europäischen Kontinents veränderte. Wie auch immer Brigitte Bardot auf der Leinwand erschien, sie war ein neuer Typ von Weiblichkeit: Kühl und trotzdem erotisch, nonchalant und offen, amoralisch und antikonformistisch, draufgängerisch und trotzdem von nahezu kindlicher Unschuld. Ein Kindweib ohne Prüderie, ein Pariser Pin-up-Girl, das seine Reize ohne Umschweife zur Schau stellte, zunächst nur spärlich verhüllt von Bettlaken, von Duschvorhängen, nackt mit dem Rücken zur Kamera präsentiert, wobei das Auge des Betrachters bereits den Busen erahnen kann. Selbst wenn sie, diese Brigitte Bardot, bis zum Hals zugeknöpft blieb, wartete jedermann darauf, daß sie die letzten Hüllen fallen lassen würde. Und die letzten Hüllen fielen.

Nicht nur durch Brigitte Bardot, sondern auch vor ihrer Zeit, galt maßgebliches Bestreben verschiedener Filmproduzenten jenem Bemühen, durch die Präsentation physischer weiblicher Reize für Nachschub auf dem Gebiete der »Sexgöttinnen« zu sorgen.

Marilyn Monroe, eine Kombination aus Sexappeal und Verletzlichkeit, ist eine Zeitgenossin von Brigitte Bardot, Silvana Mangano verband Anna Magnanis hemmungsloses Temperament mit einer konventionellen Schönheit, Gina Lollobrigida gelangte durch die Wärme ihres Spiels und durch ihre Attraktivität zu internationalem Ansehen, Sophia Loren konnte neben ihrem auffallenden Äußeren die Wandlung zur dramatischen und komischen Schauspielerin vollziehen, etwas, das Brigitte Bardot nur bedingt gelungen ist.

Obwohl in Frankreich durch ständige Bestrebungen eine Art Sexfilm entstand, der vom Ausland in immer größerem Maße angefordert wurde, war Frankreichs Potential auf dem internationalen Filmmarkt zu jener Zeit nicht sonderlich groß. Réne Clair, Jean Renoir und Julien Duvivier arbeiteten in Hollywood, und Frankreichs filmische Exportartikel beschränkten sich auf einige wenige Filme mit Jean Gabin, Michèle Morgan, Jacques Tati, Gérard Philipe, Simone Signoret etc.

Erst als die Altmeister des französischen Films, so auch Max Ophüls, aus Hollywood zurückgekehrt waren, kommerzialisierte sich um das Jahr 1950 herum der französische Film.

Christian-Jacque war einer der wenigen Regisseure von internationalem Ruf, der mit Martine Carol, einer nicht sonderlich begabten Schauspielerin, die allerdings mit appetitlichen Rundungen und physischen Reizen ausgestattet war, die ausländischen Verleihfirmen zu beeindrucken wußte, indem er Martine Carol in schlüpfrigen Rollen agieren ließ. Die Kinobesucher jener Zeit waren darauf vorbereitet, sich mit der »femme fatale«, der Lolita, der Kindfrau, der Nymphe auseinanderzusetzen.

Brigitte Bardot wurde Mitte der fünfziger Jahre Frankreichs Exportartikel Nr. 1. Waren die »Sexgöttinnen« bislang eine Errungenschaft der amerikanischen Traumfabrik Hollywood gewesen, so verlagerte sich die Entstehung amoralischer, antikonformistischer Sex-Symbole, die unverhohlene Sexualität zeigten

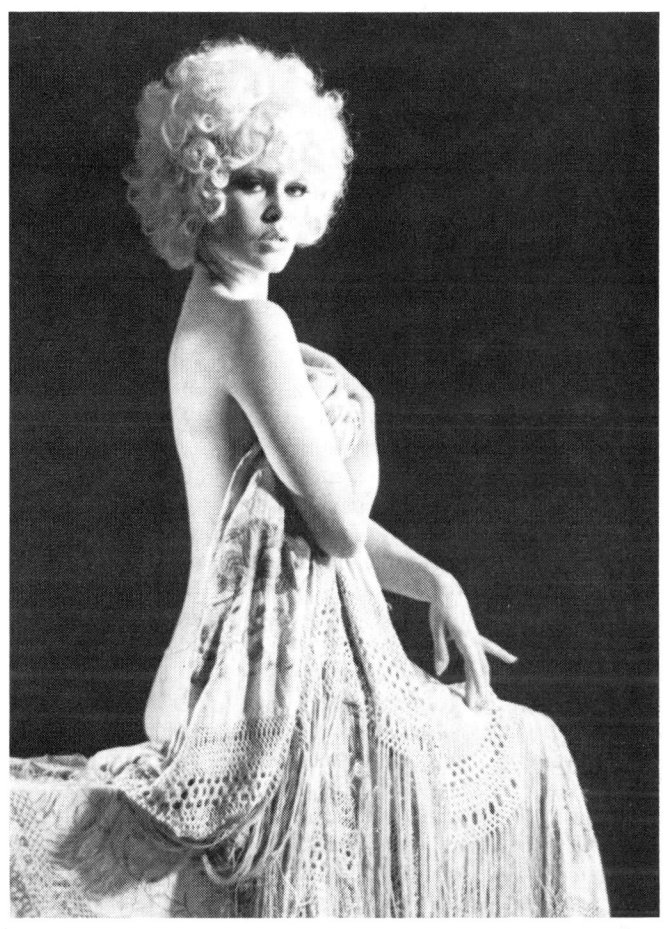

Brigitte, das ist der hochbezahlte Stummfilmstar Linda LaRue in › Boulevard du rhum‹ (1970).

und trotzdem kindliche Unschuld behielten, auf den europäischen Markt. Seit dem Jahre 1956 und nach dem Film . . . *et Dieu créa la femme* beeinflußte Brigitte Bardots Image die gesamte Filmindustrie, ihre Nachfolgerinnen (darunter Claudia Cardinale, Mylène Demongeot, Cathérine Deneuve, Jane Fonda, Ann-Margret usw.) wurden am einmal kreierten Status gemessen.

Der Typ Frau, die Jägerin und Beute zugleich sein kann, war entstanden.

Es soll allerdings nicht der Verdacht entstehen, es hätte vor Brigitte Bardot in Europa keine Sexstars des Films gegeben. Italien hatte Silvana Mangano in *Riso amaro* (Bitterer Reis, 1949) zur Schau gestellt, durch die Sex-Appeal und Erotik in überbetontem Maße herausgekehrt wurden und deren Äußeres sich an amerikanischen Vorbildern (Rita Hayworth, Jane Russell) orientierte. In ihrer unmittelbaren Nachfolge beherrschten die neuen Diven des italienischen Films, Gina Lollobrigida, Silvana Pampanini und Sophia Loren den erotischen Film jener Zeit, allerdings waren auch sie durch amerikanische Vorbilder geprägt (Betty Grable, Veronica Lake, Lana Turner, Ava Gardner, Elizabeth Taylor), die zunächst noch naiv, dann aber unverhohlen ihre fraulichen Reize zur Schau stellten.

Das führte in den fünfziger Jahren dann soweit, daß reine »Busenstars«, mit einer beachtlichen Oberweite ausgestattet, blanke weibliche Reize vordergründig offenbarten (Belinda Lee, Anita Ekberg, Jayne Mansfield, Diana Dors). Sie waren reine Objekte, in ihren Anfängen auch noch Marilyn Monroe, deren schwache Versuche, sich zu emanzipieren, von der Männerwelt nicht selten mit Hohn und blanker Verachtung quittiert wurden.

Durch Brigitte Bardot veränderte sich das Bild der Frau radikal. Sie war zwar ganz offensichtlich der Gegenstand männlicher Begierden, aber sie ließ sich nicht einfangen, nicht dirigieren, nicht besitzen. Sie wählte unter den Männern nach ihrer jeweiligen vom Film heraufbeschworenen Stimmung, was zwangsläufig dazu führen mußte, daß sie die Männer beherrschte und all jene, denen sie sich zur Verführung anbot, aber letztlich verweigerte, ins Unglück stürzte, zerstörte.

Aber ihre Opposition richtete sich nicht immer offensichtlich gegen den Mann, es war ihr nicht immer bewußt, daß sie beutegierig unter den Männern wählte und ein dem Jäger ähnliches

Dieses BB-Foto von Sam Levin mit der Unterwäsche tragenden Aktrice konnte man seinerzeit als Postkarte kaufen. Der Umsatz der Postkarten des Pariser Eiffelturmes ging daraufhin rapide zurück.

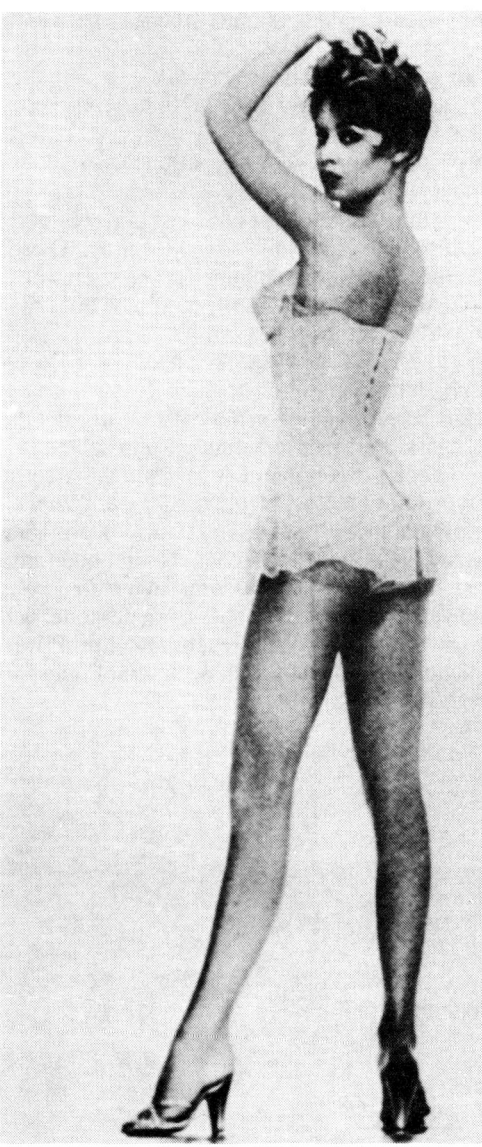

PHOTO SAMLE

Verhalten annahm, das bisher dem Manne vorbehalten gewesen war.

Brigitte Bardot in ihren Filmen, das war auch die Brigitte Bardot im Privatleben, die sehr Vieles, was sie im Film verkörperte, im privaten Bereich nachvollzog.

»Morgen könnte ich tot sein«, sagte sie, »also lebe ich heute. Morgen ist ein anderer Tag.«

Brigitte Bardots Filmimage der »Sexkatze« ist in der Filmgeschichte einmalig, oft kopiert, aber nie erreicht worden. Dieses Image machte aus ihr Europas ersten Superstar der Leinwand, was die Höhe ihrer Filmgagen bestimmte und den Superstar selbst zur Millionärin werden ließ.

Ihr wild-bewegtes Leben ist gewissermaßen eine Art Rebellentum, der Versuch, sich aus gesellschaftlichen Zwängen zu befreien, um ein Leben leben zu können, das vollkommen auf die Bedürfnisse der eigenen Person zugeschnitten sein sollte.

Daß ein solches Leben zwangsläufig Widerspruch, ja sogar Feindseligkeit hervorrufen muß, ist nicht von der Hand zu weisen. Diese meistfotografierte Frau unseres Jahrhunderts ging einen Lebensweg, wo die Grenzen zwischen Realität und filmischer Handlung nicht mehr präzise auszumachen waren. Was ihre Filme an fiktivem Geschehen anboten, wiederholte sich nicht selten in ihrem Privatleben. Was Gegenstand ihres Privatlebens war, floß nicht selten in die Handlungen ihrer Filme ein.

Dieses Leben begann im Paris des Jahres 1934.

Bernard d'Eckardt,
Herbst 1982

KAPITEL 1

1934–1951: Aus Bri-Bri wird Bébé

Louis und Anne-Marie Bardot (eine geborene Muscel) besaßen eine ausgeprägte Vorliebe für Kosenamen. Anne-Marie nannte ihren Mann Pilou, er nannte seine Ehefrau Totty. Als Brigitte am 28. September 1934 in Paris geboren wurde, bewohnten die Bardots eine luxuriös eingerichtete Wohnung in der Rue de la Bourdonnais Nummer 35, in Passy also, im Pariser achten Arrondissement, dort wo damals (und heute noch) die Bourgeoisie wohnt, Menschen also, die den Franc nicht hätten umdrehen müssen, wenn sie ihn ausgeben wollten (es aber doch ganz gerne taten).

Pilou war der Chef seiner eigenen Firma, Bardot & Co., die ihren Sitz in Aubervilliers hatte, und zwar in der Rue du Pilier 18. Dort wurde Azetylen hergestellt und Flüssiggas, um abgefüllt in den Handel zu gelangen. Pilous Firma war eine profitable Angelegenheit und berechtigte durchaus zu einem Leben in gemäßigtem Luxus. Die besagte Vorliebe für Kosenamen machte sich nach Brigittes Geburt sehr schnell erneut bemerkbar, denn zunächst wurde aus Brigitte Bricheton, dann, um die Sache noch zu vereinfachen, Bri-Bri.

Bri-Bri war ein gewichtiges Baby; als man die Kleine um die Mittagszeit des Geburtstages auf die Waage legte, erreichte der Zeiger nahezu die Sieben-Pfund-Grenze. Den Kopf zierten ein paar wenige schwarze Haare. Wer hätte ahnen können, daß diesen Kopf einmal eine blonde Mähne zieren würde, um mit Charles de Gaulle um den ersten Platz in Fragen der Popularität zu wetteifern?

Aber noch waren Bri-Bris Augen schläfrig und blickten wohl mehr uninteressiert in Pilous Kamera, als er stolz seine erste Tochter, sein erstes Kind überhaupt, für die Nachwelt ablichtete.

Die Bardots lebten in einer Sieben-Zimmer-Wohnung – zu dritt, Dienstmädchen und Kindermädchen kamen hinzu. In Pilous und Tottys Leben war kein Platz für Eventualitäten, alles lief nach einem präzise ausgearbeiteten Plan, wenn es um die Tagesabläufe in Haushalt und Beruf ging. Während Marilyn Monroe und Sophia Loren (die Vergleiche seien gestattet) mit einer eher

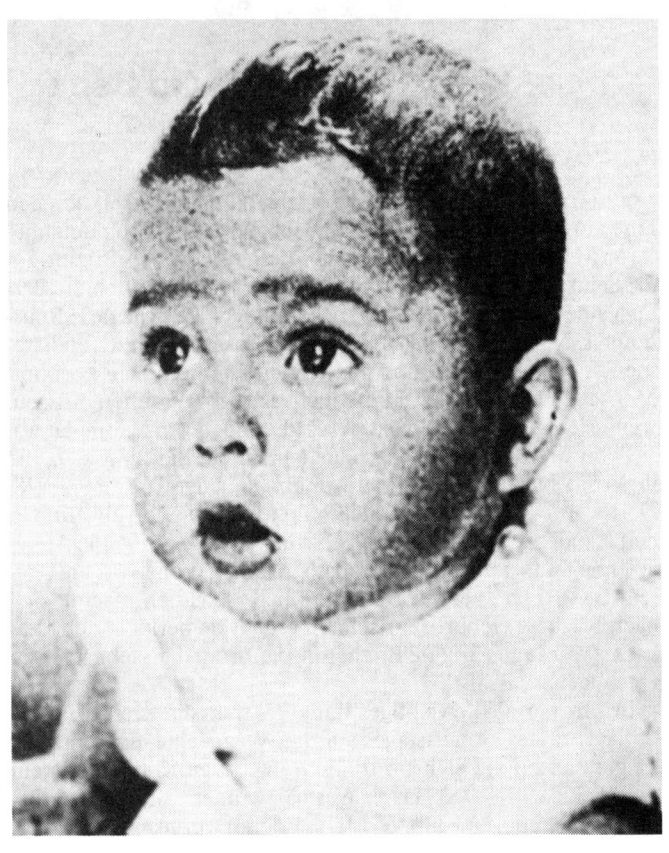

traurig zu nennenden Jugend zu kämpfen hatten, wuchs Bri-Bri wohlbehütet im eigenen Zimmer auf. Sofia Scicolone drängte sich in ihrer Kindheit mit acht anderen Familienangehörigen in vier stickige Zimmerchen in Pozzuoli, während Norma Jean Baker (oder Mortenson) den Fürsorgebehörden von Los Angeles übergeben wurde, als ihre Mutter, unter ständigen Halluzinationen leidend, die meiste Zeit ihres Lebens in psychiatrischen Anstalten verbrachte.

Bri-Bri spielte unter Aufsicht des englischen Kindermädchens

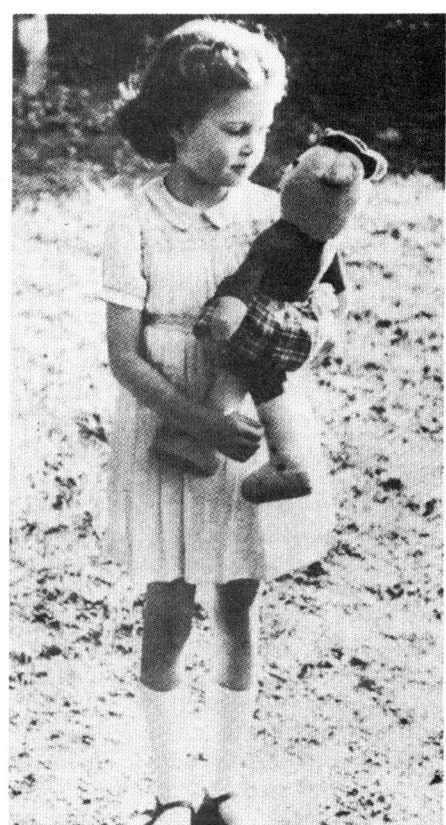

Links:
Bri-Bri: BB, das Baby

Rechts:
Die kleine Brigitte

im nahegelegenen Bois de Bologne oder beschäftigte sich mit Crocus, ihrer Katze, und zwei Vögeln in einem Käfig. Für Spielzeug war reichlich gesorgt, denn Totty hatte nebst ihrer Vorliebe für Spitznamen auch eine ebensolche für Puppen.

Als Bri-Bris Schwester Marie-Jeanne im Jahre 1939 geboren wurde, erhielt auch sie gleich ihren Kosenamen: Mijanou.

Brigitte war noch zu klein, als daß sie die historischen Vorfälle jener Zeit hätte aufnehmen können. Hitlers Machtergreifung und sein Einmarsch in das entmilitarisierte Rheinland, sein

Bündnis mit Mussolini, der Anschluß Österreichs, der Einmarsch in die Tschechoslowakei und der Ausbruch des Zweiten Weltkrieges waren Geschehnisse, die auf die kleine Bri-Bri keinen Einfluß ausübten. Hin und wieder mögen ihr wohl die vielen deutschen Uniformen aufgefallen sein, wenn sie mitunter im Bois de Bologne mit dem mittlerweile französischen Kindermädchen spazieren ging. (Das englische war nach Kriegsausbruch nach England zurückgekehrt.)

Das kindliche Gemüt entwickelte allerdings alsbald verschiedenartige Abwehrmechanismen, einen Unwillen gegen ungeliebte Dinge und in gewisser Weise den Drang zur Unabhängigkeit.

Auch in der neuen Wohnung, die die Bardots nach Ausbruch des Krieges in der Rue de la Pompe 1 bezogen, vollzog sich der Tagesablauf nach festgelegten Zeiten: Frühstück Punkt acht, Mittagessen Punkt eins, Abendbrot exakt um neunzehn Uhr. Es ist durchaus möglich, daß Brigittes Abneigung, pünktlich zu irgendeinem Termin in ihrem späteren Leben zu erscheinen, aus dem ständigen Kampf mit der Uhr während ihrer Kindheit resultierte. Die Verabredungen, zu denen sie zu spät kam, mitunter mehr als eine Stunde, lassen sich wahrscheinlich ebensowenig zählen wie die, zu denen sie erst gar nicht erschien. Disziplin war im Hause Bardot wohl ein beliebtes Wort, denn die Kinder erschienen erst vor der Mutter, wenn sie von den Bediensteten geschrubbt, gebürstet und gefüttert worden waren, und an den orthodoxen Vater durften sie das Wort erst richten, nachdem er zu ihnen gesprochen hatte. Die Eltern waren wohl eher unfähig, Emotionen zu zeigen oder Zuneigung überhaupt, so daß Bri-Bri ihre Gefühle ebenfalls für sich behielt, sie aufstaute – Vater Pilous Geschäfte beruhten ja nun auf der Tatsache, daß er hochexplosive Gase zusammengepreßt in Flaschen füllen ließ. Seine Tochter Bri-Bri wurde zu einem hochexplosiven Wesen, dessen Ausbrüche weltweit zur Kenntnis genommen wurden.

Der Krieg hatte auf Pilous Geschäfte keinen Einfluß. Im Gegenteil, das Gewerbe florierte, man umhegte es entsprechend, ansonsten kümmerte man sich um die eigenen Angelegenheiten und mischte bei militärischen Fragen und Problemen mit der Obrigkeit nicht ungefragt mit. Kurz und gut: Man kehrte vor der eigenen Haustür. Bardots Geschäfte gingen so gut, daß Totty alsbald eine kleine Boutique auf der Rue de la Pompe eröffnete,

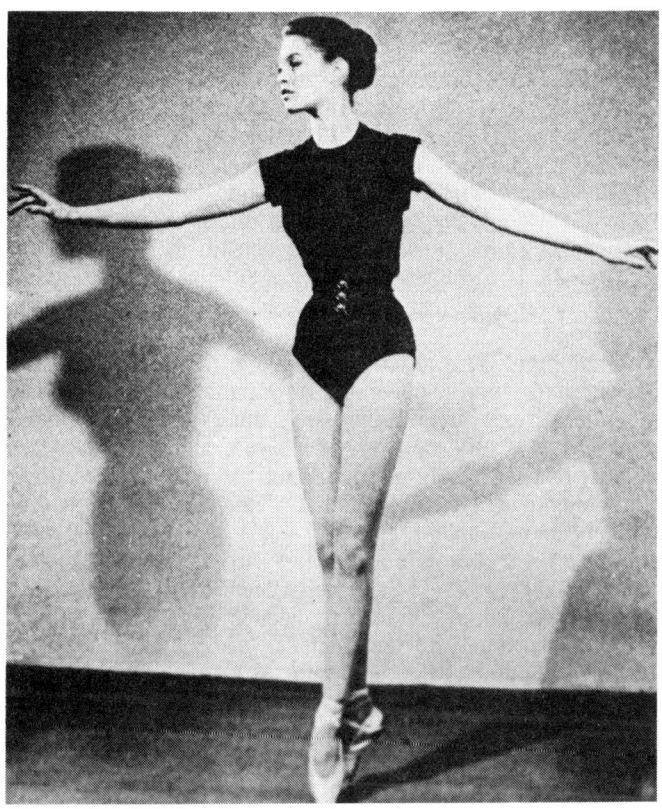

Die Ballettschülerin.

wo sie Hüte verkaufte und ihre Vorlieben noch um eine zusätzliche erweiterte, die den Entwürfen des Designers Jean Barthet galt.

Brigittes Kindheit und Schulzeit waren so behütet, daß sie sich selbst den Fakten des Lebens nicht genügend vorbereitet empfand. Der Wohlstand der Eltern führte zum Besuch der Hattemar-Schule, einem Privatinstitut, wohin der Mittelstand und das gehobene Bürgertum die Nachkommenschaft schickte. Brigittes Schulausbildung ließ wohl nichts zu wünschen übrig; Roger Vadim, der Mann, den sie 1952, achtzehnjährig heiratete, behauptete von seiner jungen Frau in späteren Jahren, daß sie die beste Erziehung genossen habe, aber wie ein Feuerwehrmann fluchen konnte. »...Brigitte kennt die Geschichte Ägyptens bis in die geringsten Einzelheiten, aber ich habe ihr beibringen müssen, daß Ratten keine Eier legen. Sie weiß nicht, wie man ein Spiegelei macht, aber sie hat die Stühle und die Diwane unserer Wohnung wie ein richtiger Tapezierer mit Stoff bespannt...«

Zunächst einmal wurde Individualität für die junge Bri-Bri nicht sonderlich groß geschrieben, der Schulverlauf hatte seine eigenen festen Regeln, und die Tagesabläufe zu Hause veränderten sich nicht.

Bis zu ihrem vierzehnten Lebensjahr durfte Bri-Bri das Haus der Eltern nie ohne begleitende Gouvernante verlassen. Sie trug nun seit einiger Zeit eine Zahnspange, und es gibt Bilder von ihr, die sie mit einer Brille auf der Nase zeigen, mit Schleife im Haar und der Krawatte uniformierter Schulkinder. Ihre aufgestauten Emotionen brachen zwar noch nicht verbal aus der Heranwachsenden heraus, sondern äußerten sich in einem hartnäckigen Gesichtsekzem, das darauf hinwies, daß Bri-Bri innerlich bereits ein Vulkan war. Mit seiner tölpelhaften, unbeholfenen Tochter hegte Pilou wohl so seine eigenen Pläne. Möglicherweise konnte der Larve, mit der nicht viel Staat zu machen war, ein exotischer Schmetterling entschlüpfen, den man einem wünschenswerten jungen Mann aus gutem (und reichem) Hause an die Hand geben konnte. Daß das aber alles so anders kommen sollte, wie Pilou es sich ersonnen hatte, mag wohl überhaupt nicht in seine Pläne gepaßt haben.

Die Larve entpuppte sich tatsächlich, denn Tottys Pläne mit der ältesten Tochter führten in eine andere Richtung, die den eigenen (unerfüllten) Ambitionen der Mutter entgegen kam. Sie hegte als kultivierte Frau Pläne mit ihrer Tochter, die diese durchaus mit einer Theaterkarriere in Verbindung zu bringen gedachten. Der erste Schritt in diese Region führte zu Bri-Bris tänzerischer Ausbildung bei Boris Kniaseff auf dem Conservatoire Nationale de Danse, denn Totty hatte Musik und Tanz studiert und wünschte sich für ihre älteste Tochter eine ähnliche Ausbildung. Voran gingen Tanzstunden bei Recco, einem Tänzer der Pariser Oper, danach besuchte Bri-Bri Madame Bourgets Tanzstunden in der Rue Spontini.

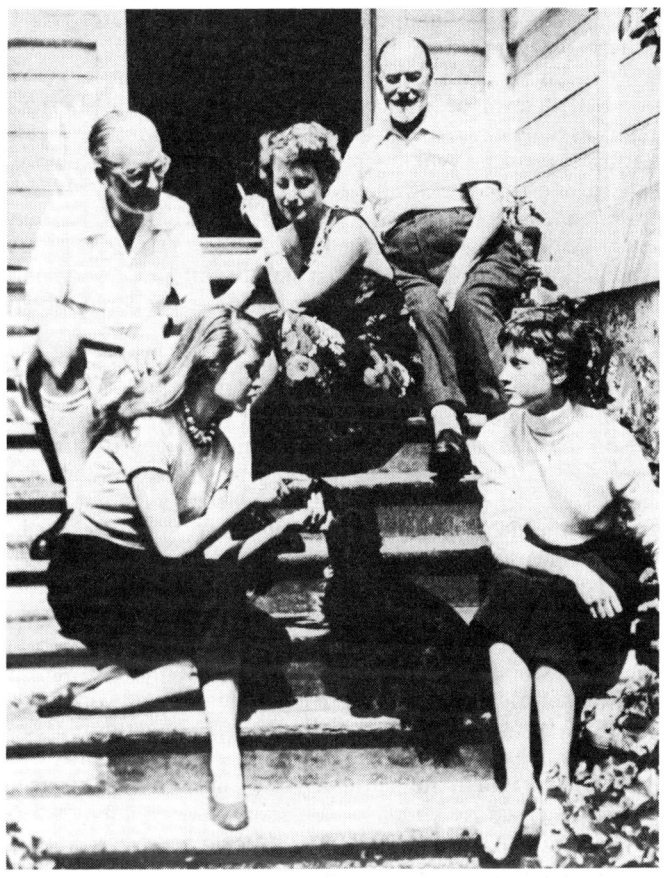

Die Familie Bardot vor dem Wochenendhaus in Louveciennes. Vater Pilou, Mutter Totty und Großvater ›Boum Papa‹ (oben v. l. n. r.); Brigitte unten links, rechts Mijanou, Brigittes jüngere Schwester. In der Mitte Clown, der Cocker-Spaniel.

Brigittes Neigung zum Tanz hatte sich bei ihr bereits als sechsjähriges Kind bemerkbar gemacht. Mit neun gewann sie einen Preis bei einem Wettbewerb, und mit dreizehn bestand sie das Aufnahmeexamen für das Conservatoire Nationale de Danse.

19

Morgens also der Schulunterricht, der ihr zur Plage wurde, nachmittags Tanzstunden bei Kniaseff, wo ebenfalls harte Disziplin herrschte, mehr noch als in der Schule. Aber da die dreizehnjährige Ballettelevin beachtliche Fortschritte und mehr Tanzexamen als Schulexamen machte, schien Tottys Traum, die Tochter für das Theater vorzubereiten, oder sie zu einer Ballerina heranbilden zu lassen, wohl in Erfüllung zu gehen.

Der Tanz veränderte die junge Brigitte. Boris Kniaseff war von seiner Schülerin begeistert. Ihr Körper streckte sich, wurde geschmeidig, und Kniaseff verdankt sie auch ihren unvergleichlichen Gang: Ein Fuß setzte sich graziös vor den anderen, wobei die Zehen vor der Ferse den Boden berührten und der Körper dieses elastische Wippen erlernte. Der Tanz und dieses Körpertraining wurden für Brigitte zu einer zweiten Natur; lange, bevor die Sirene, die lockende Verführerin erotische Anziehungskraft verströmte, muß sie sinnliche Reize vermittelt haben. Pilous Larve warf die lästigen Fesseln des sie umgebenden Kokons ab und entwickelte sich mit vierzehn Jahren zu einer außergewöhnlichen (wenn auch noch kindlichen) Schönheit. Noch war sie naive Unschuld, nach der sich, aufgrund ihrer animalischen Reize schon die ersten jungen Männer umdrehten. Bri-Bri war natürlich, und als Totty entschied, ihre Tochter könne sich als Mannequin betätigen (1948), hatte sich aus der Ballettelevin ein aufreizendes Geschöpf entwickelt, das durchaus schon wußte, warum die Männer mit eindeutig zweideutigen Blicken antworteten.

Totty setzte sich daraufhin mit Barthet in Verbindung, der seine Hutmodelle bei einer Modenschau präsentieren wollte. Bri-Bri führte vor und fühlte sich als alberne Gans, während sie über den Laufsteg tanzte. Sie kam sich keineswegs damenhaft vor, eher dämlich. Aber das Publikum war wohl anderer Meinung.

Auch die Herausgeberin der Modezeitschrift *Jardin des Modes,* die sich unter den Zuschauern befand. Sie überzeugte Totty davon (die wiederum Pilou überzeugen mußte), die vierzehnjährige Bri-Bri für die Zeitschrift als Mannequin ablichten zu lassen. Gesagt, getan, die Aufnahmen verliefen zu aller Zufriedenheit, als Madame Lazareff, die Herausgeberin der angesehenen Zeitschrift *Elle* sich bei den Bardots bemerkbar machte. Bri-Bri sollte als Cover-Girl für ein anderes Modell einspringen, das seinen Vertrag nicht eingehalten hatte.

Totty gefiel die Vorstellung nicht sonderlich, ihr hübsches

Töchterlein als Titelmädchen abgebildet zu sehen, Pilou gefiel das noch weniger. Aber Madame Lazareff war hartnäckig genug. Bri-Bris Eltern konnten sich nicht mit dem Gedanken anfreunden, daß ihre Tochter auf der Titelseite einer Zeitschrift auftauchte, und dazu noch mit vollem Namen. Madame Lazareff aber hatte die Lösung parat: Wenn schon nicht der volle, ausgeschriebene Name erscheinen sollte, dann konnte man ja auch die Initialen hernehmen. Aus Bri-Bri wurde BB, und BB war geboren.

Das Cover erschien am 2. Mai 1949. Brigitte war begeistert. Von jedem Zeitungskiosk in Paris sprang ihr ihr eigenes Konterfei entgegen, und die Ballerina begann von einer Karriere als Mannequin zu träumen. Von *Elle* erhielt sie ihr erstes selbstverdientes Geld: 5000 alte Francs, die sie für Tauben ausgab und für ein Buch, das sie ihrem Vater schenkte.

Über den Namen des Mannes, der BB für den Film entdeckte, bestehen keinerlei Zweifel: Es war Marc Allégret, eine Neffe André Gides. Man kann sehr oft nachlesen, Brigitte sei von Roger Vadim entdeckt worden, aber Vadim war lediglich Allégrets Assistent bei dessen Filmen. Marc Allégret hatte ebenfalls das Cover von *Elle* gesehen, als ihm die unschuldige Kindfrau Brigitte mit dem ausdrucksstarken Lolita-Körper aufgefallen war. Für Marc Allégret schien ein fast vergessener Traum leibhaftige Wirklichkeit zu werden.

Nach seinem Juraexamen war er André Gides Sekretär geworden, den er 1926 zu einer Expedition nach Afrika begleitete. Dort ließ Allégret auch seinen ersten Film entstehen: *Voyage au Congo*. Bis zum Jahre 1931 arbeitete er als Regie-Assistent bei Robert Florey und Augusto Genina, um danach wieder selber Regie zu führen. Für *Lac aux dames* (1934) verpflichtete Allégret Simone Simon, der daraufhin eine sensationelle Karriere zuteil wurde, und 1937 stellte er eine andere französische Schauspielerin heraus, der ebenfalls eine Weltkarriere im Film bevorstand: Simone Roussel, besser bekannt unter dem Namen Michèle Morgan. Mit ihr machte er die beiden Filme *Gribouille* (1937) und *Orage* (1938). Simone Simon war allerdings nach Hollywood gegangen, und auch Michèle Morgan verbrachte die Kriegsjahre dort. Allégret hatte also SS (Simone Simon) und MM (Michèle Morgan) zu großen Filmkarrieren verholfen, nun war ihm BB aufgefallen. Nichts konnte ihn aufhalten: Er mußte diese BB kennenlernen, sie paßte in seine Filmmelodramen, die so gekonnt Sexualität präsentierten. Simone Simon war die erste Kindfrau des Films gewesen, lanciert durch den Fachmann Allégret. Nun hatte der Regisseur Simones Nachfolgerin in der Gestalt von Brigitte Bardot gefunden.

Jetzt trat Roger Vadim auf den Plan. Von Allégret erhielt er den Auftrag, diese BB herbeizuschaffen.

Roger Vladimir Plemiannikov, Sohn eines weißrussischen Vaters, 1928 geboren und sechs Jahre älter als Brigitte Bardot, hatte seine Jugendzeit in vielen Ländern verbracht, als Journalist für *Paris-Match* gearbeitet und in der Theaterschule von Charles Dullins Schauspielunterricht genommen. Von nun an verkürzte er seinen Namen auf Roger Vadim, spielte auch kleinere Rollen, ohne allerdings sonderlich aufzufallen. Er fand sehr bald heraus, nachdem er zwischendurch für das französische Fernsehen gearbeitet hatte, daß beim Film entschieden mehr Geld zu verdienen war als beim Theater. 1947 wurde er zunächst Regie-Assistent bei Marc Allégret und hatte ein Drehbuch geschrieben, *Les lauriers sont coupés,* an dem seine ganzen filmischen Hoffnungen hingen. Seine Karriere beim Film wollte sich nicht vorantreiben lassen. Bis 1956 schrieb er mehrere Filmdrehbücher, die von Allégret und Boisrond verfilmt wurden, aber erst jenes Jahr brachte ihm seine erste eigenständige Regie. Bis dahin sollten aber noch sieben bewegte Jahre vorübergehen.

Die Legende hat Brigitte Bardots Entdeckung oft verfälscht wiedergegeben, tatsächlich aber ging die erste Anregung, BB ausfindig zu machen, von Marc Allégret aus. Vadim sagte zwar später: »Wie ein Ethnologe suchte ich den Prototyp. 1949 fand ich ihn an einem Sommertage auf der Titelseite eines Magazins. Das war das junge Mädchen von heute!« Der Befehl aber, »Schaff' sie mir her!«, kam von Allégret.

Dieser Befehl war allerdings nicht so einfach auszuführen, wie es Allégret sich gedacht hatte. Vadim entdeckte sehr bald, daß sich hinter den Initialen BB eine Tochter aus gutem Hause, die Tochter einer Industriellenfamilie verbarg und nicht das mittellose Cover-Girl, das er erwartet hatte, und das bei der Ankündigung, einen Filmregisseur zu treffen, sicherlich Freudensprünge vollführt hätte. An anderer Stelle bekundete er: »Ich hatte vor meinem Treffen mit dieser BB keine speziell vorgefaßte Meinung von ihr ... dann schrieb ich aber jenen kleinen Brief an ihre Eltern, worin ich sie bat, einem Treffen mit Marc Allégret zuzustimmen.«

Jenen kleinen Brief schrieb er vorsichtshalber gleich an Madame Bardot. Dort hieß es: »M. Marc Allégret wäre erfreut, Ihre Tochter in Verbindung mit einem Projekt kennenzulernen, das er mit Ihnen diskutieren möchte…« Er hielt es für klüger, das Wort »Film« erst gar nicht in Erwähnung zu bringen, um nicht vorzeitig abgewiesen zu werden.

Als die Bardots zum ersten Mal ihre Haustür einem unkonventionellen und überdurchschnittlich intelligenten Vadim öffneten, öffneten sie auch die Tür zu dem goldenen Käfig, in welchem sie Bri-Bri herangezogen hatten. Das »goldene Vögelchen« Bri-Bri erkannte die Chance, den Zwängen des Elternhauses zu entfliehen, es wurde flügge und ließ sich nie mehr einfangen.

In Vadim erkannten die Bardots sofort einen Menschen, der in ihrem geregelten Leben keinen Platz haben konnte. Er gehörte zu jener Generation der jungen, hungrigen Männer von Paris, die sich in den Künstlerkneipen herumtrieben, unrasiert, ohne Krawatte, ein reaktionärer Existentialist, ein Vorläufer der späteren Beatniks und Hippies, ein Produkt von St. Germain-des-Prés, ein halbfertiger Journalist, ein Quasi-Schauspieler ohne finanziellen Background, ein Filmemacher, der keine Zukunft hatte. Und Vadim selbst hatte nach der ersten Begegnung mit Brigitte das Mädchen gefunden, in deren Gesicht »sich Sinnlichkeit mit Treuherzigkeit vermählte«.

Für Brigitte war Roger Vadim gleich von Anfang an »so stattlich wie ein Gott«, sein Charme obsiegte über Madame Bardots Bedenken. Das Treffen mit Marc Allégret kam zustande, der Filmtest für *Les lauriers sont coupés* wurde gemacht, aber es kam nichts dabei heraus, außer Allégrets Absage. BBs Filmkarriere schien bereits beendet, bevor sie überhaupt begonnen hatte. Zur Freude von Pilou.

Les lauriers sont coupés wurde zwar verfilmt, er mißlang allerdings so gründlich, daß er weder beendet wurde noch irgendwo zur Aufführung gelangte.

Während der Proben und Testaufnahmen trafen Brigitte und Roger Vadim ständig zusammen und auch, als das gefilmte Material von Produzent Pierre Braunberger ad acta gelegt wurde, ließ Vadim nicht locker. Dieses junge Nymphchen schien es ihm angetan zu haben. Er muß sich tatsächlich mit dem Gedanken getragen haben, seine Filmkarriere durch die Person von Brigitte zu lancieren. Sie selbst hatte keine sonderlich große Neigung, ein Filmstar zu werden. Aber Vadim wußte, daß sie aus dem Holz war, aus welchem man die Stars der Leinwand schnitzte. Totty und Pilou wehrten sich energisch dagegen, daß der zweifelhafte junge Mann ständig mit ihrer Brigitte zusammentraf, wenn nicht anders möglich, dann sogar hinter ihrem Rücken. Sie fühlten sich gestört, als Vadim nahezu jede Nacht das Haus der Bardots belagerte, zu allen möglichen Tageszeiten anrief und bei seinen Treffen mit Brigitte der Fünfzehnjährigen endlose Theorien über Film, über Sex, über die Gesellschaft und die Unsterblichkeit seiner Generation in den Kopf setzte. »Du hast alle Voraussetzungen, ein Star zu werden«, sagte er zu ihr. »Wir sollten miteinander arbeiten, damit du ein Star werden kannst.«

Und das taten sie. Roger Vadim wohnte zu jener Zeit bei seinem Schauspielkollegen Daniel Gélin und dessen Frau Danièle Delorme, ebenfalls einer Aktrice. Eine eigene Wohnung besaß er nicht. Als Brigittes Eltern der Tochter unter Androhung verschiedener Strafen die Treffen mit Vadim verboten, wurde ihre Abneigung gegen das elterliche Haus nur um so größer.

»Er war so faszinierend,« sagte sie über Vadim. »Er wußte so viel und schien so frei zu sein.«

Die Eltern hatten längst erkannt, daß Brigitte in Roger Vadim verliebt war. Sie hatte sich verändert, und wenn sie ihn auch nicht treffen konnte, so schrieb sie ihm ständig. Nahezu dreißig Briefe stammen aus dieser Zeit, die sie an ihren Geliebten richtete und alle mit »Deine kleine Sophie« liebevoll unterzeichnete. Sophie war die Heroine einer Novelle gewesen, die Roger Vadim als Jugendlicher geschrieben hatte. Eines Morgens, als Pilou sich über die Verbindung seiner Tochter mit »diesem abscheulichen Vadim« nicht beruhigen konnte, stürmte er mit einer Pistole bewaffnet in die Küche und schrie: »Wenn Vadim dich verführt hat, dann bringe ich ihn um!« Aber obwohl sie zu Tode erschreckt war, log Brigitte tapfer: »Ich bin unschuldig, ich bin nicht seine Geliebte!«

Man posiert für das Foto zur Hochzeit im Dezember 1953, drei Monate nach Brigittes achtzehntem Geburtstag. In der Bildmitte Brigitte und Roger Vadim, links und rechts Mama und Papa Bardot, dazu eine Verwandte.

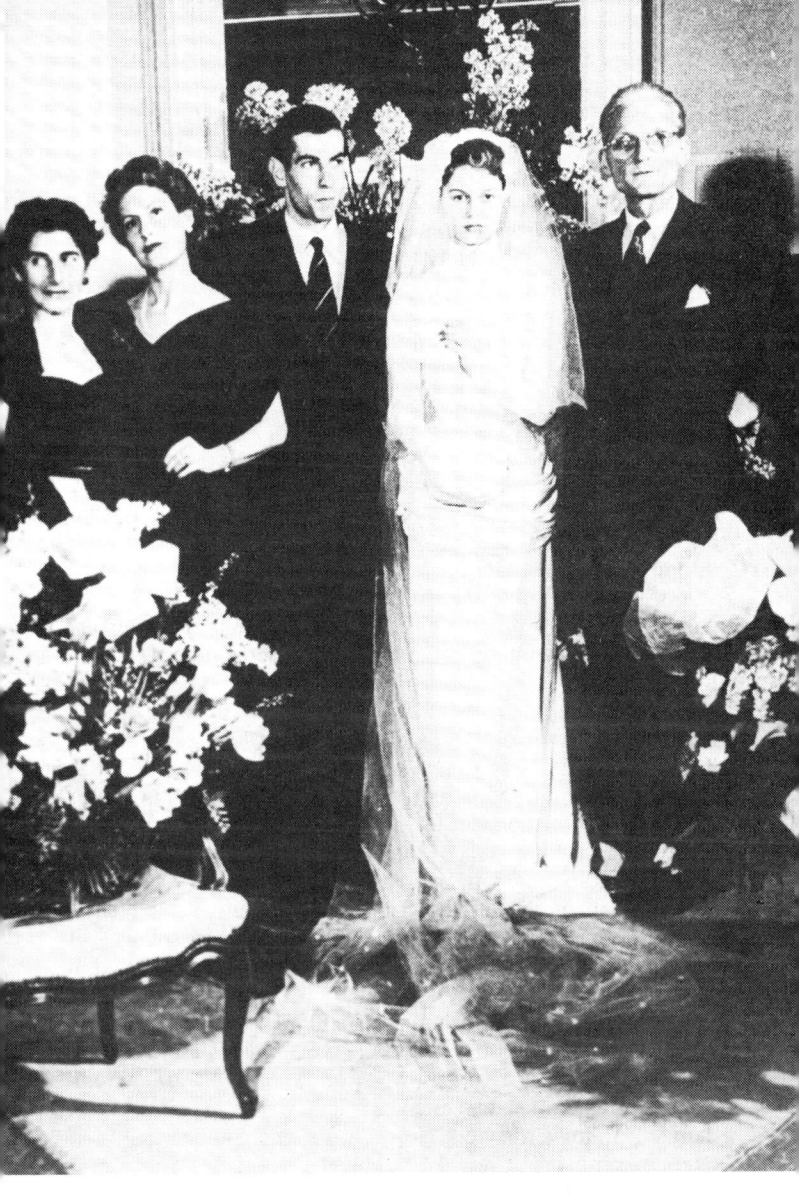

Die Vorstellung, den Geliebten nicht mehr sehen zu dürfen, wurde für Brigitte immer quälender. Eines Abends, als ihre Eltern in die Stadt gefahren waren, drehte sie den Gashahn am Küchenherd auf. Sie hatte einen Abschiedsbrief geschrieben: »All meine Liebe gehört für immer und ewig nur ihm. Er ist der einzige Mann, mit dem ich für immer zusammen sein will.«

Totty und Pilou, die vorzeitig nach Hause zurückkehrten, fanden die Tochter leblos auf dem Küchenboden. Der eilig herbeigerufene Arzt holte das unglückliche Mädchen wieder zurück ins Leben.

»Irgend etwas war in ihr zerbrochen,« schreibt Vadim in seiner Autobiographie. »Seit jenem Selbstmordversuch hatte sie sich verändert.«

Die Schuld an diesem Versuch, freiwillig aus dem Leben zu scheiden, schiebt er Brigittes Eltern zu.

Totty und Pilou waren gezwungen, ihre Ansichten zu ändern. Sie mußten einsehen, daß ihre Tochter nicht von Vadim abzubringen war, also wurde beschlossen, Brigitte unmittelbar nach ihrem achtzehnten Geburtstag mit Vadim zu verheiraten.

»Mit fünfzehn schien eine dreijährige Wartezeit einem lebenslänglichen Urteilsspruch gleichzukommen,« schrieb Roger Vadim. »Diese Trennung hinterließ unauslöschliche Spuren bei Brigitte.«

Drei Monate nach ihrem achtzehnten Geburtstag heiratete Brigitte Bardot am 20. Dezember 1952 in der Kirche Notre-Dame de Grace in Passy Roger Vadim.

»Zu Beginn war Vadim für mich der männlichste Mann dieser Erde. Er machte mich verrückt«, sagte Brigitte im August 1960 in einem Interview für *France Dimanche*. Bereits zwei Jahre vorher, bei Außenaufnahmen in Spanien, bekundete sie: »Ich spüre, daß mein Leben in die falsche Richtung gelaufen ist. Ich hätte niemals Filme in diesem üblen Gewerbe machen sollen. Mit achtzehn hätte ich einen charakterlich festen Mann heiraten sollen, einen wirklichen Gefährten. Wir hätten Kinder haben können, eine Villa in Arcachon und ein inniges Zusammensein, ohne all die dramatischen Vorfälle. Das wäre wunderbar gewesen. Aber ich war verliebt und konnte die Folgen nicht absehen... Die Leute haben mich verflucht, weil ich Vadim verließ, dem ich ja alles verdanke. Es ist wahr. Vielleicht habe ich ihn verletzt, aber möglicherweise war es nicht allein meine Schuld.«

Brigittes erstes Ehejahr als Madame Vadim war auch ihr glücklichstes. Das Geld war äußerst knapp, aber das Leben war, unabhängig vom Elternhaus, erregend und neu. »Unsere Liebe war so wunderbar und so gegenseitig. Oft wachte ich in der Nacht auf und schaute ihn (Vadim) an. Stück für Stück zerbrach unsere Liebe. Die meiste Zeit war ich nicht zu Hause – ich filmte. Zuerst vermißte ich Vadim schrecklich. Dann gewöhnte ich mich an die ständigen Trennungen.«

In der Tat hat sie, was ihre filmische Karriere anbelangte, Vadim sehr viel zu verdanken. Aber auch hier ergab sich eine Wechselseitigkeit, denn Vadims Karriere gedieh durch die Präsenz seiner jungen Frau ebenso. Zunächst schrieb er für Marc Allégret die Drehbücher für die Filme *Futures vendettes* und *En effeuillant la marguerite* und für Michel Boisrond *Cette sacrée gamine*. In späteren Jahren drehte er noch, allerdings in eigener Regie, fünf Filme mit Brigitte Bardot, lange nachdem sie zu internationalem Ruhm aufgestiegen war.

Noch lange vor dem Hochzeitstermin mit Brigitte arbeitete er an Plänen, die die filmische Karriere seiner zukünftigen Frau auf das rechte Gleis brachten. Brigitte nahm bei René Simon dramatischen Unterricht, wo die Talentsucher ein und aus gingen und den französischen Film mit »Nachschub« versorgten.

Da die bevorstehende Hochzeit beschlossene Sache war, gaben Pilou und Totty den Widerstand auf, ihre Tochter von einer Filmkarriere fernzuhalten.

Der Regisseur Jean Boyer besuchte mit Roger eines Nachmittags René Simons dramatischen Unterricht. Er war von Vadims zukünftiger Frau begeistert.

Da er gerade mit den Vorarbeiten zu seinem Film *Le trou Normand* beschäftigt war, besetzte er die Rolle der Javotte Lemoine mit Brigitte.

Auch ihre zweite Filmrolle in *Manina, la fille sans voile* entstand noch vor dem Hochzeitstermin durch Vadims Intervention bei dem Produzenten und Regisseur Willy Rozier.

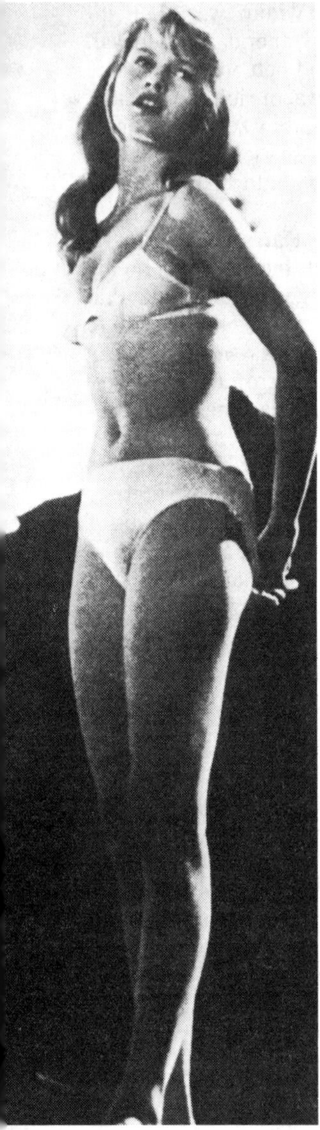
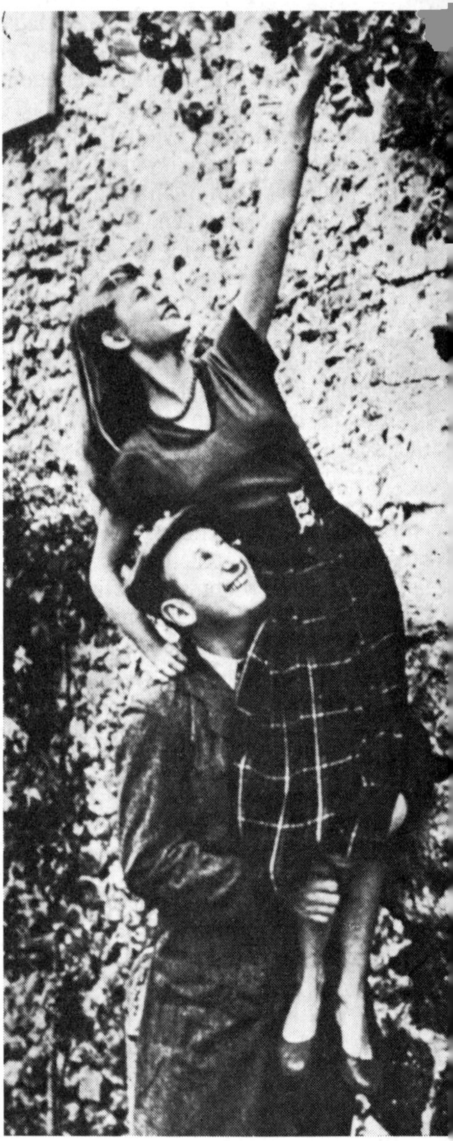

KAPITEL 2

Der Mythos (1952–1956):
Wie man ein Sexsymbol erschafft . . .

»Brigitte Bardot, das ist vor allem wie ein Wunder. Ein Anblick, der die Sinne erregt. Ein Körper, an dem der Beschauer, gleich welchen Geschlechts, gebannt jede Bewegung verfolgt, und zwar in der Hoffnung, seine Geheimnisse zu entdecken – eine schalkhafte Koketterie im Dienst unschuldiger Perversität.«

»Der geheimnisvolle Zauber der Frau und der Reiz des Kindhaften – irritierend die Gesten, entwaffnend das Lächeln. Eine geistvolle Impertinenz im Stil des achtzehnten Jahrhunderts, dementiert von der Tiefe eines Blickes, der ganz dem Jahre 1960 angehört.«

»Der einzige Vamp der Welt, der der kleinen Cousine gleicht, in die man einmal verliebt war – etwas Ungewisses in der Haltung und etwas sehr Gewisses in den Hüften. Das Haar einer Melisande, das Gesicht einer Kolombine. Viel Sex-Appeal und fast ebensoviel Poesie.«

Soweit Marcel Achard.

Am 12. Mai 1952 begannen in Conches die Dreharbeiten zu Brigitte Bardots erstem Film: *Le trou Normand*. Roger hatte ihr wohl alles mögliche über Filme erzählt, aber sehr wenig über das Filmen. Brigitte war am Verzweifeln. Sie wußte sehr viel über ihren neuen Beruf, aber daß man einen Film Stück für Stück drehte, Einstellung für Einstellung, das war ihr neu. Sie war der Meinung gewesen, ein Film würde reibungslos an *einem* Stück inszeniert. Hinzu kam, daß ihr ihre Rolle überhaupt nicht gefiel, diese Rolle der Javotte Lemoine, einer selbstgefälligen eitlen, kleinen Hexe, die widerspenstig versucht, gegen den Willen ihrer Mutter Augustine (Jeanne Marken) und den des Dorftrottels Hypolite (André Bourvil), eigene Wege zu gehen. Zum Schluß setzt sie sich durch

Brigitte, nur mit einem Bikini bekleidet, in ›Manina, la fille sans voile‹ (1952).

Brigitte in ihrem ersten Film (mit André Bourvil): ›Le trou Normand‹ (1952).

und geht in die Großstadt. Wer weiß, vielleicht, um ein Kinostar zu werden?

Le trou Normand blieb nichts weiter, als ein kleines, wenn auch recht lustiges Filmchen, dessen Star Bourvil war.

Der in der Normandie aufgewachsene Schauspieler in zumeist komischen Rollen war bei den französischen Radiohörern ungemein beliebt, denn seit den späten vierziger Jahren trug er im Rundfunk eigene Lieder vor. Wenn auch seine Parts in den Filmen Bourvils Fähigkeiten nicht unbedingt herausstellten, so war er doch immer dann in seinem Element, wenn er schwarzen Humor mit echter Tragödie verband. Sein wohl bekanntester Film wurde Claude Autant-Laras *La Traversée de Paris* (Zwei Mann, ein Schwein und die Nacht von Paris, 1956), wo er neben Jean Gabin und Louis de Funès einen schlitzohrigen Schwarzhändler spielt.

Der Film sollte allerdings auch für eine andere Schauspielerin etwas tun, Nadine Basile nämlich, die 1952 den Suzanne Blanchette-Preis gewonnen hatte. Wenn man sich aber an *Le trou Normand* erinnert, dann wohl in erster Linie deshalb, weil diese kleine Filmkomödie ein sinnliches Sexkätzchen präsentierte, das Frankreichs größter Filmstar von internationalem Ausmaß wurde. Jean Boyer, dem Regisseur des Films, gebührt deswegen ein Platz in den Annalen der Filmgeschichte, weil er tatsächlich, abgesehen von Marc Allégrets Plänen mit Brigitte, der erste Regisseur war, der Brigitte Bardot einsetzte. Er hatte die von Allégret gemachten Filmtests gesehen und bekundet: »Mit diesem Mädchen kann man eine ganze Menge machen.« Er selbst hielt sich nicht an seinen Ausspruch, dieses »eine ganze Menge machen« blieb Roger Vadim vorbehalten.

Le trou Normand kam acht Jahre lang nicht aus Frankreich heraus. Das will heißen, daß man ihn in den USA erst in die Kinos nahm, als Brigitte auf dem Höhepunkt ihres Ruhms angelangt war. In den Vereinigten Staaten kam er 1960 durch einen kleinen Verleiher (Ellis) gleich unter zwei verschiedenen Titel in die Kinos: *Crazy for Love* und *Ti Ta To*. In der Bundesrepublik Deutschland lief er vor einem Jahr im Fernsehen.

Manina, la fille sans voile (Sommernächte mit Manina, 1952) entstand ebenfalls noch vor Brigittes Hochzeit mit Roger. Die Dreharbeiten, die am 30. Juni 1952 begannen, führten die junge Brigitte nach Cannes, Nizza, nach Tanger, auf der südfranzösi-

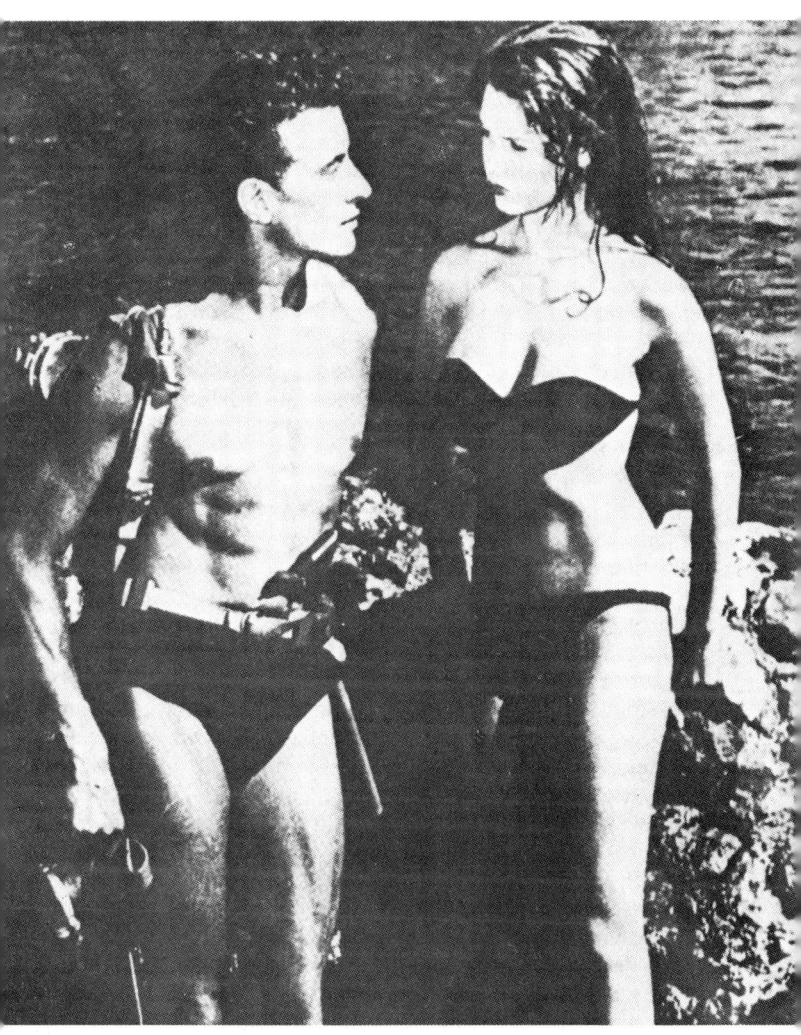

Brigitte (mit Jean-François Calvé) als das »Mädchen ohne Schleier« in ihrem zweiten Film, wo sie gleich eine Hauptrolle hatte: ›Manina, la fille sans voile‹ (Sommernächte mit Manina, 1952).

schen Küste vorgelagerte Inseln und zurück nach Paris. Willy Rozier, der zugleich der Produzent und Regisseur des Films war, hatte auch die Dialoge geschrieben. Die Handlung dieses leichtgewichtigen Filmchens ist schnell erzählt: Vor der korsischen Küste hat man ein phönizisches Schiff ausgemacht, das mit einem Schatz an Bord versunken war. Gérard, ein Jurastudent (Jean-François Calvé), und Eric (Howard Vernon), ein abgefeimter Schmuggler, beschließen, den Schatz zu bergen. Gérard ist allerdings mehr an einem anderen Schatz interessiert: an der aufgeweckten Tochter des Leuchtturmwärters. Manina (BB) ist die Schöne der Küste, die Gérard davor bewahrt, von Eric hereingelegt zu werden. Eric versucht, sich mit dem rechtswidrig angeeigneten Fund aus dem Staub zu machen, während Gérard bei dessen Verfolgung fast sein Leben läßt. Manina rettet den Studenten, während der Schmuggler mitsamt Boot und Schatz in den Wellen versinkt.

Brigitte zu ihrem Part: »Ich übernahm die Rolle eines wilden kleinen Mädchens, das sich auszieht. Ich besaß ebensowenig Erfahrung wie bei meinem ersten Film. Mein Spiel schien noch schlechter zu sein. Später trieb es mir die Schamröte ins Gesicht, wenn ich an meine filmischen Anfänge dachte. Ich hatte einen schlechten Start gehabt – ein billiges kleines Starlet trieb sich in einem minderwertigen Film umher. Ein Starlet, das in allem Möglichen spielen würde.«

Als Pilou von diesem Film hörte und ihm bekannt wurde, daß seine Brigitte in einem winzigen Bikini zu sehen war, wurde er fuchsteufelswild. Er hatte seine Zustimmung für den Einsatz seiner Tochter nur erteilt, wenn Brigitte in diesem Film nicht in irgendwelchen anstößigen Szenen auftreten würde. Bevor es zur Premiere von *Manina, la fille sans voile* kam, hatte er erreicht, daß ihm der Film persönlich vorgeführt wurde, damit auf seine Veranlassung hin einige Schnitte vorgenommen werden konnten. Geschickt, um Brigitte ins Rampenlicht zu stoßen, sorgte Vadim dafür, daß seine Freunde bei *Paris-Match* von Papa Pilous Wutausbruch erfuhren, damit für Brigitte entsprechend die Werbetrommel gerührt werden konnte. Brigittes Erscheinen im französischen Film wurde wohl zur Kenntnis genommen, aber nicht so, wie Vadim es sich vorgestellt hatte. Der Kritiker Paul Reboux schrieb im Herbst 1952: »Sie (Brigitte) ist nicht hübsch. Ihre Unterlippe ist zu dick. Sie hat keine schönen Augen und das

Gesicht eines Dienstmädchens.« Raymond Cartier verkündete in *Paris-Match:* »Ihr Spiel ist schlecht, die Diktion kläglich, die Rolle beklagenswert und ihre Schönheit nicht der Rede wert.«

Zu Beginn war es für Brigitte nicht leicht, einen positiven Eindruck zu hinterlassen, und sie war mehrfach geneigt, das Filmen aufzugeben und alles hinzuwerfen. Doch Vadim ließ nicht locker, er sprach ihr neuen Mut zu, tröstete sie und stärkte ihre Willenskraft. Er glaubte felsenfest an Brigittes Zukunft, er kannte die Aussagekraft ihres Körpers. »Du bist«, verkündete er beharrlich, »eines Tages der unerfüllbare Traum, eines jeden verheirateten Mannes«.

Nach der Hochzeit bezogen die Plemiannikovs eine kleine Wohnung in der Rue Chardon-Lagache. »Nachdem Gott uns seinen Segen gegeben hatte«, erinnerte sich Roger Vadim, »war auch Brigittes Vater bereit, uns nicht länger seinen Segen zu verweigern.« Pilou mußte sich dem Unausweichlichen beugen, denn durch seinen Widerstand hatte er lediglich erreicht, daß Brigitte um so mehr die Nähe Vadims suchte. Dieser hatte den Kampf um Brigitte gewonnen.

Am 20.12.1958 verkündete Raymond Cartier in *Paris-Match* das Folgende: »Ich bezweifle aufrichtig, daß die Männer, die aus BB Nutzen zogen – bei ihrem Ex-Gatten (Vadim) angefangen –, etwas anderes im Auge hatten als den Erfolg durch Skandal…«

Man kann sich dieser Meinung getrost anschließen, denn Roger Vadim war auf eine schnelle, *gemeinsame* Karriere im Film aus. Hierzu schob er seine junge Frau vor. Überall dort, wo Brigitte hätte Aufsehen erregen können, schleppte er sie hin. Gerade Raymond Cartier (der spätere Chefredakteur von *Paris-Match*) erzählte später nicht ungern die Geschichte, daß »Vadim gewagte Fotos seiner Frau herumzeigte, wobei er (Vadim) zu erwähnen pflegte, daß seine private Sammlung noch wesentlich ausdrucksvollere Aufnahmen enthalte und man sich die Bewegungen zu Brigittes plastischen Formen hinzudenken müsse, um die rechte Idee von dem ›Wunder an Wollust‹ zu bekommen…«

Brigitte liebte Roger sehr, denn nur so ist es erklärlich, daß sie seinem beständigen Drängen zu einer Filmkarriere immer wieder nachgab. Man ging gemeinsam zu den Plätzen, wo sich die wichtigen Leute aus der Filmszene aufhielten, besuchte Partys und nutzte jede auch nur erdenklich geringe Chance, um in der Öffentlichkeit für Aufsehen zu sorgen. Einem Besuch in einer

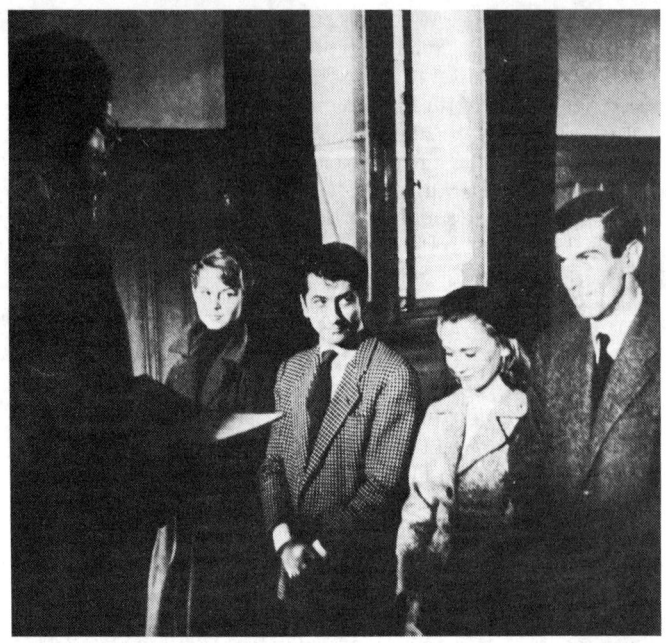

Eine kleine Gastrolle im Film des Freundes Gélin: ›Les dents longues‹ (Von Sensationen gehetzt, 1952). V.l.n.r.: Brigitte Bardot, Daniel Gélin, Danièle Delorme und Roger Vadim.

Bar folgte ein weiterer in einem Restaurant, Nachtlokale und Veranstaltungen wurden aufgesucht, und Vadim war mit Brigitte überall dort, wo der Tratsch blühte und Stars, Regisseure und Produzenten verkehrten.

Hinter all diesem Bemühen kann nur Vadims Gedanke gestanden haben, Brigitte für die eigene Karriere in das Licht der Öffentlichkeit zu lancieren.

Daniel Gélin, Vadims Freund, hatte, gemeinsam mit Michel Audiard, Marcel Camus und Jacques Robert, nach einem Roman von Robert das Drehbuch für *Les dents longues* (Von Sensationen gehetzt, 1952) geschrieben und auch dabei die Regie übernommen. Der Film stellte ihn mit seiner Frau Danièle

Delorme in den Mittelpunkt der Handlung. In einer kurzen Szene tauchen Brigitte und Roger als die Trauzeugen von Eva und Louis (Délorme, Gélin) auf, ein paar Minuten Filmarbeit noch im Jahre 1952. Zu Beginn des Jahres 1953 folgte für Brigitte eine Rolle in *Le portrait de son père* unter der Regie von André Berthomieu, worin sie nach dem Schema ihres Debütfilms *Le trou Normand* agierte. *Les dents longues* und *Le portrait de son pèr* hinterließen keinerlei Eindruck bei jenen Personen, die man beeindrucken wollte. Brigitte war nach wie vor völlig unbekannt, aber Vadim hatte die Chance, seine Frau vor die Filmkameras zu bringen, um ihr angeknackstes Selbstvertrauen zu stärken.

Von Januar bis Mai 1953 drehte Anatole Litvak in den Joinville Studios *Act of Love* (Ein Akt der Liebe, 1953) nach Alfred Hayes' Roman »The Girl on the Via Flaminia«. Der Film bringt die Handlung in Rückblenden und erzählt die Geschichte des amerikanischen Soldaten Robert Teller (Kirk Douglas), der nach dem Krieg nach Frankreich zurückkehrt und sich allein im Sonnenschein an der Riviera seinen Kriegserinnerungen hingibt. 1944 hatte Teller für die Befreiungsarmee in Paris gearbeitet. Dabei war er mit Lisa, einer Französin (Dany Robin), bekannt gewor-

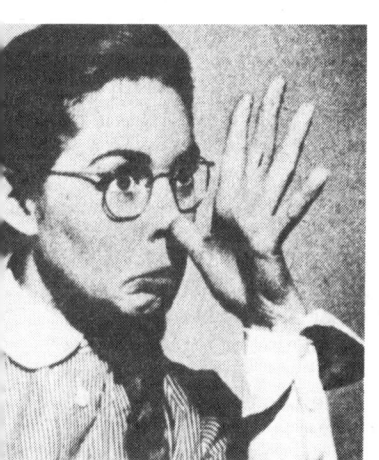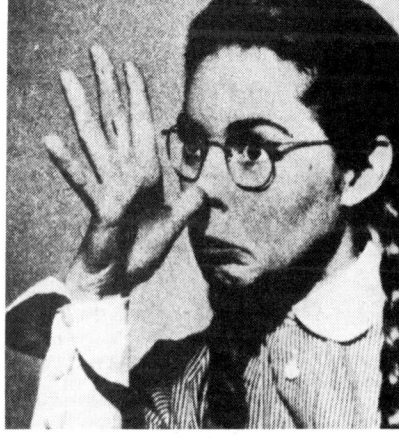

Brigitte als Domino in ›Le portrait de son père‹, einem Film von André Berthomieu aus dem Jahre 1953.

den, mit der er in eine Wohnung gezogen war, um Lisa später zu heiraten. Als es Lisa unmöglich wird, Geburtsbescheinigungen für ihre bevorstehende Heirat aufzutreiben, wird sie von den Behörden als Prostituierte geführt. Teller bittet den zuständigen Offizier (George Mathews) um die Erlaubnis, Lisa heiraten zu können. Seine Bitte wird allerdings abgelehnt, denn die Büros haben zahllose Heiratswünsche von Soldaten zu bearbeiten, die europäische Mädchen heiraten möchten. Teller verhält sich seinen Vorgesetzten gegenüber zu hartnäckig und wird in einen anderen Bereich versetzt. Lisa ertränkt sich in der Seine. Gedankenverloren kehrt Kirk Douglas' Robert Teller wieder in die Gegenwart zurück, nachdem er seine Liebestragödie noch einmal gedanklich nachvollzogen hatte.

Brigittes Rolle in diesem Film war winzig. Sie vollzieht sich lediglich in der von Kirk Douglas und Dany Robin angemieteten Wohnung, wo sie als Mimi ihrer Freundin Lisa hilft.

Durch einen glücklichen Umstand hatte Roger Vadim erfahren, daß Kirk Douglas für das im Frühjahr 1953 stattfindende Filmfestival in Cannes eine Einladung erhalten hatte. Von Anatole Litvaks Pariser Produktionsbüro war die Devise ausgegeben worden, einige wenige Darsteller aus *Act of Love* auszuwählen, damit der Star des Films in entsprechendem Rahmen präsentiert werden konnte. Vadim nutzte die einmalige Chance und sorgte dafür, daß Brigitte zu diesen Auserwählten zählte. Und er wußte, daß zwei Jahre zuvor auf eben diesem Festival eine andere junge Schauspielerin, Pier Angeli, ihren Filmruhm begründen konnte. Auf sie war Regisseur Fred Zinnemann aufmerksam geworden, der sie dann in *Teresa* (Teresa, 1951) neben John Ericson eingesetzt hatte. Die auf Sardinien geborene Italienerin übersiedelte nach Hollywood, wo ihr eine recht beachtliche, aber auch sehr kurze Filmkarriere beschieden war.

Und ein Jahr zuvor hatte das Internationale Filmfestival von Cannes einer weiteren italienischen Schauspielerin zu Starruhm verholfen, die, mit dem zungenbrecherischen Namen Gina Lollobrigida, außerhalb ihres Landes überhaupt nicht bekannt war. Obwohl sie von Howard Hughes zu einem frühen Zeitpunkt schon einmal nach Hollywood eingeladen worden war, hatte sie es vorgezogen, in Italien zu bleiben. International bekannt wurde sie erst, als sie 1953 für John Huston neben Humphrey Bogart, Jennifer Jones, Peter Lorre und Robert Morley in *Beat the Devil*

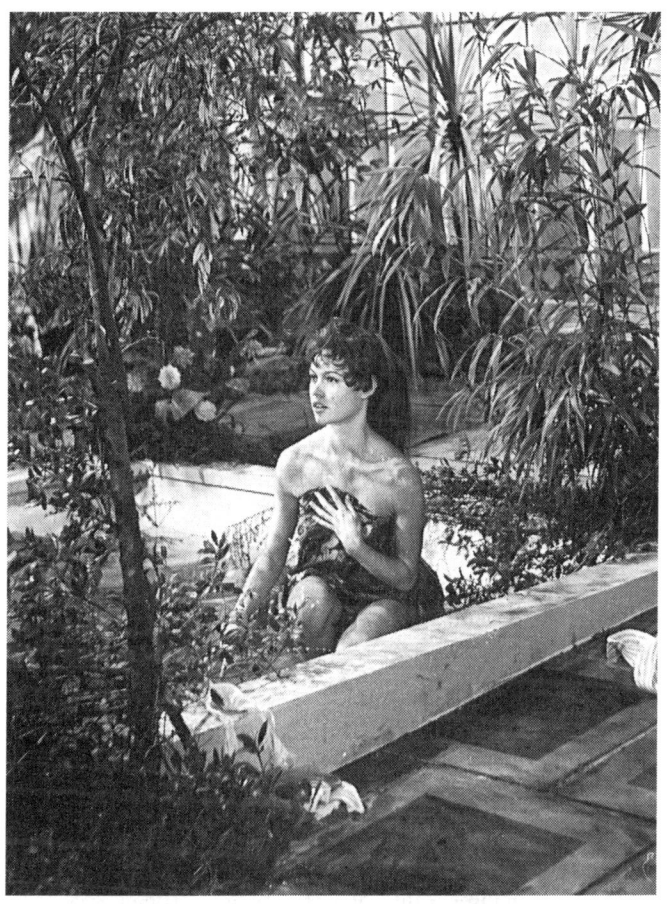

Brigitte in ›Futures vedettes‹ (Reif auf junge Blüten, 1955).

(Schach dem Teufel) spielte, wo sie sich mit einer Gruppe von Verschwörern zusammentut, um zu einer afrikanischen Uranmine zu gelangen. Ihre außergewöhnliche Schönheit und die Wärme ihres Spiels waren die Grundvoraussetzungen für eine Weltkarriere.

Roger begleitete Brigitte nach Cannes. Er bearbeitete wieder einmal hartnäckig und unverdrossen seine journalistischen Freunde und Fotografen, damit Brigitte mit den Größen der Leinwand abgelichtet werden konnte. Auch in Cannes kannte niemand eine gewisse Brigitte Bardot, aber sie stahl den Großen die Show. Mit einem geblümten Bikini wurde sie am Strand fotografiert, und die Fotografen wollten von Kirk Douglas nur Fotos schießen, wenn Brigitte mit abgelichtet wurde. Raymond Cartier berichtete in *Paris-Match* darüber: »Ihr Regenmantel glitt ihr von den Schultern. Ein engansitzendes Teenagerkleid kam zum Vorschein. Mit einem Schütteln ihres Kopfes löste sich ihre Pferdeschwanzfrisur. Eine Sekunde lang herrschte vollkommene Stille, gerade genug, um die wartende Männermenge zu elektrisieren und die Blitzlichter aufleuchten zu lassen.« Verblüffte Zuschauer, die nicht wußten, wie dieses unbekannte Mädchen neben Kirk Douglas hieß, richteten sich nach den Rufen der Fotografen und stimmten in das lauthalse »Brigitte! Brigitte!« mit ein. Alles schien sich um Brigitte Bardot zu drehen. Die nächsten Tage konnte man das unbekannte Starlet auf den Titelseiten der Tageszeitungen und Zeitschriften sehen, und nicht nur in Cannes, nein, weltweit. Brigitte war nun plötzlich jemand. Vadims Unterstützung hatte sich bezahlt gemacht. »Du mußt weiter an dir arbeiten«, hatte er gesagt. »Du hattest bislang ein wenig Erfolg, weil du einen herrlichen Körper hast... Aber du bist mehr als nur das. Werde dir deiner selbst bewußt, arbeite hart und lerne, deinen Körper zu deinem Vorteil zu nutzen.«

An die nachfolgende Zeit erinnerte sich Brigitte selbst: »Wir arbeiteten. Und wie. Langsam verlor ich meine Angst, ich spielte mehrere Rollen, bessere Rollen, und wenn es auch nur kleinere Parts in den Filmen anderer Leute waren.«

Nach *Si Versailles m'était conté* aus dem Jahre 1953, nach *Tradita* (Verrat, 1954), nach *Helen of Troy* (Die schöne Helena, 1954) und nach ihrer Hauptrolle neben Jean-Claude Pascal in *Le fils de Caroline Chérie* (Dunkelroter Venusstern, 1954) begann Brigitte an ihren Erfolg zu glauben. Zwischendurch lernte sie von Vadim die Geheimnisse des Striptease und wie man als Frau seinen Körper präsentiert. Hier ein wenig zeigen, dort ein wenig, hier eine erotische Bewegung, dort einen verführerischen Blick, niemals aber gleich alles dem Betrachter übermitteln.

Si Versailles m'était conté wurde BBs sechster Film. Unter der Regie von Sacha Guitry, einem überaus produktiven Mann (in

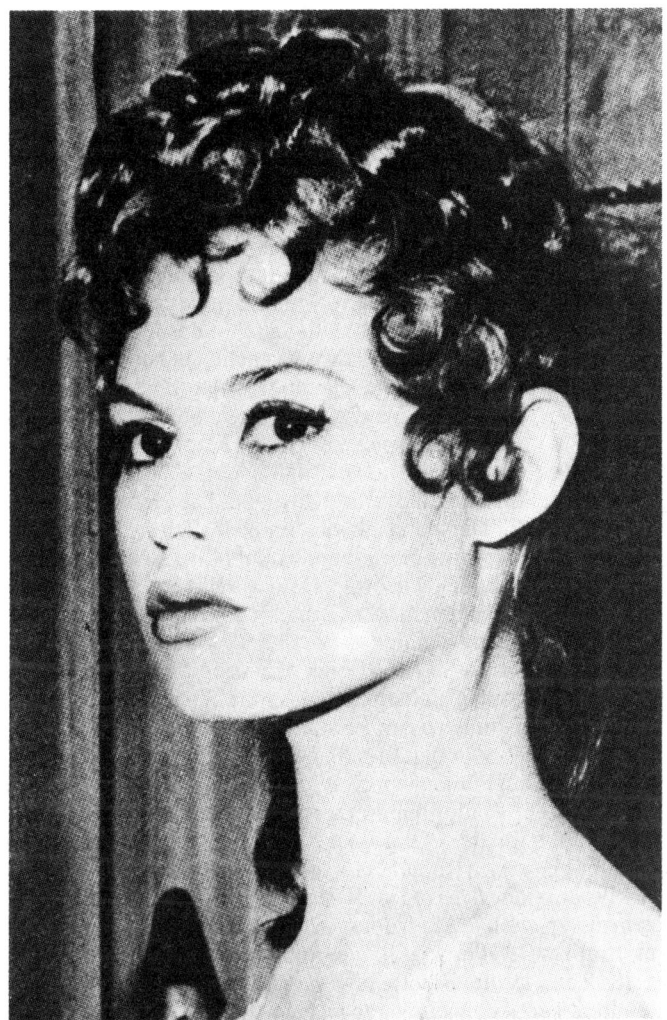

Und noch ein winziger Auftritt, allerdings in einem Film eines großen französischen Theatermannes: Sacha Guitry. Brigitte in der Rolle der Mademoiselle de Rosille in ›Si Versailles m'était conté‹ (Versailles – Könige und Frauen, 1953).

vielerlei Hinsicht, so war er beispielsweise fünfmal verheiratet), der bereits 1915 zum Film gestoßen war, Autor zahlreicher Theaterstücke, ein Mann, dessen Liebe dem Theater galt. Selbst Schauspieler, lagen ihm die Bedürfnisse seiner Kollegen und Kolleginnen stets am Herzen, und er verstand sie vorzüglich zu führen. *Si Versailles m'était conté* ist die farbenprächtige Geschichte des Schlosses Versailles und seiner Bewohner, allen voran Ludwig XIV., den Guitry persönlich verkörperte. Was im Frankreich des Jahres 1953 bei Bühne und Film einen Namen hatte und Zeit und Gelegenheit, für Guitry zu spielen, wurde eingesetzt. Unter den Darstellern findet man sogar die Sängerin Edith Piaf. Georges Marchal hatte den Part des jungen Ludwig XIV., Jean Marais war Ludwig XV. Micheline Presle verkörperte die Madame de Pompadour, Claudette Colbert die Madame de Montespan, Gérard Philipe d'Artagnan, Orson Welles, der sein Domizil in Europa hatte, spielte Benjamin Franklin, Lena Marconi die Marie-Antoinette. Und Brigitte war eine bezaubernde Mademoiselle de Rosille, eine Kurtisane. Die Besetzungsliste, die weit über 50 Darsteller aufwies, enthielt auch sechs Co-Stars aus BBs vorangegangenen Filmen (Bourvil, Jeanne Fusier-Gir, Jean Richard, Danièle Delorme, Daniel Gélin und Howard Vernon) und acht, mit denen sie in Zukunft zusammentreffen sollte (Jean Marais, Jean-Claude Pascal, Charles Vanel, Jean Desailly, Jean Tissier, Louis Seigner, Louis Arbessier, Micheline Presle). Was Vadim prophezeit hatte, schien eintreffen zu wollen: Brigittes Karriere nahm langsam Formen an.

Dem Aufruhr, für den Brigitte bei den Filmfestspielen gesorgt hatte, folgte ein Filmangebot aus Italien. In diesem Falle für eine unumstrittene Hauptrolle in einem von Gaston Hakim produzierten Film mit dem Titel *Tradità* (Verrat, 1954). BB blieb gleich in Rom, als sie von Robert Wise die Rolle der Andraste in dessen US-Produktion *Helen of Troy* (Die schöne Helena) angeboten bekam, deren Dreharbeiten unmittelbar nach Abschluß von *Tradità* im Frühjahr 1954 in Angriff genommen wurden.

In Rom lernte Brigitte die junge, siebzehnjährige Ursula Andress kennen. Vadim war in Paris zurückgeblieben. Ursula Andress hatte sich in Daniel Gélin verliebt, der sich ebenfalls in Rom aufhielt, weil er dort mit Gina Lollobrigida filmte. Vadim war bei Allégret beschäftigt und fungierte in Paris als dessen Regie-Assistent, während man *Femina* inszenierte.

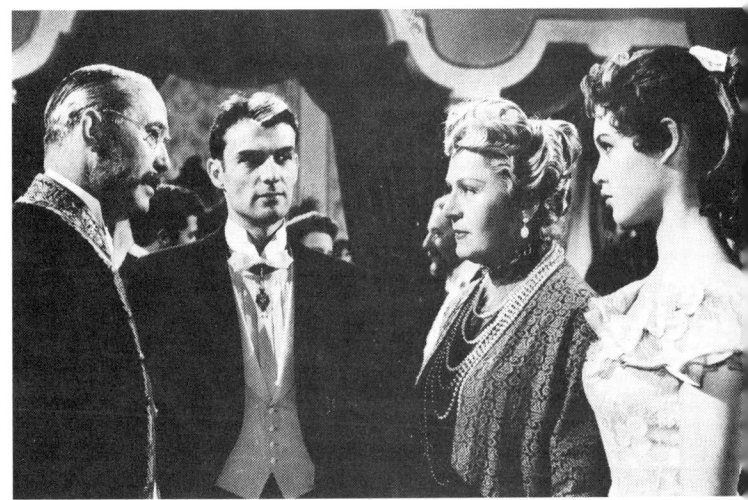

Brigitte (rechts) in dem italienischen Film ›Tradità‹ (Verrat), den Mario Bonnard 1954 an Originalschauplätzen drehte.

Brigitte umschrieb ihre Bekanntschaft mit Ursula Andress: »Wir trafen uns in Rom. Wir waren unbekannt und teilten uns ein Zimmer in einem schäbigen Hotel. Wir kochten selbst – Spaghetti auf der Spiritusflamme. Wir tauschten die Kleider und benutzten das gleiche Make-up... Ich habe mich seitdem verändert. Ursula nicht. Sie ist immer noch sehr schön, viel schöner als ich.«

Das Leben *ohne* Vadim war für Brigitte nicht ganz ohne Reiz. Aber er wußte, was auch immer hinter seinem Rücken in Rom geschah, Brigitte würde zu ihm zurückkehren. Sie brauchte ihn, seinen Rat, seine Unterstützung, seinen Beistand, seinen Beifall. Hin und wieder reiste er, soweit es ihm die Zeit erlaubte, nach Rom, weil er wußte, daß Brigitte, wenn sie längere Zeit von ihm getrennt war, hin und wieder mit ihrem Schicksal haderte. Sie war immer noch mit ihrem Äußeren unzufrieden. Sie sah sich nicht so, wie Vadim sie sah (oder wie er ihr einredete, sie zu sehen). Roger Vadim hat oft bekannt, seine junge Frau geliebt zu haben. Er war der ruhende Pol und die treibende Kraft hinter der knapp Zwanzigjährigen, der Künstler, der sein Modell formte, sein Werk aber noch nicht vollendet hatte. Durch Brigittes filmische

Unternehmungen war, wie er erhofft hatte, seine eigene Karriere wieder in Bewegung geraten, aber sie mußte in Verbindung mit seiner Frau zu einem gemeinsamen Höhepunkt getrieben werden. Während Brigitte in Rom beschäftigt war, fand er wieder genügend Zeit, sich dem Drehbuchschreiben zu widmen. Gemeinsam mit Marc Allégret und France Roche adaptierte er einen Roman von Vicki Baum für die Leinwand, wobei die weibliche Hauptrolle (die Sophie) exakt auf Brigitte zugeschneidert wurde.

Dem italienischen Film *Tradità* war an den Kinokassen kein großer Erfolg beschieden. Der Regisseur Mario Bonnard hatte das Drehbuch im italienischen Rovereto des Jahres 1915 angesiedelt, das, als Teil Südtirols, während des Ersten Weltkrieges von den Österreichern besetzt war. Alles dreht sich um Liebe und Verrat, aber beim Betrachten dieses Spionagefilms herkömmlicher Machart kommt noch nicht einmal Spannung auf. Brigittes Rolle als Anna war so dürftig, daß sie weder beim Publikum noch bei der Kritik auf erwähnenswerte Resonanz gestoßen wäre.

Helen of Troy ist die Verfilmung des Trojanischen Krieges, wie er von Hollywood gesehen wurde. Das *Monthly Film Bulletin* (Großbritannien) bezeichnete ihn als »infantil in seiner Konzeption«. Mit dem Heldenepos Homers hatte der Film nur flüchtige Bekanntschaft gemacht. Er schildert, wobei er die historischen Vorfälle verändert, die Liebesaffäre zwischen Helena, der Frau des spartanischen Königs Menelaos, und Paris, dem Sohn des trojanischen Königs Priamus. Rossana Podesta, die italienische Darstellerin der Titelrolle, war Robert Wises erste Wahl für diesen Part gewesen, Brigitte seine zweite. Doch Wise schien mit Rossana Podesta zufrieden, so daß Brigitte die kleinere Rolle der Andraste bekam. *Helen of Troy* hatte sechs Millionen Dollar verschlungen und alles in allem von den ersten Vorbereitungen vor Drehbeginn bis zum Kinostart nahezu drei Jahre verbraucht.

Diese Andraste veränderte eigentlich nichts an Brigitte Bardots Karriere. Und über ihrem nächsten Film »hing der Schatten von Martine Carol, die schmerzlich vermißt wurde«. Aber Vadims beharrliche professionelle Arbeit an seiner Frau war in diesem Film durchaus zu erkennen, dessen Dreharbeiten am 24. Juni 1954 in den Studios Saint-Maurice begannen und bei Außenaufnahmen in Roussillon endeten. *Le fils de Caroline Chérie* (Dunkelroter Venusstern) ist ein Abenteuerfilm in den Kostümen der napoleonischen Zeit und bezieht seine Themen aus den

Romanen von Cécil Saint-Laurent, die übrigens sehr populär waren und es noch immer sind.

Martine Carol, die Ehefrau des Regisseurs Christian-Jaque, eine ungewöhnlich verführerische, aber eher mittelmäßige Schauspielerin, war in Frankreich mittlerweile so etwas wie eine lebende Legende geworden. Unsterblichkeit erlangte sie durch die Filme ihres Mannes, der sich nicht gescheut hatte, sie stark entblößt zu präsentieren. In einigen ihrer Filme ist sie sogar splitternackt und rückt ihre physischen Reize in ein entsprechendes Licht. All dies geschah noch vor den sensationellen Erfolgen von Brigitte Bardot. Durch *Lucrezia Borgia* (Lucrezia Borgia, 1953), *Nathalie* (Natali, 1947), *Madame du Barry* (Madame Dubarry, 1954) und ihre beiden Caroline-Filme *Caroline Chérie* (Im Anfang war nur Liebe, 1950 – Regie Richard Pottier) und *Un Caprice de Caroline Chérie* (Mein Leben für die Liebe, 1952 – Regie Jean Devaivre) war Martine Carol in den Rang eines wichtigen Export-

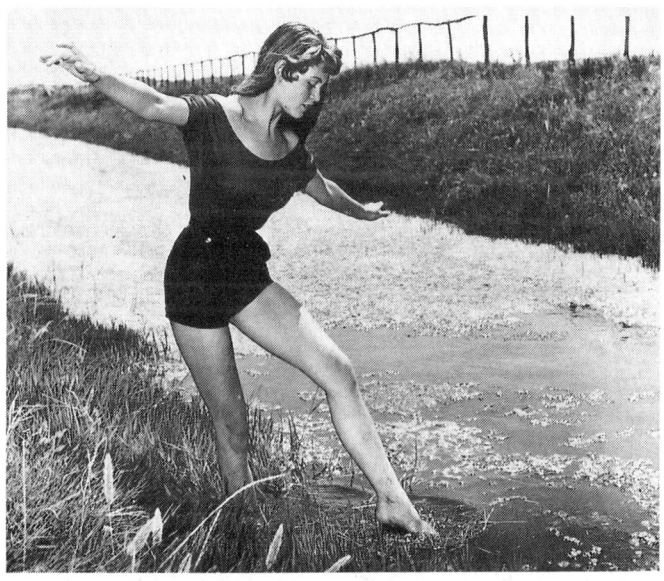

Brigitte Bardot in Rom bei den Dreharbeiten zu Robert Wises Film ›Helen of Troy‹ (Die schöne Helena, 1954).

artikels des französischen Films aufgestiegen, wobei Christian-Jaque seine Frau mit sehr viel Gefühl so weit in verfängliche Situationen führte, wie es die Zensurbehörden zuließen. Heikle Verführungs- und Liebesszenen spielte sie jedoch nicht. Aber immerhin genoß sie den Ruf, wenn auch einen zweifelhaften, Frankreichs Filmnackte Nr. 1 zu sein, zumindest zu jener Zeit. Ihre Filme waren insbesondere im Ausland begehrt, das Publikum wartete stets auf Martine Carols obligatorische Badeszenen. Die Kritiker ihrer Filme sprachen in diesem Zusammenhang stets von »erotischen Entgleisungen«. Auf jeden Fall war sie aber die legendäre Caroline Chérie, als sich Jean Devaivre mit *Le fils de Caroline Chérie* wieder dieses Themas bediente, um die finanzielle Potenz eines mehrfach erfolgreichen Filmthemas bis in die letzte Konsequenz auszuschlachten. Aber in *Le fils de Caroline Chérie,* dreht sich die Handlung um Juan d'Arandra, den Sohn

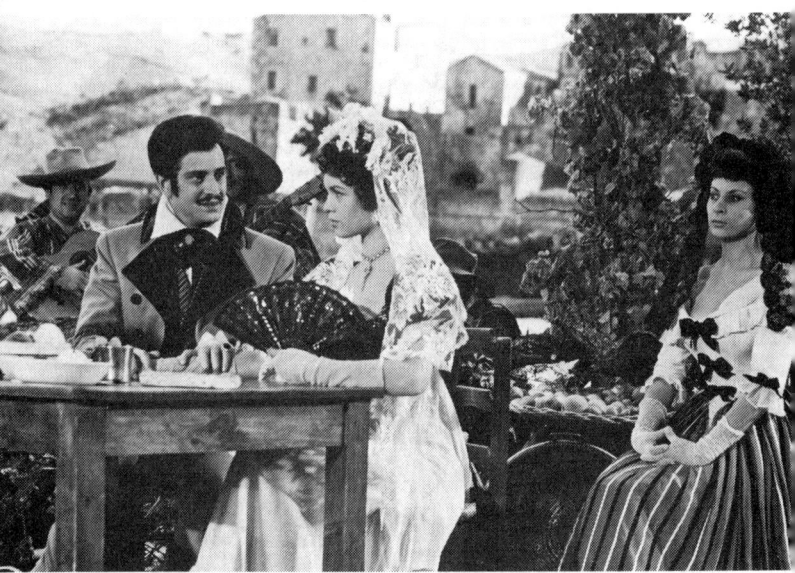

Brigitte Bardot (Mitte) mit Jean-Claude Pascal und Magali Noël in ›Le fils de Caroline Chérie‹ (Dunkelroter Venusstern, 1954), einem Kostümfilm um die Romanfigur Caroline Chérie von Cécil Saint-Laurent.

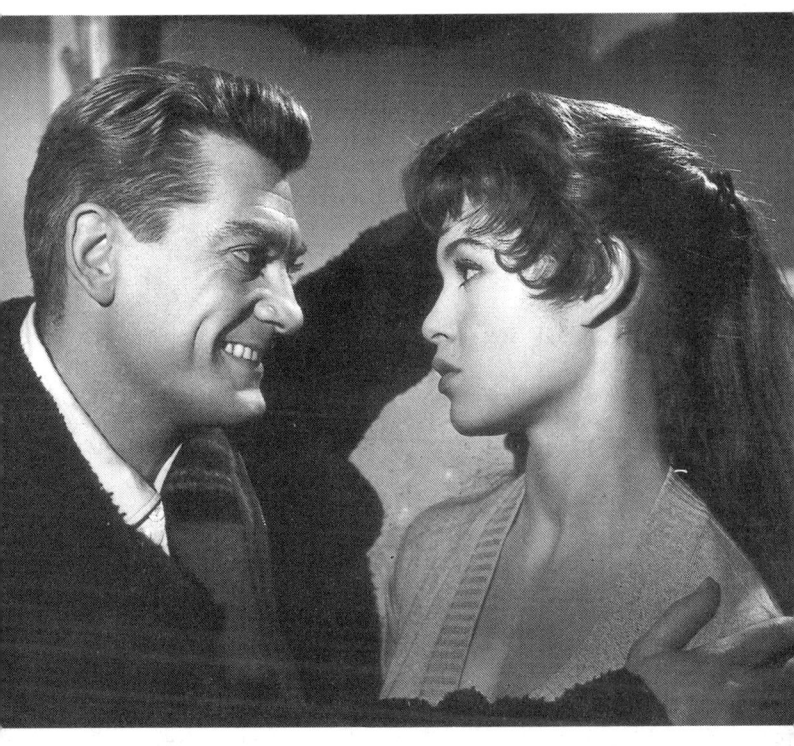

›Futures vedettes‹ (Reif auf junge Blüten, 1955): Brigitte Bardot und Jean Marais in diesem Film von Marc Allégret, für den Roger Vadim gemeinsam mit dem Regisseur das Drehbuch erarbeitete.

von Caroline Chérie, und wie Gene Moskowitz in *Variety* so treffend bemerkte, wurde Martine Carols Mitwirkung »so schmerzlich vermißt.«

Brigitte spielte ihre Rolle der Pilar, die mit Magali Noël und Sophie Desmarets um die Gunst von Juan d'Arandra (Jean-Claude Pascal) wetteifert, mit ungeahntem Elan, und die französischen Kritiker konnten nun augenscheinlich miterleben, daß Roger Vadims Saat auf fruchtbaren Boden gefallen war. Brigittes Potenz für eine Starkarriere war nicht zu verleugnen.

Bislang waren ihre Co-Stars stets aus der zweiten Garde gekommen, abgesehen von Bourvil in ihrem ersten Film *Le trou Normand*. Dieses Konzept war nicht sonderlich erfolgreich gewesen, aber für Roger Vadim und seine junge Frau hatten sich alternativ keine anderen Möglichkeiten ergeben. Auf der einen Seite war Brigitte zu jung und unerfahren, um neben einem Star aus Frankreichs erster Garde bestehen zu können, sicherlich hätte es ihr auch nicht gut getan, im Schatten eines profilierten Mimen zu verwelken.

Wenn es auch außerhalb seines Einflusses gelegen hatte, so hat Vadim sicherlich versucht, Brigitte filmisch mit einem anerkannten und etablierten Darsteller zusammenzubringen. Mit *Futures vedettes* (Reif auf junge Blüten, 1955) unternahm er diesen Versuch zum erstenmal, behielt den eingeschlagenen Weg, der wohl zu früh beschritten worden war, aber bei, bis Brigitte ab dem Jahre 1957 ihre Filme allein tragen konnte. Die Dreharbeiten begannen am 10. Dezember 1954 in den Studios Saint-Maurice. Jean Marais war als Brigittes Partner ausgewählt worden.

Sie hatte ihrem Mann bei der Ausarbeitung seines Scripts geholfen. »Sie sprach«, bekannte er, »und ich schrieb es hin. Die Worte in diesen ersten (gemeinsamen) Filmen, wie in den meisten unserer Filme, stammen von ihr. Sie wurden für sie geschrieben.«

Und *er* schrieb für sie eine Nacktszene. Jahrelang hatte Vadim für Marc Allégret gearbeitet, man kannte sich, so daß über eine Nacktszene keinerlei Einwände gemacht wurden. Brigitte badet in der Wohnung des Wiener Tenors Eric Walter (Jean Marais). Als Studentin des Wiener Konservatoriums verliebt sich Sophie (BB) eben in diesen wesentlich älteren Eric, den die jungen Studentinnen wie ein Pop-Idol verehren. Marc Allégret hatte sich hierbei auf einen Stoff zurückgezogen, durch den er Jahre zuvor Simone Simon populär gemacht hatte. Er ließ Roger Vadim in der Entwicklung des Scripts weitgehend Freiheiten, so daß dieser die Möglichkeit hatte, in Brigitte eine Kindbraut zu präsentieren, die seiner Vision in groben Zügen sehr nahe kam. Die Kritiker sahen sich jedoch gewogen, ihr größtes Interesse auf Isabelle Pia zu richten, die Elisa von *Futures vedettes,* und hoben sich die Kommentare für die immer noch brünette Brigitte Bardot für einen späteren Zeitpunkt auf.

Betty Box, die britische Produzentin, hatte Brigittes Debütfilm in einem Kino an der Rivièra gesehen, und ihr war auch nicht entgangen, daß die Presse durch Brigittes Erscheinen auf dem Filmfestival in Cannes für einen entsprechenden Wirbel gesorgt hatte. »Ihre enorme Vitalität hatte mich gefesselt. Sie war sehr jung, sehr gut-aussehend und, ja, natürlich, auch sehr sexy, aber auf eine sehr bekömmliche Art«, sagte Betty Box über ihren Import aus Frankreich. Betty Box hatte bereits zu einem früheren Zeitpunkt versucht, Brigitte für eine Rolle in *A Day to Remember* zu bekommen, allerdings hatten sich diese Pläne zerschlagen. Bei ihrem zweiten Anlauf hatte sie Erfolg. Und da Betty Box' Interesse einmal geweckt war, Brigitte für die Rolle der Hélène Colbert in *Doctor at Sea* (Doktor Ahoi!, 1955) zu engagieren, nahm Roger Vadim die Sache in die Hand und führte die Verhandlungen. Betty Box erinnerte sich daran, daß während dieser Verhandlungen von Brigitte auf englisch lediglich die Worte »good evening« und »I'd like a Whisky, please« beigesteuert wurden. Vadim selbst besorgte das Reden.

»Sein Englisch muß sehr gut gewesen sein«, sagte Regisseur Ralph Thomas später. »Er beeinflußte Betty so sehr, daß sie 2500 Dollar für Brigittes Mitwirkung an diesem Film herausrückte. Wir beide wußten, daß ihr bislang nie zuvor soviel Geld bezahlt worden war.«

Roger Vadim versuchte nun noch eifriger, seine Frau in die von ihm gewünschte Richtung zu manövrieren, seitdem Marc Allégret gesagt hatte: »Seit Simone Simon war ich mir bei einer Schauspielerin nicht mehr so sicher.« Die Worte des Mentors sorgten für die entsprechende Verhandlungsbasis. Und es waren Betty Box und Ralph Thomas, die aus Brigitte einen Star machten.

Von der britischen Presse wurde die Französin wohlwollend aufgenommen, nachdem sie in London zu den Dreharbeiten erschienen war. Dirk Bogarde, der Star des Films, war bereits zu einem früheren Zeitpunkt nach Paris geeilt, um sich von Brigitte Bardot, seiner neuen Filmpartnerin, persönlich ein Bild machen zu können. In seinen Verträgen mit Betty Box für die »Doktor«-Filme war ein Passus aufgenommen worden, der ihm ein Mitspracherecht bei der Auswahl seiner Partnerinnen gewährte. Das, was er in Paris sah, gefiel ihm, und er umschrieb es mit: »... eine vorzügliche Figur, lange Beine, wallendes Haar und die Anmut einer Gazelle ...«

B und B (Bogarde und Bardot) verstanden sich recht gut. Im

Film war eine Szene vorgesehen, worin sich Brigitte vor den Augen des »Doktors« Bogarde duschte. Für britische Verhältnisse jener Zeit durchaus eine gewagte Filmszene. Die Studios in London hatten noch nicht erlebt, daß eine Darstellerin sich vollkommen nackt präsentierte.

Regisseur Ralph Thomas umschreibt die Situation wohl am Passendsten, auf welche die gesamte Filmcrew bereits fiebernd wartete: »Wenn man zu jener Zeit eine Nacktszene im Studio drehen wollte, mußte man den Drehort erst einmal von allem, was männlich war, säubern. Nur eine kleine Crew durfte anwesend sein, und die bestand dann aus lauter alten Knackern, die entweder impotent, schwul, blind oder hochbetagt waren. Dann mußte man dem Kostümbildner Anweisung geben, die Brustwarzen der Darstellerin mit Heftpflaster zu verdecken, die Schamhaare mit Gaze zu verhüllen, woraufhin dann die entsprechenden Szenen durch einen gestreiften Vorhang oder durch Riffelglas fotografiert wurden. In unserer Szene sollte sich Brigitte Bardot hinter einem Plastikvorhang duschen, während Dirk Bogarde auf der anderen Seite saß und unter seinem Hemdkragen immer heißer und heißer wurde. Unglücklicherweise (?) kamen wir mit den Spiegelungen nicht zurecht; wie auch immer wir die Scheinwerfer anordneten, man konnte ganz deutlich sehen, daß die Brustwarzen und die Schamhaare von Brigitte verdeckt waren. Es sah furchtbar aus. Schließlich entfuhr Brigitte ein kräftiges ›Scheiße‹. Sie sagte: ›Wir haben es auf Ihre Art versucht, jetzt versuchen wir es auf meine.‹ Sie entfernte die Heftpflaster von ihrem Körper und verschwand mit einem Lächeln hinter dem Duschvorhang. Das wurde damals für sehr gewagt gehalten. Aber sie (Brigitte) war stets sehr stolz auf ihren Körper. Ich fand sie zu jener Zeit ungewöhnlich freimütig. Es hätte mir Spaß gemacht, noch ein weiteres Mal mit ihr zu arbeiten, aber ein zweites Mal bekamen wir sie nicht.«

Der Film selbst mußte mit einem unausgewogenen Drehbuch kämpfen, aber Brigittes Gegenwart sorgte dafür, daß er an den Kinokassen erfolgreich blieb. *Doctor at Sea* machte aus Brigitte Bardot einen internationalen Star. Die ansonst so kühlen Briten hatten die junge Französin ins Herz geschlossen.

Hatte sie bereits in Cannes auf die Journalisten und Bildfotografen einen nachhaltigen Eindruck gemacht, so brachten nach ihrer Ankunft bei *Doctor at Sea* die Zeitungen und Zeitschriften

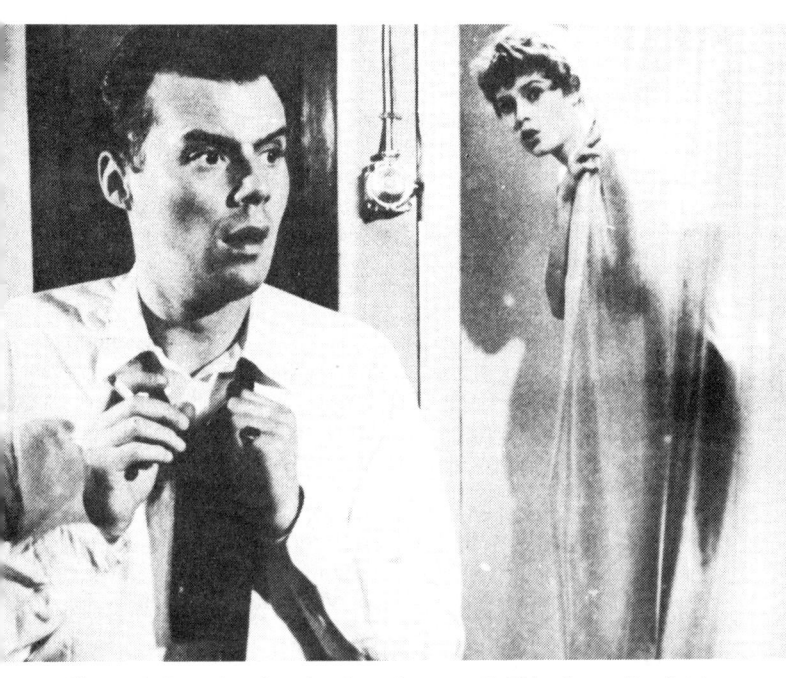

Hier verdeckt noch ein Duschvorhang das, was alle Welt sehen wollte: Brigitte Bardot nackt. Eine Szene aus ›Doctor at Sea‹ (1955) mit Dirk Bogarde.

in Europa ihr Bildnis auf den Covers und auf Seite 1. Ihre Kurven waren nicht nur in England, Deutschland und Italien zu bewundern, sondern zu jenem Zeitpunkt bereits auch in den USA. Die einfältigen amerikanischen Zensoren befanden Brigittes Gang für zu provokativ, und das nur ein Jahr nachdem Marilyn Monroe in Henry Hathaways Film *Niagara* (Niagara, 1953) verführerisch über die CinemaScope-Leinwand stolziert war. Wie auch immer die Reaktionen auf *Doctor at Sea* ausfielen, für Brigitte bedeutete der Film unbedingt den von Vadim so schmerzlich ersehnten Wendepunkt in der Filmkarriere seiner jungen Frau. Während der Dreharbeiten in London hatte er sie sich selbst überlassen, da er in Paris schon über den nächsten Filmplänen saß.

In der Zeit vom 28. April bis zum 8. Juli 1955 drehte Altmeister

René Clair in den Boulogne-Studios seinen sechsundzwanzig-sten Film und zugleich seinen ersten in Farbe: *Les grandes manœuvres* (Das große Manöver, 1955), worin er ihr die Rolle der Lucie offerierte. Es war für Brigitte nun überhaupt nicht mehr schwer, irgendwelche Filmrollen zu bekommen. Seit *Doctor at Sea* arbeitete sie hart und war ständig beschäftigt. Ihr Privatleben vollzog sich schon jetzt auf einer Art Sparflamme, der Rummel, der überall um ihre Person gemacht wurde, begann ihr zu gefallen.

»Sie (Brigitte) erhielt in jener Zeit ein ganze Menge Publicity, aber die Leute lehnten es ab, sie ernst zu nehmen«, sagte Roger Vadim. »Irgend jemand mußte beweisen, zu was sie wirklich fähig war. Ich wußte schließlich und endlich, daß ich derjenige sein würde, der das bewerkstelligen konnte.«

Aber bereits im Sommer des Jahres 1955 sprach man in der Vadim-Ehe von Trennung, endgültiger Trennung.

»Hätte ich Brigitte zu jener Zeit verlassen, wenn wir uns mit der Tatsache abgefunden hätten, daß unsere Ehe keinen Sinn mehr hatte, wäre Brigittes Filmkarriere vorzeitig zu Ende gewesen«, sagte Vadim. »All die vielen Vorbereitungen, das Präparieren auf eine große Leinwandkarriere, jeder Verzicht, jedes Opfer wäre verschwendet gewesen.«

Man blieb also zusammen. Was Brigitte bislang auf der Kino-leinwand gezeigt hatte, war Vadim noch lange nicht erotisch ge-nug gewesen. *Manina, la fille sans voile* war bislang nur in Frank-reich gelaufen und kam mit einigen anderen frühen Filmen Brigittes erst in Großbritannien und den USA zur Aufführung, als die Initialen BB bereits seit langem zu einem festen Begriff geworden waren, als Brigitte den Zenit ihrer Karriere bereits überschritten hatte. Ähnliches hat auch bei *Futures vedettes* statt-gefunden, denn dieser Film wurde erst 1958 in Großbritannien gezeigt, also drei Jahre nachdem Brigitte in *Doctor at Sea* so gut gefallen hatte.

Die Dreharbeiten zu *Les grandes manœuvres* waren erst am 8. Juli 1955 zu Ende gegangen, aber am 11. Juli, drei Tage später, begann bereits in Nizza die Arbeit an Brigittes nächstem Film, *La*

Brigittes erster großer Erfolg in Großbritannien: ›Doctor at Sea‹ (Doktor Ahoi!, 1955).

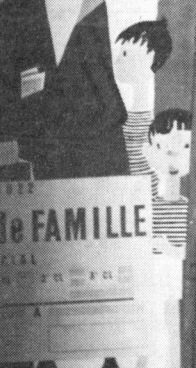
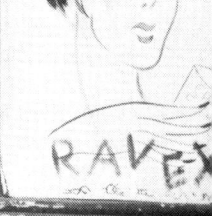
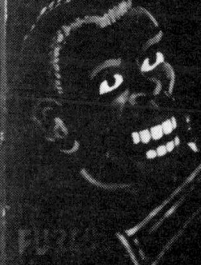

lumière d'en face (Gier nach Liebe, 1955). Hier stand Brigittes Name bereits *über* dem Titel des Films.

Georges Marceau (Raymond Pellegrin) ist Fernfahrer von Beruf. Er ist ehrgeizig und möchte in seinem Beruf vorankommen. In Olivia (BB) ist er verliebt. Sie ist ein reizendes, ja, verführerisch-faszinierendes Geschöpf, das in den Männern ihrer Umgebung so manche Leidenschaft zu wecken versteht. Oliva wird von ihrem unsympathischen Stiefvater verfolgt, vor dessen Nachstellungen sie sich bald nicht mehr retten kann. Sie mag den Fernfahrer Marceau und verspricht ihm die Ehe, weil sie den Zwängen des ungeliebten Elternhauses entfliehen möchte. Auch als Marceau mit seinem Lastkraftwagen schwer verunglückt und für ungewisse Zeit kein vollwertiger Ehemann sein kann, hält Olivia ihr Wort. Die beiden jungen Eheleute eröffnen an einem Autobahnknotenpunkt eine Gaststätte und beginnen ihr gemeinsames Leben voller Zuversicht. Die Geschäfte gehen gut, und Georges ist der Welt der geliebten Fernstraßen nahe, obwohl er seinen Beruf als Fernfahrer nicht mehr ausüben kann. Aber er ist auch verzweifelt, denn er kann seiner jungen Frau kein liebender Ehemann sein, eine einzige Liebesstunde kann für ihn bei seiner angegriffenen Gesundheit den Tod bedeuten. Mit verzweifelter Eifersucht muß er tagtäglich zusehen, wie die Gäste des Restaurants seiner verführerischen Frau beständig und unverhohlen den Hof machen. In Olivia brennt ein unauslöschliches Verlangen nach körperlicher Liebe, aber bei Georges kann und darf sie keine Befriedigung finden.

Als eines Tages die Tankstelle gegenüber dem Restaurant einen neuen Besitzer bekommt, Pietri (Roger Pigaut), einen erfolggewohnten und selbstsicheren jungen Mann, wird sehr bald deutlich, daß Olivia und Pietri sich zueinander hingezogen fühlen. Mit wachsendem Mißtrauen beobachtet Marceau das Verhalten seiner Frau. Obwohl sie Pietri gegenüber standhaft bleibt, wird Marceau seiner Gefühle nicht Herr. Eines Abends kommt es zwischen ihm und Olivia zu einer handfesten Aus-

Oben: Brigitte in ›La lumière d'en face‹ (Gier nach Liebe, 1955) einem Film von Georges Lacombe.

Unten: Wieder zurück in Paris sieht man Brigitte hier in einer Szene aus René Clairs Film ›Les grandes manœuvres‹ (Das große Manöver) aus dem Jahre 1955.

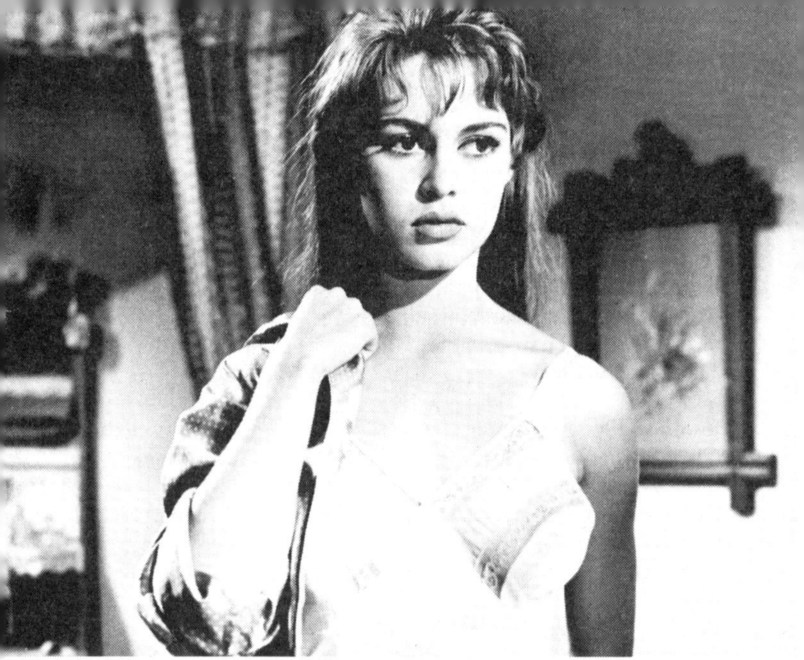

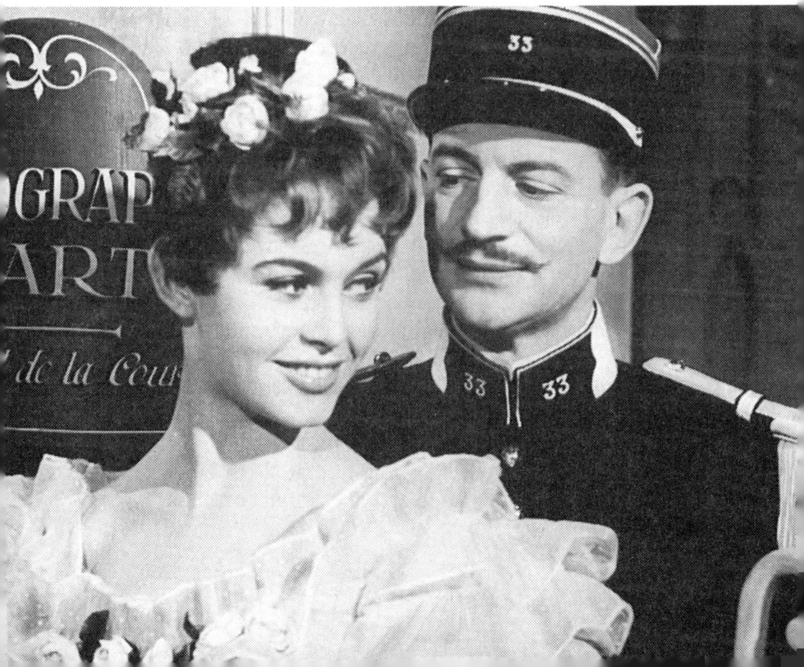
OGRAP
ART
de la Cour
33
33 33

einandersetzung, in deren Verlauf Olivia fast von ihrem Mann erwürgt wird. Entsetzt über sein eigenes Verhalten stürmt Marceau aus dem Haus. Olivia geht hinüber zu Pietri. Seine Liebe soll sie vor den Brutalitäten ihres Ehemannes schützen, der in seiner Hilflosigkeit doch nichts anderes versucht hat, als sich der Treue seiner Frau zu versichern.

Er hat das Verschwinden seiner Frau wohl bemerkt. Die Autobahn, die durch Straßenbauarbeiten in den Nächten stillgelegt wurde, trennt Marceau von seiner Frau. Als im Haus gegenüber die Lichter angehen, und Pietri und Olivia sichtbar werden, steht Marceau mit dem Gewehr in der Hand am Fenster. Der erste Schuß verletzt Pietri leicht. Olivia und Pietri pressen sich an die Wand in Pietris Zimmer, denn jede Bewegung könnte die Wut des eifersüchtigen Marceau auf sie richten. Kann er seine Frau nicht befriedigen, soll es auch kein anderer tun. In seiner rasenden Wut stürzt er aus dem Haus und wird durch seine Unachtsamkeit von einem Lastwagen überfahren, nachdem die Straße noch in derselben Nacht wieder für den Verkehr freigegeben worden ist. Auf dem Highway 7, seiner Landstraße, die er so sehr mochte, vollendet sich das Schicksal von Georges Marceau. Olivia und Pietri sind frei.

Georges Lacombe inszenierte *La lumière d'en face* so, daß sich die Begierde der Figur Georges Marceau auch auf den Zuschauer überträgt. In dieser schwülen und pessimistischen Dreiecksgeschichte wird von Anfang an klar, daß Marceau in seiner Impotenz seine unschuldige Ehefrau nicht befriedigen kann, und da man selbst als Zuschauer der Sirene, der Verführerin, nicht widerstehen möchte, neigt der männliche Betrachter sehr schnell dazu, ihr die Erleichterung zu verschaffen, zu der der kranke Ehemann nicht fähig ist. Alle drei Charaktere kämpfen mit ihren eigenen Mängeln, und als es keinen Ausweg mehr gibt, die Probleme verbal zu lösen, greift man zu den Waffen: Der Ehemann in einer Gefühlsmelange aus Wut, Verzweiflung, Gier, verletzter Eitelkeit, Eifersucht und unverhohlenem Haß, der potentielle Liebhaber, weil er im Verlauf der Handlung die Chance sieht, durch die Vermittlung von Schutz, die potentielle Geliebte an sich zu reißen.

Brigitte blieb im Verlauf der Handlung zugleich Verführerin, aber auch Opfer. Durch ihre Heirat gerät sie in eine neue Abhängigkeit, obwohl sie gerade erst dem ihr nachstellenden Stief-

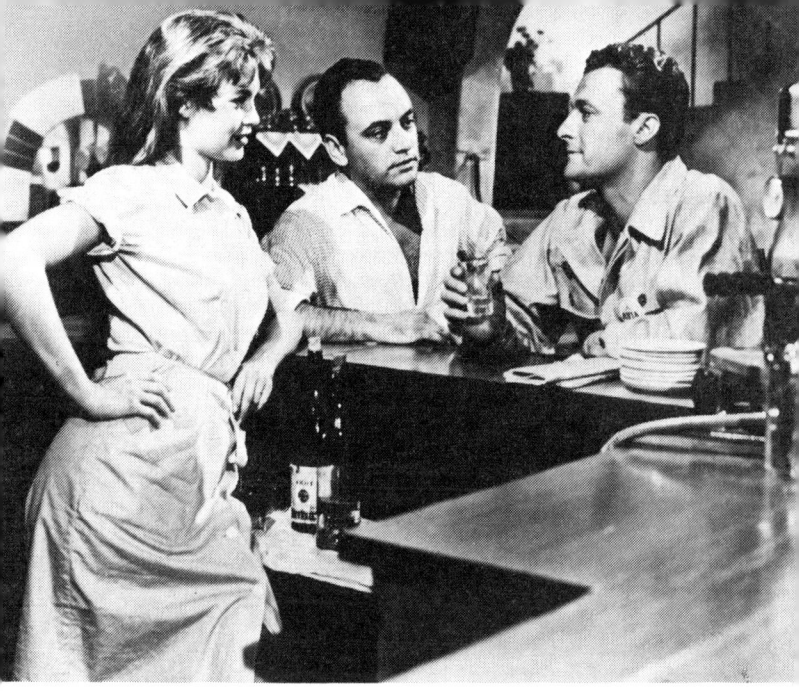

Ein Objekt sinnlicher Lüste erwacht: Brigitte Bardot, Raymond Pellegrin und Roger Pigaut (v. l. n. r.) in ›La lumière d'en face‹ (1955).

vater entronnen war. Gegen Ende des Films, als Marceau tot auf der Landstraße liegt, darf man annehmen, daß sein Schatten noch lange auf ihrer neuen Partnerschaft lasten wird.

Die »Darstellerin« Brigitte Bardot hatte nicht die Möglichkeit, schauspielerische Vielfalt zu zeigen. Während Pellegrin und Pigaut mit Intelligenz ihre Parts angingen, erledigte Brigitte das mit ihrem Busen. Im Fluß zeigt sie durch Anheben ihres weißen Kleides ihre wunderschönen Beine, in der Küche kann der Betrachter einen flüchtigen Blick auf ihre nackte Brust werfen, als sie sich den Pullover auszieht. Die fröhliche Unschuld von *Doctor at Sea* und das lustige Treiben von *Les grandes manœuvres* gehörten der Vergangeheit an. Produzent Jacques Gauthier hatte die Potenz seiner Vertragsaktrice erkannt und war bereit, nach *La lumière d'en face* zwei weitere Filme mit ihr zu machen; sein frühzeitiger Tod allerdings beendete zur Unzeit die gerade eingegangene Partnerschaft.

Das nächste Drehbuch für Brigittes darauffolgenden Film schrieb Roger Vadim gleich selbst. Die Regie für *Cette sacrée gamine* (Pariser Luft, 1955) hatte Michel Boisrond übernommen, der zuletzt bei René Clairs *Les grandes manœuvres* Second-Unit-Regisseur gewesen war. Für *Cette sacrée gamine* hatte er gemeinsam mit Roger Vadim an Drehbuch und Dialogen gearbeitet.

Damit sich Brigitte mit ihrer Leinwandfigur identifizieren konnte, interpretierte sie die Rolle der Brigitte Latour, der reizenden, achtzehnjährigen Tochter von Paul Latour (Bernard Lancret), dem Besitzer eines gut besuchten Nachtlokals am Montmartre, mit ihrem eigenen Vornamen.

Latour hat nichts anderes im Sinn, als sein Töchterchen den Verlockungen des Pariser Nachtlebens fernzuhalten.

Von diesem Nachtlokal ahnt die wohlbehütete Brigitte nichts, denn ihr geliebter Papa hatte ihr gegenüber erwähnt, er verdiene seinen Lebensunterhalt als Schiffseigner.

In Latours Lokal vermutet die Polizei einen Umschlagplatz für Falschgeld und hält Paul für den Chef der Bande. Dieser beauftragt seinen Freund Jean Clary (Jean Bretonnièrre), den Kabarettisten des Lokals, nach St. Hilaire zu fahren, wo die Tochter ein teures Mädchenpensionat besucht, um sie von irgendwelchen möglichen und unangenehmen Fragen der Polizei fernzuhalten. Gerade als diese in das Haus eindringt, gelingt Brigitte und dem angeblichen Onkel unter dramatischen Umständen und im letzten Augenblick die Flucht.

Jean bleibt nichts anderes übrig, als die Tochter über die wahren Geschäfte des Vaters aufzuklären. Zunächst versteckt sie sich in Jeans Pariser Wohnung und bringt ihm seinen gesamten Haushalt nebst Diener Jérôme (Raymond Bussières) durcheinander.

Die Schwierigkeiten beginnen sich allerdings unglücklicherweise erst jetzt zu häufen, denn Brigitte gerät durch eine Schlägerei an die Polizei, und Jeans Verlobte Dr. Lili Villedieu (Françoise Fabian) ist von Brigittes plötzlichem Auftauchen keineswegs erbaut, zumal sich diese mit der ganzen Inbrunst ihrer Jugend in den sympathischen Jean verliebt hat. Die Entführung hatte dazu ein Übriges getan.

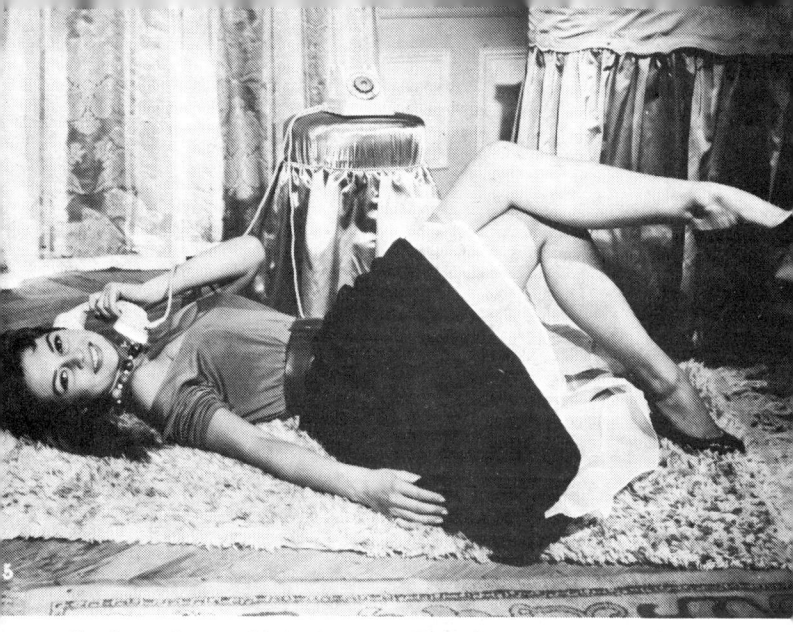

Ein Szenenfoto aus Michel Boisronds Film ›Cette sacrée gamine (Pariser Luft/Montmartre, 1955).

Ein mysteriöser Vorfall bringt Jean, Jérôme und Brigitte in Papas Lokal mit den eigentlichen Falschmünzern in Berührung, die sie auf ihre eigene, unvergleichliche Art dingfest machen, um sie einschließlich Falschgeld der Polizei übergeben zu können. Paul Latours zweifelhafter Ruf ist aus der Welt, und für Brigittes Zukunft ist gesorgt, denn Jean wird sich lebenslänglich um sie kümmern.

In diesem revueartigen Film hatte Brigitte Bardot (nicht zum erstenmal) ihr komödiantisches Talent in CinemaScope und Farbe unter Beweis zu stellen. Später sagte sie über *Cette sacrée gamine:* »Ich mag diesen Film von Boisrond. Er ist sehr optimistisch – genau wie ich!« Im Bunny-Kostüm, armlangen Handschuhen und Netzstrümpfen tanzt sie verführerisch über die Bühnenbretter von Papas Nachtlokal.

Michel Boisrond hatte in Brigitte Bardots Ausstrahlung und Befähigungen für die Rolle der Brigitte Latour größtes Vertrauen.

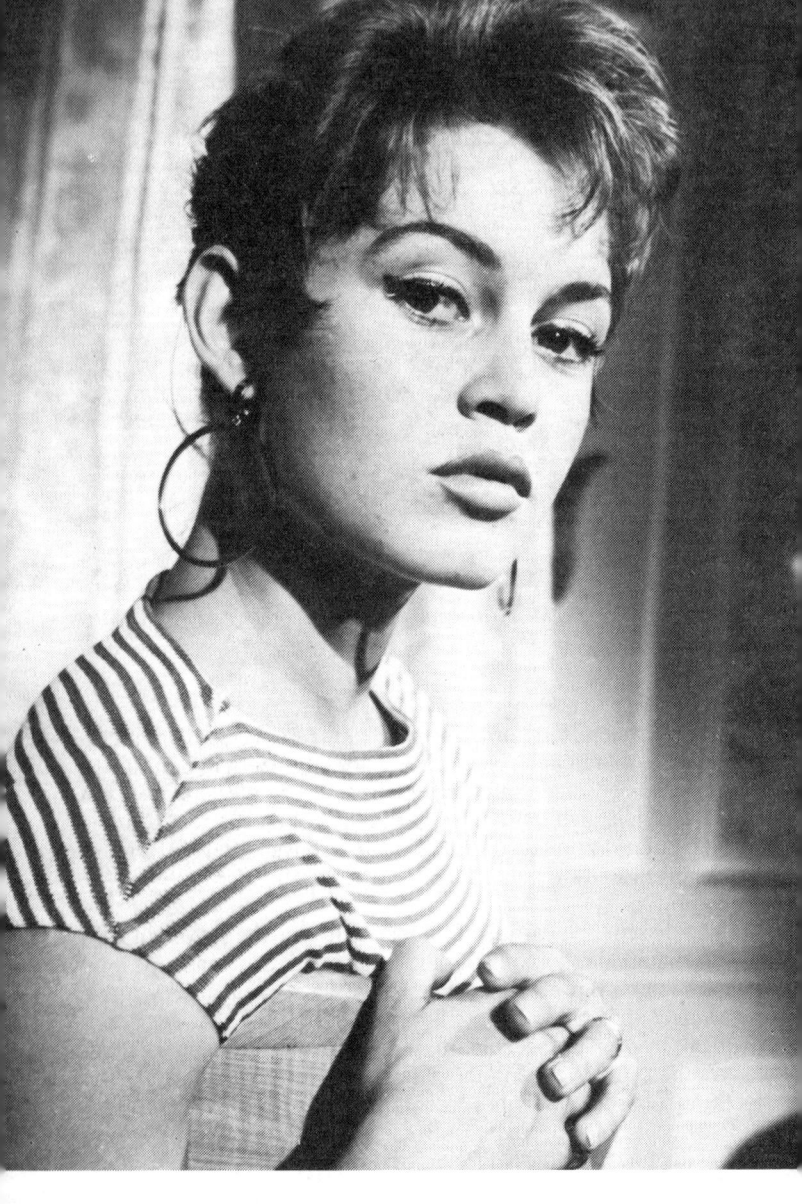

Man kannte sich seit *Act of Love,* wo Boisrond Regie-Assistent gewesen war. Boisronds Sinn für das Komödiantische fand in den Filmen *Une Parisienne* zwei Jahre später und in *Voulez-vous danser avec moi?* vier Jahre später eine erneute Bestätigung.

Als die Dreharbeiten beendet waren, wartete in Rom auf Brigitte eine neue Rolle: Neben Alberto Sordi, Vittorio De Sica und Gloria Swanson verkörperte sie in Stenos Film *Mio figlio Nerone* (Neros tolle Nächte, 1956) die Rolle der Poppea.

Steno betrachtet das alte Rom und einen seiner Hauptakteure gleichsam durch die rosarote Brille der Parodie. Das prunkvolle Lust- und Lasterleben vollzieht sich hier in Neros Villa, die über dem Golf von Baia liegt. Kaiser Nero (Sordi) hat offensichtlich nichts anderes zu tun, als ein ausgelassenes Wochenende dem nächsten folgen zu lassen, während Seneca, der Philosoph (De Sica), damit beschäftigt ist, über sein und seines Kaisers Leben der Nachwelt einen entsprechenden Bericht zu hinterlassen.

Durch das unverhoffte Auftauchen von Agrippina (Swanson) nehmen die Orgien ein plötzliches Ende. Agrippina, die Mutter Neros, hat ehrgeizige Pläne für ihren Sohn parat. Sie ermahnt ihn, den Ruhm des römischen Weltreiches zu mehren und nicht die Welt durch das Erbauen zahlreicher Theater an allen möglichen und unmöglichen Plätzen zu langweilen. Poppea (Bardot), Neros Geliebte, ist gezwungen, sich vor Agrippina als Senecas Gespielin auszugeben.

Der sangesfreudige Nero wird von seiner Mutter am Theater-debüt als Sänger gehindert und muß wütend auf die Kriegs-gelüste Agrippinas eingehen.

Später, so schlägt Seneca vor, würden sich immer noch Zeit und Gelegenheit finden, sich der ungeliebten Agrippina zu ent-ledigen. Poppeas ehrgeizige Pläne, Kaiserin von Rom zu werden, müssen zunächst hintangestellt werden. Agrippina ist nicht dazu zu bewegen, nach Britannien zu ziehen, da sie meint, das Schick-sal hätte ihr befohlen, Rom nicht zu verlassen. Nero hat nun Gelegenheit, einen Gesangswettstreit zu inszenieren, wobei er 323 Strophen eines fürchterlichen Liedes singt. Er wird vom Publikum ausgepfiffen, da es von Agrippina bestochen worden war.

Nero hat auf Grund seines Mißerfolges nicht mehr länger Lust,

BB als Brigitte Latour in ›Cette sacrée gamine‹ (1955).

Kaiser zu sein, aber Seneca kann dafür sorgen, daß Agrippinas Machenschaften aufgedeckt werden. Durch Gift und giftige Schlangen befiehlt Nero den Tod seiner Mutter. Aber diese ist schlauer als Neros Freunde, von denen sie ihrem Sohn gegenüber behauptet, sie würden seinen Gesang hassen. Neros Rache ist fürchterlich, denn außer Seneca entgeht seiner Rache niemand. Agrippina tut sich mit Seneca und Poppea zusammen, schließt mit ihnen ein Übereinkommen, wonach Nero nie mehr singen solle, aber dieser hatte hinter der Tür gelauscht... Der Film endet mit einem Lied des Kaisers, das er vor den Statuen von Seneca, Poppea und Agrippina singt.

Das Bemerkenswerteste an *Mio figlio Nerone* ist Gloria Swansons Mitwirkung, die nach Billy Wilders *Sunset Boulevard* (Boulevard der Dämmerung, 1950) von der Filmarbeit Abstand genommen hatte, um danach nur noch in drei schlechteren Filmen mitzuwirken, zu denen Stenos Parodie zweifelsfrei gehört. Offensichtlich hat man sich von schlecht inszenierten filmischen Machwerken aus dem alten Rom bis heute nicht lösen können, denn mehr als 20 Jahre später wurde noch einmal der Versuch unternommen, mit *Caligula* (Regie: Tintot Brass) den Kinobesuchern das Geld aus der Tasche zu ziehen. Der inszenatorische Stil hatte sich nicht gewandelt, die Themen wurden dem Geschmack eines breiten Publikums angepaßt, das sich ansonsten scheut, die Schwellen der Pornokinos zu überschreiten.

Was Brigitte anbelangte, so darf man sagen, daß ihre Badeszenen für das erwünschte Rauschen im Zeitungsblätterwald sorgten.

Steno, der bei diesem Film wohl in erster Linie sein karges Budget im Auge hatte, forderte für diese Badeszenen eine Mischung aus Kreide und Waschmitteln an. Brigitte bestand allerdings auf Kuhmilch. Und sie sollte ihre Kuhmilch bekommen. Diese Milch besaß allerdings die nicht voraussehbare Eigenschaft, durch die Einwirkung des grellen Lichts der Schweinwerfer und Jupiterlampen in kürzester Zeit sauer zu werden. Steno schlug daraufhin Kalk und Wasser vor, aber das brachte auch nicht die angestrebte Wirkung. Wie die Legende zu

Brigitte neben Vittorio De Sica und Gloria Swanson in › Mio figlio Nerone/Les Week-ends de Néron‹ (Nero's tolle Nächte/Zustände wie im alten Rom, 1956).

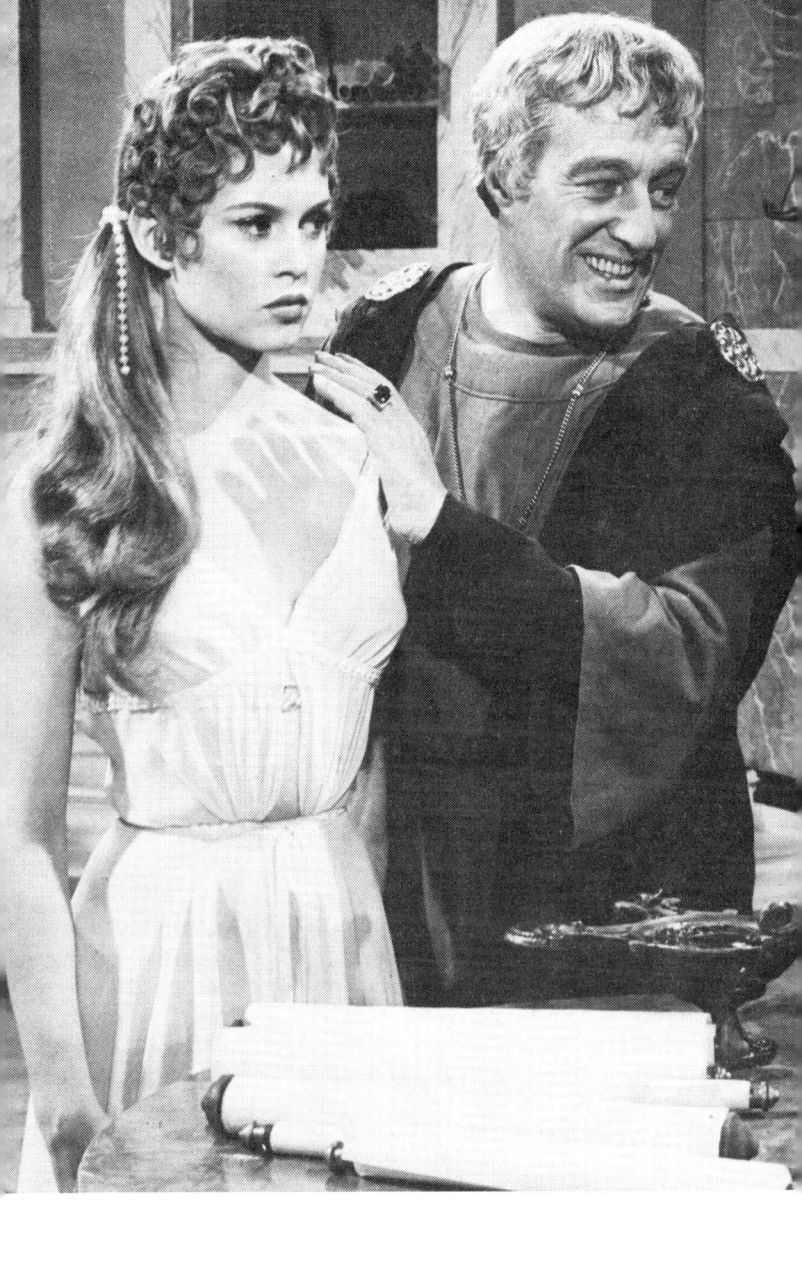

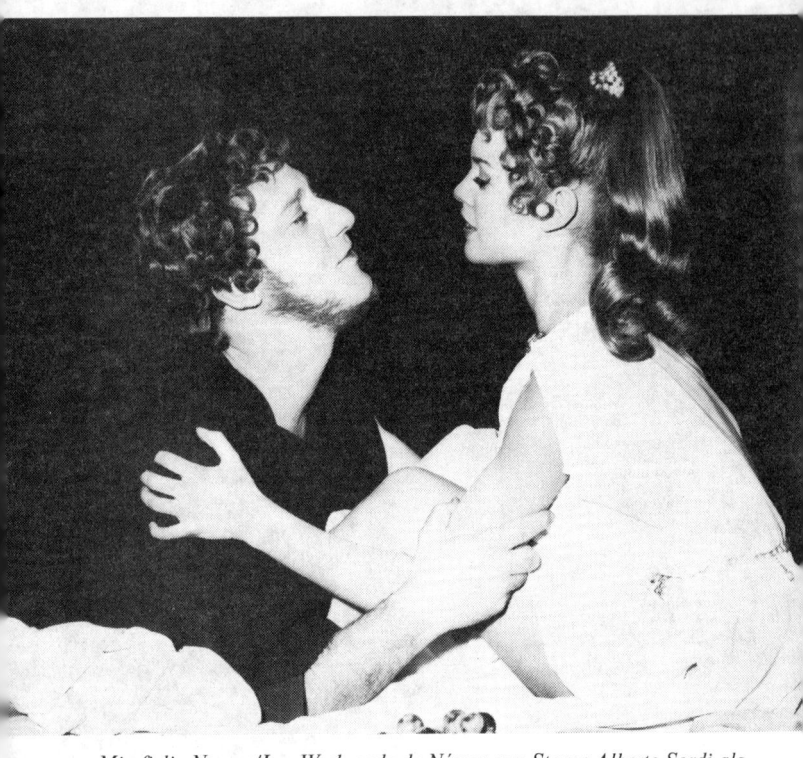

›Mio figlio Nerone/Les Week-ends de Néron‹ von Steno: Alberto Sordi als
Nero, Brigitte Bardot als Poppea.

berichten weiß, traktierte daraufhin eine erzürnte BB mit ihren
entzückenden Füßchen wie ein ungezogenes Kind unwillig den
Fußboden des römischen Filmstudios. Brigitte forderte histori-
sche Authentizität: Sie verlange Eselsmilch! Woher aber in der
Eile des einzuhaltenden Zeitplanes 400 Liter Eselsmilch
nehmen, ohne sie zu stehlen? Die Eselsmilch wurde auf jeden
Fall von eilfertigen Requisiteuren herbeigeschafft, dazu die
erforderliche Menge an Stangeneis für die Kühlung, und die
Badeszene konnte gedreht werden. Daß dieser Aufwand in
Italiens Presse gehörig breitgetreten wurde, versteht sich von

selbst. Die Kinobesucher wollten auf jeden Fall sehen, welche Wirkung Eselsmilch auf BBs Rundungen auszuüben in der Lage war.

Es gibt eine ganze Reihe von Filmprojekten, für die Brigittes Mitwirkung vorgesehen war, die aber über das Projektstadium nicht hinausgelangten.

So hatte 1954 Leni Riefenstahl, die deutsche Regisseurin der beiden Olympia-Filme *Fest der Völker* und *Fest der Schönheit* (1936/38), Vorbereitungen für einen Wintersportfilm getroffen, der den Titel *Die roten Teufel* hätte bekommen sollen. Von Jean Cocteau war der Regisseurin die junge Brigitte für die weibliche Hauptrolle vorgeschlagen worden, nachdem Cesare Zavattini an der Ausarbeitung des Drehbuches mitgewirkt hatte und Vittorio De Sica für die männliche Hauptrolle zugesagt hatte. Kurz vor Drehbeginn für diese deutsch-österreichische Coproduktion um Toni Sailer und die österreichische Ski-Nationalmannschaft mußte Leni Riefenstahl das Filmprojekt aufgeben, nachdem sensationelle Falschmeldungen um die Regisseurin in die Welt gesetzt worden waren und durch ständige Hetzkampagnen an eine filmische Tätigkeit nicht zu denken war.

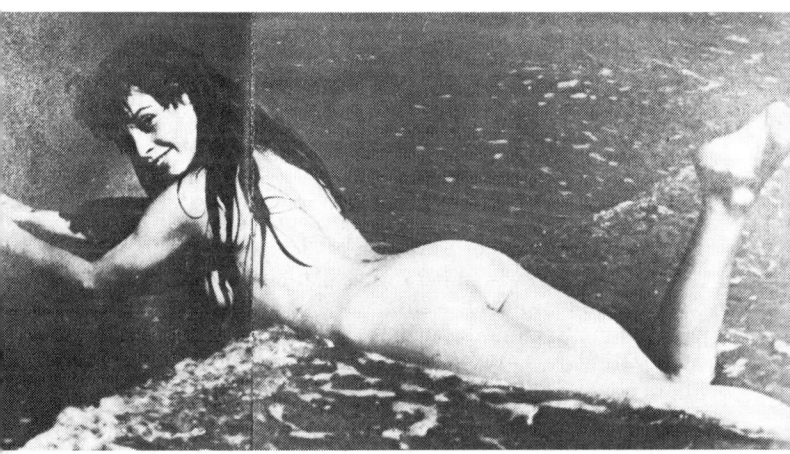

BB an der Côte d'Azur (1956).

Nach Rom, nach Steno und nach *Mio figlio Nerone* begannen am 13. Februar 1956 in den Studios Eclair die Dreharbeiten zu *En effeuillant la marguerite* (Das Gänseblümchen wird entblättert), der unmittelbare Vorläufer von ... *et Dieu créa la femme.*

Ein Quartett, das sich kannte (allerdings nicht in dieser Besetzung), hatte sich erneut zusammengetan, um die Starqualität von Brigitte Bardot in den Vordergrund zu stellen: Marc Allégret, der Regisseur und legitime Entdecker Brigittes, Roger Vadim, der Ehemann, Daniel Gélin, der Freund und – Brigitte selbst.

Roger hatte sich bei der Entwicklung und Ausarbeitung des Drehbuches für *En effeuillant la marguerite* auf einen Film der US-amerikanischen Schauspielerin Irene Dunne *(Theodora Goes Wild,* 1936) bezogen und eine Idee von William Benjamin zugrunde gelegt. Auch hier behielt er sich das Dialogeschreiben vor, und, was nicht ohne Bedeutung ist, er bestand vor Allégret auf einem Co-Star, den jeder Kinobesucher in Frankreich kannte: Daniel Gélin, der Freund der Familie Plemiannikov. Dieses »Paket« verkaufte Allégret dem Produzenten Pierre Schwab.

Wer allerdings erwartet hatte, Brigitte würde auf der Leinwand etwas Frevelhaftes vollziehen, sah sich getäuscht. Während ihrer Stripteasedarbietung verbirgt sie all das, was die Männerwelt von ihr sehen wollte, geziert hinter Vorhängen und Schleiern, und wenn man zuletzt, als die Maske fällt, Brigittes nackten Körper zu sehen gedenkt, fühlt man sich getäuscht, denn »nur« Nadine Tallier »entblättert« sich. Aber hier zunächst einmal ganz kurz die von Vadim ersonnene Handlung des Films:

Agnès Dumont (BB), die Tochter von General Dumont (Jacques Dumesnil), hat unter den Initialen A. D. ein Buch geschrieben, das die Bourgeoisie von Vichy in Aufruhr versetzt, weil es von Skandalen in der Kleinstadt berichtet. Papa Dumont erfährt, wer sich hinter »A. D.« verbirgt, gerät in Rage und will das widerspenstige Töchterlein in ein Mädchenpensionat stecken. Agnès jedoch entwischt der drohenden Strafe, indem sie ihrer Familie auf dem Bahnhof auskneift und einen anderen Zug in eine andere Richtung besteigt: in Richtung Paris, wo bereits ihr Bruder Hubert (Darry Cowl) lebt, der den Zwängen des strengen Elternhauses zu einem früheren Zeitpunkt entwichen war.

Im Zug lernt Agnès zunächst Roger (Robert Hirsch) kennen, der ihr mit der Fahrkarte seines Freundes Daniel (Daniel Gélin) aushilft. Daniel und Roger arbeiten für eine Pariser Tageszeitung,

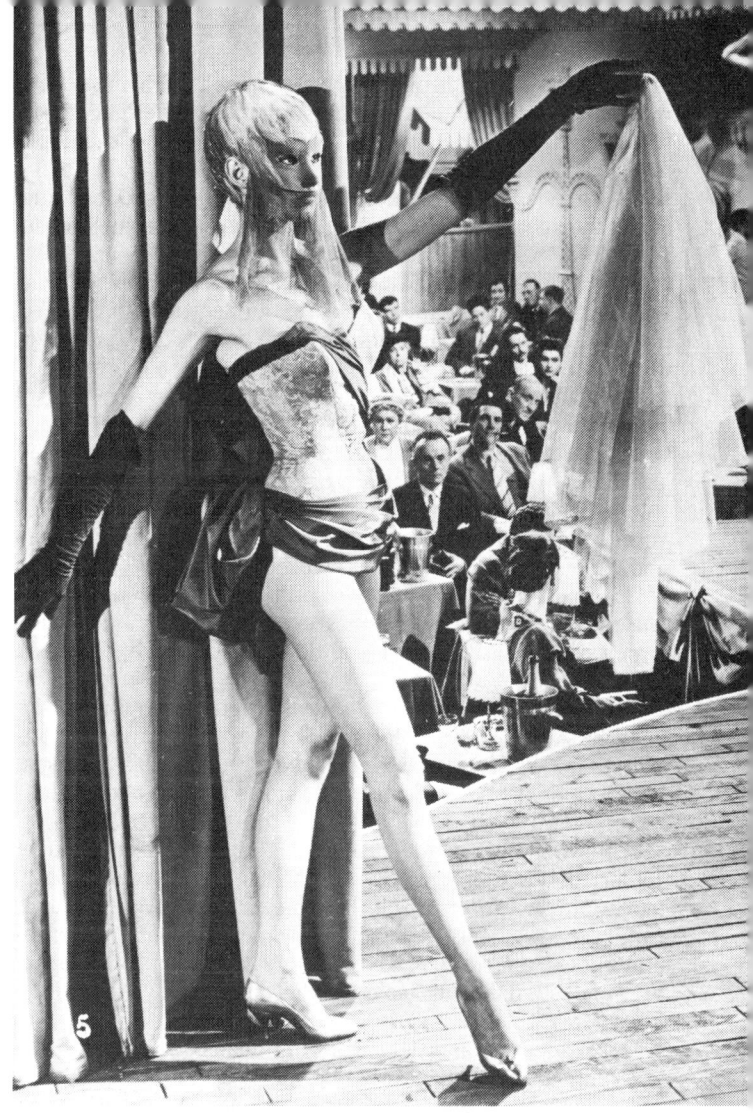

Brigitte als Striptease-Tänzerin in Marc Allégrets Film › En effeuillant la marguerite‹ (Das Gänseblümchen wird entblättert, 1956).

und zwar als Reporter und Fotograf. Zunächst fühlen sich die Beiden von Agnès hinters Licht geführt, als sie ihnen erklärt, sie sei eine junge Autorin auf der Suche nach einem Verleger ihrer neuesten literarischen Ergüsse. Und da junge Literaten nicht selten ohne jegliche finanzielle Mittel sind, werden Daniel und Roger zunächst einmal von Agnès angepumpt, was zu falschen Annahmen berechtigt.

Einmal in Paris, begibt sich Agnès in das Haus ihres Bruders, von dem in Vichy bekannt war, er sei ein großer Künstler und lebe nicht schlecht in Paris. In Wirklichkeit befindet sich Agnès allerdings im Pariser Balzac-Museum, wo Hubert den Posten eines Museumsführers bekleidet.

Die finanziellen Verhältnisse von Agnès bessern sich in der Großstadt auch nicht über Nacht, also verkauft sie mit Hilfe eines Taxifahrers (Mischa Auer) die Originalausgabe eines Balzac-Buches in der Annahme, es handele sich um das Eigentum ihres vermeintlich reichen Bruders. Als sich Hubert und Agnès endlich begegnen, stellt sich das Gegenteil heraus.

Das Buch von Balzac muß wieder her, aber die zweihunderttausend (alten) Francs, die Agnès von einem Buchhändler dafür erhielt, sind längst für Kleidung draufgegangen. Guter Rat ist teuer.

Der Hinweis auf einen Striptease-Wettbewerb bringt die hübsche Agnès auf eine Idee. Sie meldet sich bei den Veranstaltern und wird als letzte Kandidatin zum Bewerb zugelassen. Läßt sich denken, daß Agnès (allerdings mit Maske) den Wettbewerb gewinnt.

Mittlerweile hat sich Daniel, der bislang mit Magali (Nadine Tallier) liiert war, in Agnès verliebt, stellt aber auch der maskierten Striptease-Tänzerin nach, die keine andere als Agnès ist, aber vorgibt, eine italienische Schönheit namens Sophie zu sein, um hinter der Maske Daniels Liebe auf die Probe zu stellen. Verständlich, daß Agnès, die ebenfalls in Daniel verliebt ist, in Rage gerät.

Der Striptease-Veranstalter ruft zur Endausscheidung auf, die, wie kann es anders sein, in Vichy, dem Heimatort von Agnès, stattfindet. Zu den Juroren zählt auch General Dumont, der, als er erfährt, daß sein Töchterlein unter den Bewerberinnen ist, das Weite sucht.

Da hat Roger eine prächtige Idee. Die Maske wechselt die

Besitzerin, deren wahre Identität sich vor Daniel nicht länger verheimlichen ließ. Der Wettbewerb findet statt, und als die Maske auf der Bühne fällt, präsentiert sich Magali als Siegerin beim begeisterten Publikum.

Der General ist versöhnt, Hubert wird in allen Ehren wieder zu Hause aufgenommen, Roger und Daniel treten endlich ihre vorgesehene Reise nach Japan an, wobei allerdings noch anzumerken ist, daß Agnès (in Verbindung mit Daniel) mit von der Partie ist.

Brigittes natürlichem Talent, für erotischen Nervenkitzel zu sorgen, wurde voll Rechnung getragen, und da Vadim in seinem zweiten Drehbuch für Marc Allégret mehr oder minder freie Hand hatte, versäumte er es natürlich nicht, innerhalb der Filmhandlung auf seine eigene Person hinzuweisen: Als Agnès zum erstenmal in der Wohnung ihres Bruders Hubert auf Entdeckungsreise geht, wird sie durch Stimmen aus einem Zimmer erschreckt, die, zu ihrer Erleichterung, zu einem Hörspiel im Radio gehören. Der Rundfunksprecher verkündet zum Schluß des Hörspiels: »Sie hörten eine Funkbearbeitung von A. B. C. Vadim!«

Zunächst erscheint Brigitte noch recht bieder gekleidet, als sie zu Hause mit Papa Dumont in Streit gerät. Aber ihr praller jugendlicher Busen bietet unter dem obligaten Pullover einen geradezu idealen Blickfang. In Paris taucht sie noch mit kunstvoll geflochtenem Pferdeschwanz auf, den sie allerdings später, mit großstadtgerechter Bekleidung größerer Haarfülle opfert, um dann mit Kurzhaarperücke, armlangen Handschuhen, zu einem Höschen drapierter Schärpe und von Margueriten verdecktem Busen hinter dem Vorhang einer Bühne hervorzutreten. Wenn man den zahlreich erschienenen Zuschauern des Stripteaseabends ins Auge blickt, läßt sich unschwer erkennen, was in ihren Köpfen beim Anblick der halbentblößten Brigitte vorgeht.

Wer in Frankreich über Brigittes mangelhafte sprachliche Fähigkeiten (oder sagen wir: stimmliche Fähigkeiten) den Kopf schüttelte, hat den deutsch synchronisierten Film nicht vernommen. Ich möchte hier der Behauptung Nachdruck verleihen, daß Brigittes deutsche Synchronstimme (Margot Leonhard) nicht unerheblich am Gesamtleinwandimage der Französin in der Bundesrepublik beteiligt ist. Margot Leonhards Stimme wirkt so ungemein erotisch, so verführerisch, mitunter auch kindlichnaiv, dann wieder betörend, schmollend und aufreizend, daß man enttäuscht ist, wenn, zumindest in der BRD, mitunter eine andere Synchronsprecherin Brigitte Gehör verschafft.

Die italienischen Zensoren nannten Brigittes Darstellung »schamlos und unmoralisch«, die Franzosen verhüllten noch immer die Augen vor ihrem zukünftigen Nationaldenkmal und Exportartikel Nr. 1, aber die Briten, die Brigitte in *Doctor at Sea* und *La lumière d'en face* gesehen hatten, waren erneut begeistert. Brigitte hatte dort (und in Deutschland und den USA) erneut an Boden gewonnen.

Nach *En effeuillant la marguerite* zerfiel das Quartett Allégret-Vadim-Bardot-Gélin, um einem Trio zu weichen, das an das große Geld wollte, um jeden Preis. Zu diesem »großen Geld« gehörte der Skandal, der Erfolg durch den Skandal, wobei das »Objekt« Brigitte sich bedingungslos als drittes Glied diesem »teuflischen Trio« anschloß: Roger Vadim, Brigitte Bardot und Raoul J. Lévy.

KAPITEL 3

Das teuflische Trio

Wie bereits erwähnt, war Jacques Gauthier, der Produzent von *La lumière d'en face,* vorzeitig gestorben, ohne daß Brigitte den mit ihm unterzeichneten Vertrag über zwei weitere Filme hätte erfüllen können.

Dieser Kontrakt wurde von Ray Ventura übernommen, dem Onkel von Sacha Distel, dem Sänger, der, wie man sehen wird, zu einem späteren Zeitpunkt in Brigittes Leben treten sollte.

Ventura wiederum suchte nach einem ebenfalls produzierenden Partner und fand ihn in Raoul J. Lévy. Durch Lévy erhielt auch Roger die Chance seines Lebens, die Chance zur Filmregie, und er brachte Brigitte mit, seine Ehefrau, deren Filmkarriere nur noch eines kleinen Schubses bedurfte.

Dieser kleine Schubs vollzog sich im Sommer des Jahres 1956, als Vadim Raoul Lévy kennenlernte.

Raoul Lévy war zu jener Zeit eine Spielernatur gewesen. Den Krieg hatte er als Navigator eines Bombengeschwaders erlebt, war dann nach Mexiko und in die USA gegangen, wo er als Regie-Assistent mit dem Film in Berührung gelangte. Noch bevor er dreißig Jahre alt geworden war, hatte er bereits fünfmal vor dem finanziellen Ruin gestanden, aber seine Begabung als Filmprodu-zent mit einer Spürnase für das Besondere war ihm geblieben. Als Produzent der Filme *Identité judiciaire* (Rauschgift Curare, 1950), von Hervé Bromberger inszeniert, *Les orgueilleux* (Die Hoch-mütigen, 1953) mit Gérard Philipe und Michèle Morgan in den Hauptrollen unter der Regie von Yves Allégret und *La sorcière* (Die blonde Hexe/Das Mädchen aus dem Wald, 1956) mit Marina Vlady, Maurice Ronet und Nicole Courcel, hatte er sein Talent unbedingt unter Beweis gestellt. Er sagte von sich selbst: »Ich will schöne Filme machen!« Er sagte aber auch: »Und ich will sehr viel Geld dabei verdienen!« Eine ehrliche Meinung, der nichts hinzuzufügen ist.

In jenem Sommer traf also Vadim auf Lévy. Der Drehbuch-autor hatte ein Script fertiggestellt, von welchem er hoffte, es würde Lévy gefallen. Diesem gefiel es. Aber man hatte weder einen weiblichen Star, noch einen männlichen.

»Haben Sie eine Ahnung, wer das Mädchen spielen könnte?« fragte Lévy Vadim.

»Brigitte Bardot, meine Frau,« antwortete Vadim. Lévy gefiel auch das.

So weit, so gut. Fehlte noch der männliche Hauptdarsteller. Curd Jürgens hatte seinerzeit bereits eine internationale Filmkarriere begonnen. Vadim und Lévy entschieden sich für den Deutschen. Sie reisten nach München, um den Star für ihr Projekt gewinnen zu können.

Aber ohne ein fertiges Drehbuch wollte Curd Jürgens sich nicht auf ein fragliches filmisches Abenteuer einlassen, obwohl Lévy und Vadim ihn beeindruckt hatten, als sie im Münchner Hotel »Vier Jahreszeiten« eine ganze Etage gemietet hatten.

Dann war ihnen das Geld ausgegangen, und sie mußten nach Paris zurück.

Raoul Lévy fand für jene Zeit selbst die richtigen Worte: »Wir hatten wieder einmal kein Geld in den Taschen. Wir gingen zur Columbia wegen des finanziellen Hintergrundes für den Film, den wir machen wollten. Die Leute von der Columbia warfen uns zur Tür hinaus – aber wir kamen durchs Fenster wieder herein!«

Mit Curd Jürgens kam auch das Geld, dieser aber hatte nur fünfzehn Tage Zeit, in denen er sich... *et Dieu créa la femme* (Und immer lockt das Weib, 1956) widmen konnte.

Am 28. November 1956 begannen in dem seinerzeit noch verschlafenen Städtchen St. Tropez die Dreharbeiten. Roger Vadim hatte mit den Worten »Wenn ich nicht weiß, wie ich meine eigene Frau inszenieren soll, wer, zum Teufel, sollte es denn sonst können?« Lévy davon überzeugt, die Regie zu übernehmen. Die Spielernatur Lévy hatte auch hier zugestimmt, denn Vadim hatte zwar drei Drehbücher geschrieben, die verfilmt worden waren, aber vollkommen selbständig Regie geführt hatte er noch nicht.

Diesen Gesprächen waren allerdings noch erhebliche Schwierigkeiten vorausgegangen, die einer Klärung bedurften. Die Finanziers, die Lévy aufgetrieben hatte, waren anfangs durchaus nicht damit einverstanden, Vadim die Regie zu übertragen. Und

Brigitte in einer Szene aus ›En effeuillant la marguerite‹ Roger Vadims »Schöpfung« macht Eindruck.

70

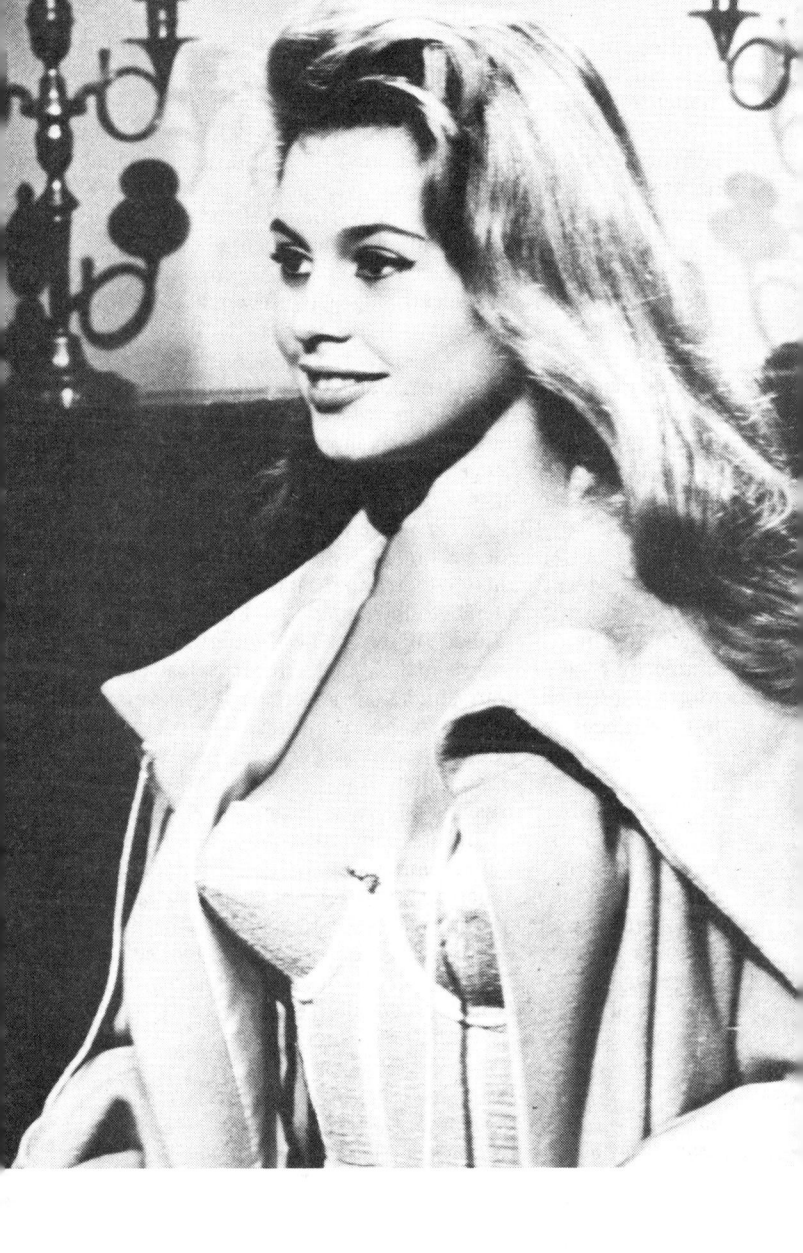

von Brigitte in der Rolle der Juliette Hardy waren sie ebenfalls nicht angetan, denn sie befürchteten, diese könne mit ihrem Starlet-Image den Film nicht zum Tragen bringen.

Als diese Klippen umschifft waren, meldete sich Brigitte selbst zu Wort, denn sie war mit Jean-Louis Trintignant, der ihren Liebhaber spielen sollte, keineswegs einverstanden.

»Warum bekomme ich keinen gutaussehenden Partner? Warum dieses Kind? Er schaut überhaupt nicht gut aus!«

Aber Vadim verstand es, seiner Frau mit Argumenten gegenüber zu treten, denen sie nichts entgegenzusetzen hatte. »Schau dir sein Gesicht an«, beschwor er sie. »Sein Gesicht ist sein Kapital.«

Trintignant, ein schüchterner Darsteller, der in Nîmes geboren worden war, erhielt die Rolle des Michel Tardieu.

Wie auch immer die Schwierigkeiten vor dem ersten Drehtag gelagert waren, der fertige Film, ... *et Dieu créa la femme,* rüttelte die gesamte Filmindustrie wach und veränderte sie weltweit.

Juliette Hardy (BB) ist im Waisenhaus aufgewachsen. Mit 18 gelangt die aufreizende Schönheit in die Obhut des kinderlosen Ehepaares Morin (Paul Faivre, Jeanne Marken), das in St. Tropez einen Zeitschriftenladen betreibt. Hinter dem Ladentisch dieses Geschäftes steht nun Juliette und zieht die Männerwelt des altertümlichen Städtchens mit magischer Kraft an. Selbst der alte Morin, der seit Jahren an seinen Lehnsessel gefesselt ist, versucht immer wieder, in Juliettes Nähe zu gelangen. Den Unwillen seiner Frau herausfordernd, beobachtet er vom Fenster aus, wie Juliette im Garten hinter dem Haus ausgiebig Sonnenbäder nimmt und dabei ihre weiblichen Reize freigebig zur Schau stellt.

Drei Männer sind es, die unter Juliettes zahlreichen Verehrern eine besondere Stellung einnehmen: Eric Carradine (Curd Jürgens), ein gutaussehender Vierziger, der allerlei zwielichtige Geschäfte betreibt und im Hafen eine Luxusjacht liegen hat, Antoine Tardieu (Christian Marquand), ein Frauenheld, und schließlich sein Bruder Michel (Jean-Louis Trintignant), der sich Juliette mit schüchterner Zurückhaltung nähert.

Antoine ist es, zu dem Juliette sich hingezogen fühlt. Als dieser

Nach den Urteilen der Fachleute tanzte Brigitte den »sinnlichsten Mambo des Jahres« in einem Nachtclub von St. Tropez für den Film ›...et Dieu créa la femme/Piace a troppi‹ (...und immer lockt das Weib, 1956).

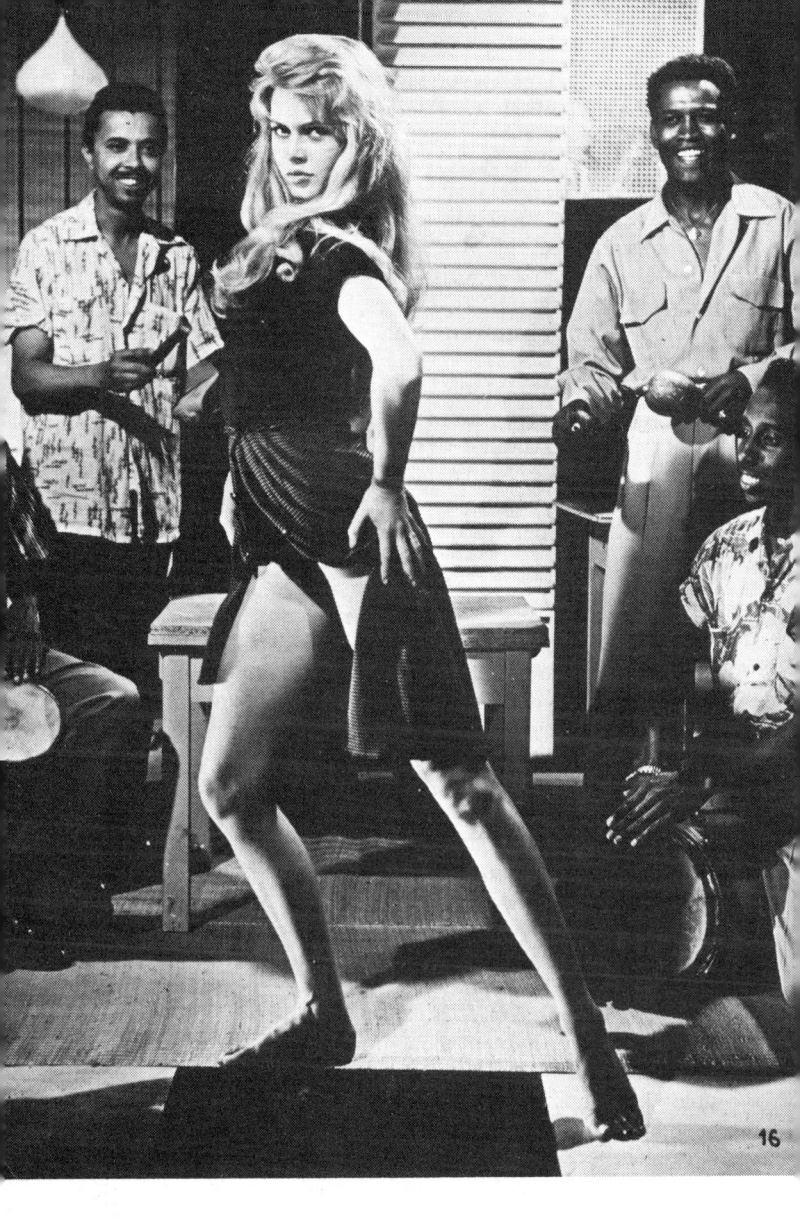

16

in Toulon eine neue Stellung annehmen soll, ist Juliette bereit, mit ihm durchzubrennen. Aber als Juliette den großsprecherischen Antoine belauscht, wie dieser vor seinen Freunden mit ihr prahlt, flieht Juliette in die Arme von Eric Carradine. Antoine verläßt gedemütigt St. Tropez.

Als Juliettes Pflegemutter beschließt, Juliette wieder, als schwer erziehbar, ins Waisenhaus zurückzuschicken, bleibt Juliette nur noch der Ratschlag des allmächtigen Carradine. Dieser hat es nicht schwer, den bescheidenen Michel Tardieu zu überreden, um Juliettes Hand anzuhalten.

Vom ganzen Ort belächelt und gegen den Willen seiner Eltern (Georges Poujouly, Marie Glory) bittet Michel Juliette, seine Frau zu werden. Sie nimmt den Heiratsantrag an, obwohl sie immer noch in Antoine verliebt ist. Michel kämpft um seine junge Frau gegen alle Angriffe und Nachstellungen und muß sogar Schläge von Freunden seines Bruders einstecken. Juliette ist entschlossen, bei Michel zu bleiben, was immer auch geschehen mag.

Eines Tages kehrt jedoch Antoine nach St. Tropez zurück, um zusammen mit Michel in die Dienste von Eric Carradine zu treten. In Juliette erwachen durch das ständige Zusammenleben die alten Gefühle für ihren Schwager mit kaum zu überwindender Heftigkeit. Als es auf See zu einem Unfall kommt, bei dem Juliette in Lebensgefahr gerät, rettet Antoine mit letzter Kraftanstrengung die junge Frau, die bei der körperlichen Berührung mit dem Manne, dem ihre Zuneigung gilt, die letzte Beherrschung verliert.

Michel erfährt sehr rasch von dem Vorgefallenen, und als Juliette, die ihm Schande gebracht hat, nicht länger an seiner Seite leben will, erweist er sich als ganzer Mann. Er verteidigt seine Frau gegenüber der Familie. Als er sie jedoch zurückholen will, kommt es zwischen den beiden Brüdern zu einem mörderischen Kampf, in dem Michel trotz seiner körperlichen Unterlegenheit Sieger bleibt.

Er findet seine Frau in einer Bar, wo sie, halbbetrunken, zu den Klängen einer Negerband, einen wilden Mambo tanzt und sich um so obszöner gebärdet, als sie ihren Mann erkennt. Sie will ihn abstoßen.

Michel verliert seine Beherrschung und schießt mit seiner Pistole auf Juliette. Er verletzt allerdings nur Eric Carradine

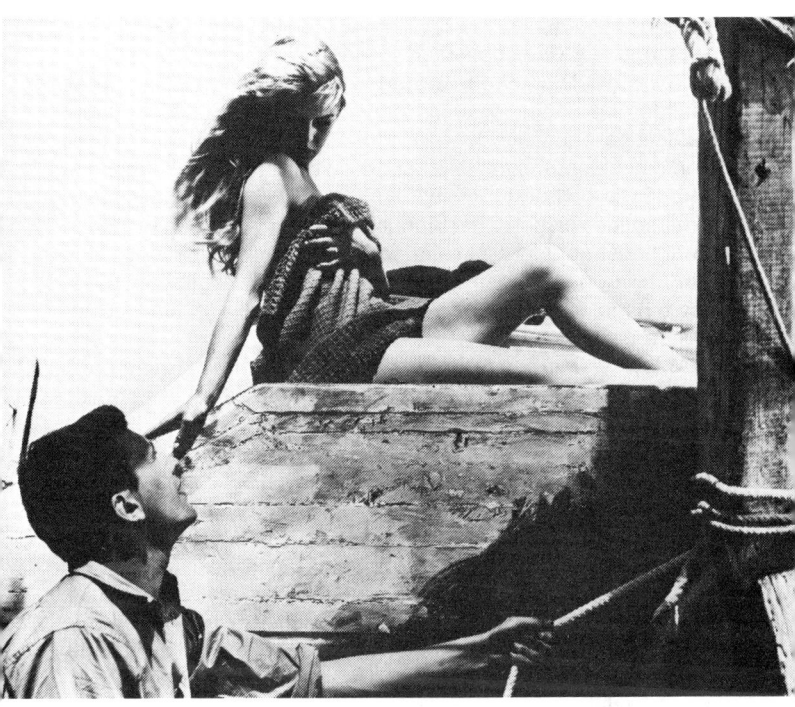

*Brigitte und ihr Partner Jean-Louis Trintignant in ›... et Dieu créa la femme/
Piace a troppi‹ (1956).*

leicht, der sich dazwischengeworfen hatte. Juliette erkennt nun
endgültig die Liebe ihres Mannes, der sie erst entschlossen
herumreißt, ohrfeigt, dann aber an der Hand nimmt und nach
Hause führt. Von nun an wird sie ihm eine treue Gattin sein.

Ein solch unmoralisches Weibsbild wie diese Juliette Hardy
hatte die Leinwand noch nicht gesehen. Alles, was Brigitte in
ihrer Darstellung anbot, konnte man als Einladung zum Koitus
ansehen: ihre Tänze, ihren Striptease, ihre herausfordernden
Blicke, ihre einladenden Gesten. Realismus hieß Vadims Devise,
endgültiger Bruch mit sozialen Tabus.

Diese Juliette Hardy konnte die Männerwelt um das letzte
Fünkchen Verstand bringen. Gary Cooper, der den Film gesehen

hatte (in Venedig), soll gesagt haben: »Ich hätte mir besser einen Sack über das Gesicht ziehen sollen!«

So begründete sich also der »Mythos B. B.«: Sie, das Naturkind, Tochter der Sonne, entsteigt in der Figur der Juliette als kaum bekleideter fraulicher Körper dem Meer, schreitet, die Formen von einer halboffenen, leichten Bluse umschmeichelt, über den Strand wie die Priesterin eines Kultes und läßt sich treiben, überschäumend von tierischer Sinnlichkeit, ganz von ihrem Begehren und ihren Launen beseelt. So, wie sie sich zeigt, wie sie sich gibt, nimmt sie uns gefangen, macht uns zu ihren Sklaven, zieht uns in ihren Bann, wobei es die triebhafte Erotik zu sein scheint, die uns sosehr fesselt.

Wie … *et Dieu créa la femme* zeigt, präsentiert sich Brigitte vollkommen frei, fernab von allen sexuellen Tabus, die sich innerhalb unserer Gesellschaft etabliert hatten. Man hätte diese Juliette als eine Art Hure bezeichnen können, wenn man den Film allerdings heute betrachtet, kann man ihn noch nicht einmal mit dem Wort »Soft-Porno« umschreiben. Wer Brigitte nackt sehen will, muß schon ein schnelles Auge haben. Und die Szenen, die Vadim 1956 als realistisch inszenierte (Juliettes Hochzeitsnacht), wären nach heutigen Maßstäben bei weitem nicht realistisch genug. Man kann … *et Dieu créa la femme* nur nach der Zeit kritisieren, in der der Film entstand. Was den Realismus anbelangt, so bedeuteten die Bettszenen der Hochzeitsnacht mit Trintignant für Brigittes Privatleben eine einschneidende Veränderung. Sie, die den jungen Schauspieler nicht als Partner hatte haben wollen, zog nach Beendigung der Dreharbeiten mit ihm von dannen. Zurück blieb Roger Vadim, der seinen Realismus zu weit getrieben hatte. Immer und immer wieder hatte er sein Protegé zu mehr Leidenschaft während der Kußszenen angetrieben, denn als die Kameras während dieser Szenen zu surren aufhörten, küßten sich Brigitte und Jean-Louis Trintignant auf ihrem Lager in den La Victorine-Studios von Nizza noch immer.

Film und Privatleben waren für Brigitte zu einer Einheit geworden, zum ersten Mal – und nicht zum letzten Mal.

»Ich bitte dich, das Ende des Films abzuwarten. Danach kannst du tun und lassen, was du willst«, soll Vadim gesagt haben.

Und Raoul J. Lévy fand folgende Worte nach diesem Vorfall: »Der Regisseur hatte gewonnen, der Ehemann hatte verloren!«

Inwieweit Vadim sich in seiner Eitelkeit verletzt gefühlt haben

muß, sei dahingestellt. Sein mit allen Fasern seines Körpers ange-
strebtes Ziel hatte er erreicht: Er war zum Filmregisseur avan-
ciert.

Von der Filmindustrie, den Kritikern, den Zensoren als »Satan
persönlich« bezeichnet, blieb Vadim auch im späteren Leben
konsequent. Das erste Kapitel seiner Autobiographie betitelte er
mit »Die Memoiren des Teufels«. Aber was hatte er eigentlich aus
Brigitte in … *et Dieu créa la femme* gemacht? Einen Vamp? Eine
Nymphe, eine Lolita?

Wohl von allem etwas, aber von allem war bereits etwas in
Brigitte selbst. Von schauspielerischer Leistung kann keine große
Rede sein: Brigitte spielte sich selbst, ja, sie spielte sich noch nicht

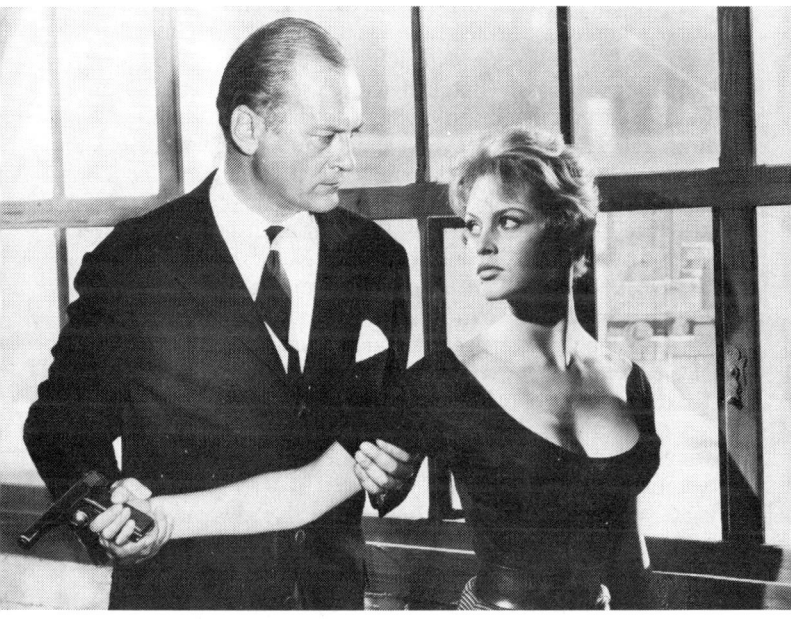

*Mit hartem Griff entwendet der reiche und zweifelhafte Eric Carradine (Curd
Jürgens) der eifersüchtigen Juliette Hardy (BB) den Revolver, mit dem sie auf
ihn geschossen hatte. Eine Szene aus Roger Vadims Film ›… et Dieu créa la
femme/Piace a troppi‹ (1956), der Brigittes Weltruhm begründete und den
»Mythos BB« heraufbeschwor.*

einmal – sie *war* diese Juliette. Sie war sie geworden, weil alles, was in ihren Talenten zum Vorschein gelangte, von Vadim geweckt, gefördert und lanciert worden war. Hatten die beiden nicht jahrelang über all die endlosen Filmtheorien gesprochen, so daß die Ergebnisse dieser Gespräche in diesem einen Film kulminieren mußten?

Vadim kannte Brigitte so gut, daß er die einzige Person in ihrem bisherigen Leben gewesen war, der sie Respekt entgegenbrachte, in die sie Vertrauen gehabt hatte, die sie beschützt und gefördert hatte, geformt nach seinen Vorstellungen.

Vadim kannte Brigittes natürliche Instinkte, also war er auch dazu in der Lage, ihr sozusagen ein Drehbuch »auf den Leib zu schreiben«.

Abgesehen davon, daß Vadim seine Ehefrau, sein Modell, seine Schöpfung, seine Kreation verlor, gab es nach Beendigung von ... *et Dieu créa la femme* eigentlich nur Sieger, Triumphierende, zumindest was die Beteiligten an diesem Film betraf. Raoul J. Lévys Spürnase hatte ihn nicht getrogen. Wenn auch nicht in Frankreich, so wurde der verliehene Film weltweit ein Erfolg. Er spielte acht Millionen Dollar ein, mehr als das Fünfzigfache seiner Herstellungskosten. Allein für die Verleihrechte in den USA kassierte Lévy 200 000 Dollar, und zwar noch als eine Verzweiflungstat, denn in Paris blieb der Film weit unter den Erwartungen des Produzenten. Allein in Hongkong benötigte ... *et Dieu créa la femme* lediglich eine Woche, um den Betrag einzuspielen, den Pariser Kinobesucher in einem Jahr für die Betrachtung ausgegeben hatten. In Deutschland und in Großbritannien standen die Kinobesucher wochenlang Schlange.

Christian Marquand, Curd Jürgens und Jean-Louis Trintignant waren einen erheblichen Schritt in ihren Karrieren vorangekommen.

Roger Vadim hatte sein Langzeitziel als Regisseur erreicht.

Brigitte Bardot selbst hatte sich zu einem absoluten Weltstar gemausert. Die jungen Mädchen imitierten ihre Frisur, ihren lasziven Gang, dem einer Marilyn Monroe durchaus ähnlich.

Die Franzosen hatten einen neuen Superstar der Leinwand, von einer Größenordnung, die dort bislang noch nicht dagewesen war.

Aber gerade dort machte sich ein Unverständnis breit, eine Art Haß, der daran erinnerte, daß der Prophet im eigenen Lande nichts gilt. Brigitte wußte zu keiner Zeit mit diesem Haß etwas anzufangen: »Sie (die Franzosen) sagen, ich hätte kein Herz, ich sei egoistisch und labil. Sie sagen, ich würde Partnerschaften zerstören, ich sei eine Gefahr für die Jugend. Wenn ich die Straße entlanggehe, fühle ich, daß die Leute hinter mir kichern. Ich habe den Eindruck, daß sie mich mit ihren Augen ausziehen. Sie sehen mich so wie es ihnen meine Filme zeigen: den ganzen Tag auf der faulen Haut liegend, mit Millionären beschäftigt und Premierministern. Das ist nicht wahr. Jeder kann mein Freund sein – wenn er nett und amüsant ist.«

Brigittes Image der *femme fatale* war entstanden. Man sah in ihr das unmoralische weibliche Wesen, das die Männer reihenweise in die Betten zog und ebenso schnell wieder herausdrängte, ganz nach ihrem Gusto und ganz nach ihrem Belieben.

Dieses Image sollte ihr noch lange anhaften und noch lange zu schaffen machen. Aber sie selbst tat auch sehr wenig, um dieses ungeliebte Image loszuwerden. Ganz im Gegenteil: Nach der Trennung von Roger Vadim und nach der Scheidung (und schon vorher) folgte unablässig Mann auf Mann, Geliebter auf Geliebter, es folgten Ehemann Nr. 2 und Ehemann Nr. 3; worüber an anderer Stelle zu lesen sein wird.

Für ... *et Dieu créa la femme* zahlte Raoul Lévy an Brigitte 15 000 Dollar Gage, die höchste Gage, die sie bislang erhalten hatte.

Roger Vadim begann unmittelbar nach ... *et Dieu créa la femme* seinen zweiten Film als Regisseur: *Sait-on jamais?* (Spuren in die Vergangenheit, 1956), der ebenfalls von Raoul Lévy produziert wurde. Wäre ... *et Dieu créa la femme* in Frankreich von Anfang an ein Erfolg gewesen, wäre Brigitte der weibliche Star von Vadims zweitem Film gewesen. Doch so verfuhren Lévy und Vadim ähnlich wie bei ihrem ersten filmischen Unternehmen, holten sich einen männlichen Star aus Deutschland (O. E. Hasse), einen jungen Darsteller aus Frankreich (Robert Hossein) und besetzten die weibliche Hauptrolle mit Françoise Arnoul, von der man wußte, daß sie die Zuschauer an die Kinokassen locken konnte.

Erst als ... *et Dieu créa la femme* ein weltweiter Erfolg wurde und die Verleiher auf dem Kontinent und in Übersee begierig nach älteren Filmen mit Brigitte fragten, unterzeichnete sie mit Lévy einen Vertrag über vier weitere Filme, wobei ihr pro Unternehmung eine Garantiegage von 25 000 Dollar zugesichert wurde sowie ein kleiner Prozentsatz der Gewinne.

Die Zensoren hatten mit ... *et Dieu créa la femme* keine sonderlich großen Schwierigkeiten. Was hätten sie rausschneiden sollen? Die Bettszenen mit Trintignant, wo all das, was man von Brigitte so gern gesehen hätte (Busen, Scham) entweder von Trintignants Oberkörper oder dem Zipfel eines Bettlakens verdeckt war?

In den USA wetterte die römisch-katholische Kirche gegen den Film und bezeichnete ihn schlichtweg mit dem Wort »Schmutz«, die Zeugen Jehovas zogen gegen seine öffentliche Vorführung zu Felde, aber als man merkte, daß der Film dadurch lediglich eine ungeahnte Publicity erhielt, gaben sich die Moralapostel geschlagen.

In Frankreich wurde der fertige Film um ein paar Minuten gekürzt, die Amerikaner schnitten eine Szene heraus, wo Brigitte, ein Fahrrad schiebend, über die Straße geht ... »wegen ihres Ganges. Der sagt zuviel!«

Brigittes Ehe mit Roger Vadim wurde am 6. Dezember 1957 in Paris geschieden, nachdem man knapp fünf Jahre miteinander verheiratet gewesen war und sich acht Jahre zuvor zum ersten Mal gesehen hatte.

Aber vor diesem Scheidungstermin drehte Brigitte noch drei Filme und begann die Arbeit an einem vierten: *La mariée est trop belle* (Die Braut war viel zu schön, 1956), *Une Parisienne* (Die Pariserin, 1957), *Les bijoutiers du clair de lune* (In ihren Augen ist immer Nacht, 1957) und *En cas de malheur* (Mit den Waffen einer Frau, 1957).

KAPITEL 4

Wie man ein Sexsymbol vermarktet
(1957–1959)

Jean Cocteau (1889–1963), der große französische Drehbuch-
autor und Regisseur, Romancier und Dichter, schrieb 1962:
»Ich habe der Geschichte stets die Mythologie vorgezogen.
Die Geschichte ist aus den Wahrheiten entstanden, die zu Lügen
werden, die Mythologie aus Lügen, die zu Wahrheiten werden.
Es ist ein Zeichen unserer Zeit, unmittelbar Mythen zu schaffen,
und zwar in allen Bereichen. Die Presse bemüht sich darum,
gewisse Personen zu erfinden, die es gibt, und sie in ein imagi-
näres, dem ihren überlagertes Leben zu hüllen.«
»Brigitte Bardot bietet uns ein perfektes Beispiel dieser eigen-
artigen Mischung. Vermutlich hat das Schicksal sie an genau den
Platz gestellt, an dem Traum und Wirklichkeit sich vermischen,
ineinander fließen. Ihre Schönheit, ihr Talent, das alles ist unbe-
streitbar, doch sie besitzt etwas Unbekanntes, das die Götzen-
anbeter einer gottlosen Zeit herbeilockt.«
Von Brigittes zahlreichen Produzenten waren in der Vergangenheit und in der Zukunft immer einige Frauen gewesen; Betty
Box beispielsweise, oder Mag Bodard. Sie fühlte sich von Frauen
besser verstanden, und von Christine Gouze-Renal, der Frau des
Schauspielers Roger Hanin, ganz besonders. Ungeachtet des
Vertrages mit Lévy drehte Brigitte also auch Filme für andere
Produktionsgesellschaften.
Obwohl ihr, insbesondere von Hollywood, unmittelbar nach
… *et Dieu créa la femme*, goldene Berge versprochen worden
waren und ihrer Agentin, Olga Horstig-Primuz, gewaltige Ver-
tragswerke von führenden Hollywood-Studios zur Unterzeich-
nung vorgelegt wurden, blieb Brigitte in ihrem Heimatland.
Obwohl sie sich zu einer guten Geschäftsfrau entwickelte, die
ihr Geld geschickt anlegte, konnte das 250 000 Dollar-Angebot
aus Hollywood sie nicht von Paris fortlocken.
Viel lieber nahm sie von Christine Gouze-Renal das Angebot
an, mit Micheline Presle und Louis Jourdan, die beide ihre Holly-

woodzeit hinter sich hatten, die weibliche Hauptrolle in *La mariée est trop belle* zu spielen. Regie führte Pierre Gaspard-Huit, der ein Jahr zuvor einen Kriminalfilm mit Marina Vlady, Peter van Eyck und Jean Gaven *(Sophie et le crime)* und eine Filmkomödie mit Dany Robin und Daniel Gélin *(Paris canaille)* gemacht hatte.

In Brigitte hatten die Franzosen nun wieder einen Filmstar von Weltgeltung, dem man allerdings mit gemischten Gefühlen gegenübertrat. Aber nun galt es, ihn herzuzeigen.

Die Zeitschriften-Verleger Judith (Micheline Presle) und Michel (Louis Jourdan) formen aus der Dorfschönheit Cathérine (BB) das Spitzen-Covergirl Chouchou. Dies geschieht in Paris. Bald darauf ahmen die Teenager Frankreichs den Stil von Chouchou nach. Ein Mythos entsteht.

Patrice (Jean-François Calvé) verliebt sich in Chouchou, diese aber schenkt ihre Zuneigung Michel. Michel ist nicht unbeeindruckt, hält Chouchou allerdings für ein Kind. Die gewiefte Chouchou aber weiß, was sie will, gibt sich Patrice und einigen Kameramännern hin. Das wiederum stört Michel. In Chouchous Dorfkirche werden Michel und die ehemalige Cathérine ein Ehepaar.

Wie dieser kurz geschilderte Handlungsablauf zeigt, war den Produzenten daran gelegen, Episoden aus Brigittes Vergangenheit herbeizuzitieren, die den einmal um ihre Person entstandenen Mythos aufgriffen und ausbeuteten.

Auch Brigitte war, wie diese Cathérine in *La mariée est trop belle,* Cover-Girl gewesen und hatte einen Mythos heraufbeschworen. BB spielte sich also selbst. Wo mußte sie also eine Grenze ziehen, die Realität und Fiktion voneinander zu trennen vermochte?

In *Une Parisienne,* ein Jahr später, kommt ihre Brigitte Laurier aus gutem Hause, was wiederum eine Anspielung auf ihre Vergangenheit bedeutete, zumal Brigitte ihren Vornamen gleich mit in den Filmpart übernehmen durfte.

Brigitte (BB), die Tochter des französischen Staatspräsidenten Garnier (André Luguet) ist leidenschaftlich in den Kabinettschef ihres Vaters, Michel Legrand (Henri Vidal) verliebt. Michel, dem diese Zuneigung vollkommen gleichgültig ist, hat ein intimes Rendezvous mit der Gattin des eifersüchtigen Oppositionsführers Herblay (Noël Roquevert), das Brigitte zu verhindern weiß. Als man sie in kompromittierender Lage mit Michel Legrand

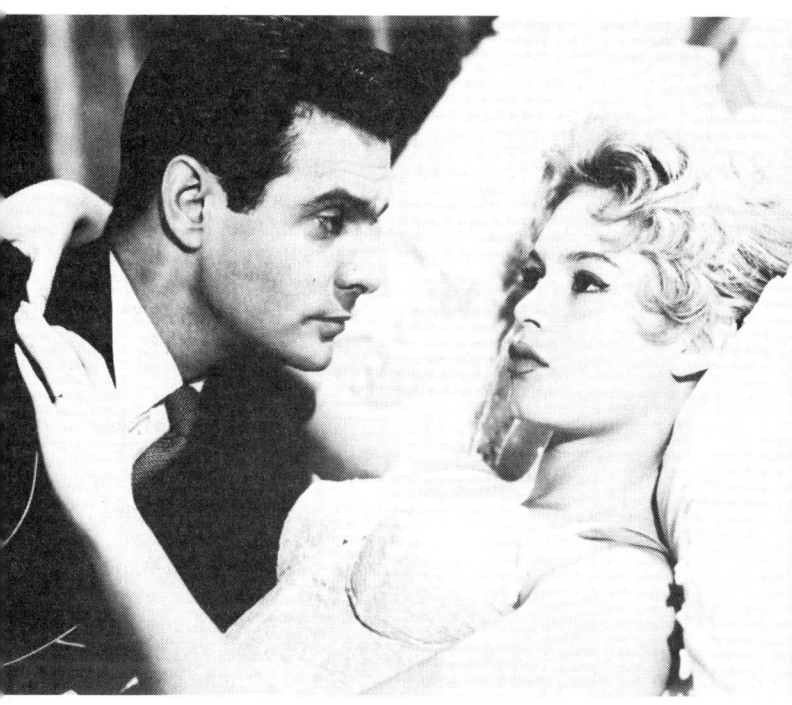

Brigitte Bardot und Louis Jourdan in ›La mariée est trop belle‹ (Die Braut war viel zu schön, 1956), einem Film von Pierre Gaspard-Huit.

entdeckt, bleibt dem Ehrenmanne nichts anderes übrig, als Brigitte vor den Traualtar zu führen.

Hoher Besuch hat sich in Frankreich angesagt: Königin Greta-Frederika-Luisa (Nadia Gray) und Prinz Charles (Charles Boyer). Brigitte trägt zwar jetzt den Namen Legrand, aber Michel liebt seine Frau nicht, vielmehr trifft er sich mit seiner früheren Freundin Monique (Madeleine Lebeau). Aber auch hier macht Brigitte ihrem Mann einen Strich durch die Rechnung, so daß Monique zornbebend das Haus verläßt.

Beim abendlichen Empfang am ersten Tag des Staatsbesuches sprechen Michel und Brigitte von Scheidung. »Der erste Mann, der durch die Tür kommt, wird mein Geliebter«, sagt Brigitte herausfordernd, doch Michel ist das wiederum gleichgültig. Wie sich denken läßt, erscheint daraufhin bald Prinz Charles, den Brigitte mit weiblicher List für sich zu gewinnen weiß. Tags darauf befinden sich die beiden bereits an der Côte d'Azur und erleben dort allerlei teils lustige, teils merkwürdige Dinge.

Michel, in Paris zurückgeblieben, verspürt zum ersten Mal so etwas wie Eifersucht. Als Brigitte und Prinz Charles tags darauf wieder in Paris sind, gesteht Michel seiner Frau seine Eifersucht, und während Prinz Charles und seine Königin vom Flughafen aus zurück in ihre Heimat fliegen, schmiegt sich Brigitte zärtlich an ihren Gatten, denn sie fand den Beweis seiner Liebe.

Regie bei *Une Parisienne* führte erneut Michel Boisrond, mit dem Brigitte zwei Jahre zuvor *Cette sacrée gamine* gedreht hatte.

Immerhin kam sie hier von ihrem Image des »kleinen Biestes« ein wenig weg, und Michel Boisrond hatte Gelegenheit, die Stilmittel der Filmkomödie wohlgesetzter zu präsentieren. Boisrond war nicht viel älter als Brigitte, und sie mochte seine Filme.

»Er ist wundervoll«, sagte sie. »Michel ist jung, so wie wir, und er weiß ganz genau auszudrücken, wie die Jungens und Mädchen unserer Generation fühlen und wie sie sich verhalten.«

Brigitte wurde hier mit Charles Boyer zusammengebracht, einem legendären Leinwandliebhaber, der zahllose Filmschönheiten als Partnerinnen gehabt hatte. Die Handlung führte sie erneut an ihre geliebte Côte d'Azur, wo verschiedene Außenaufnahmen mit ihr und Charles Boyer entstanden.

Mit Henri Vidal, der für sie ein geradezu idealer Partner war, traf sie erneut bei *Voulez-vous danser avec moi?* zusammen, während Boisrond wiederum Regie führte.

Dieses Trio Vidal-Boisrond-Bardot hätte sicherlich noch weitere Filme hervorgebracht, aber die Partnerschaft nahm kein glückliches Ende, denn Henri Vidal starb am 10. Dezember 1959 erst vierzigjährig an den Folgen eines Herzanfalls in Paris.

Geschäftlich war das Jahr 1957 für Brigitte besonders ergiebig. Ihre Gagen stiegen, ihre Fotos waren »heiße Ware«.

In St. Tropez kaufte sie sich ihr Haus La Madrague, das zu ihrer Sommerresidenz wurde, und damit niemand sehen konnte, was

Brigitte als Chouchou in ›La mariée est trop belle‹ (1956).

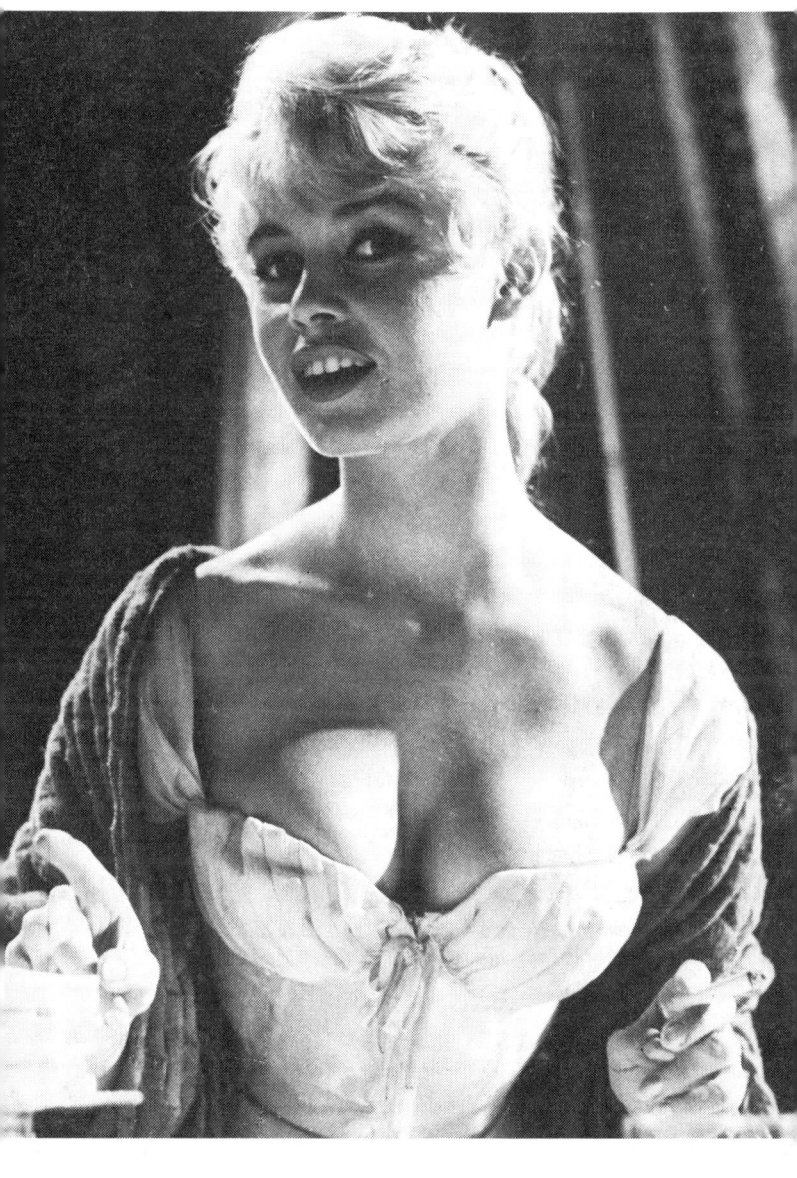

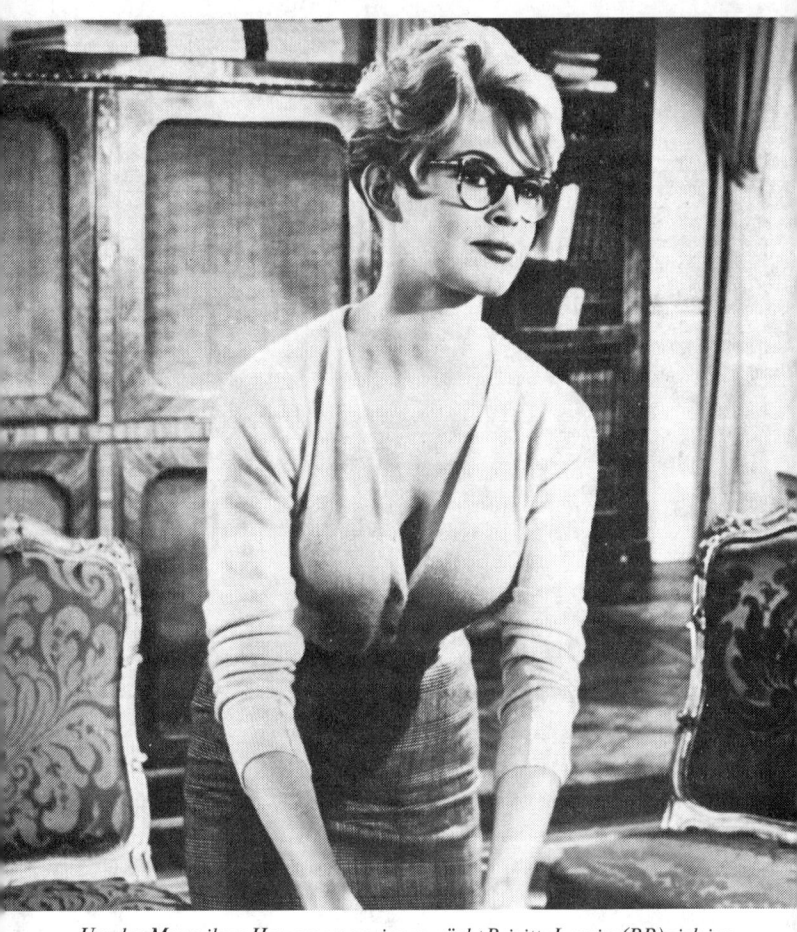

Um den Mann ihres Herzens zu gewinnen, rückt Brigitte Laurier (BB) sich ins rechte Licht. Eine Szene aus ›Une parisienne‹ (Die Pariserin, 1957).

dort vor sich ging, ließ sie eine hohe Mauer errichten, denn Touristen und Fotoreporter sind im allgemeinen recht neugierig, und wenn Brigitte sich in der Öffentlichkeit blicken ließ, zog sie beständig eine riesige Horde dieser Spezies Mensch hinter sich

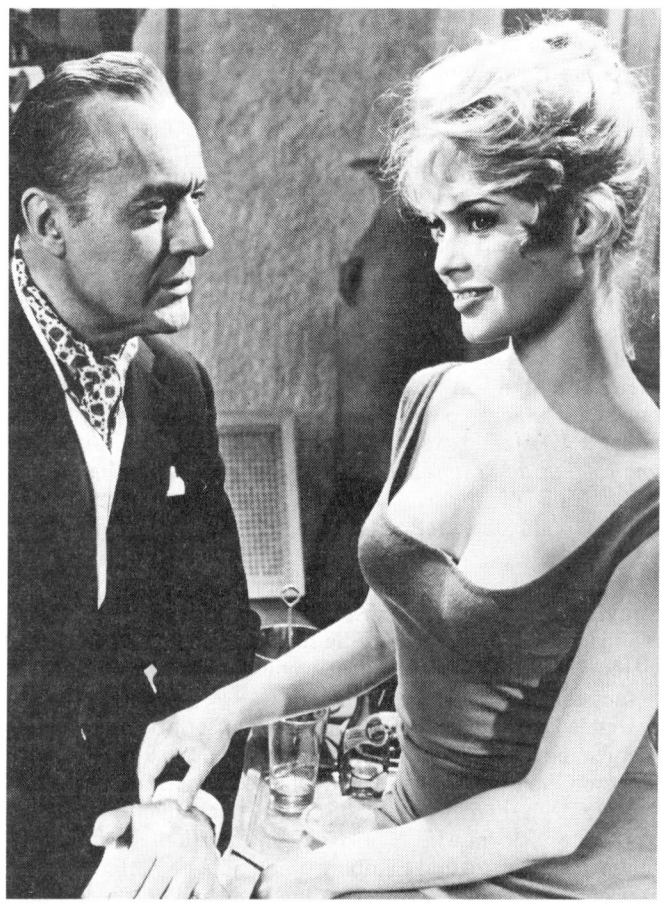

Prinz Charles (Charles Boyer) dient der listigen Brigitte Laurier (BB) auf vorzügliche Weise, damit diese den Kabinettchef (Henri Vidal) der französischen Regierung in ›Une Parisienne‹ (1957) für sich gewinnen kann.

her. Sie verdiente zwar durch die Filmkameras eine Menge Geld, aber die Kameras der Fotoreporter mußte sie als Feinde betrachten, die ihr Privatleben zerstörten.

In Paris erstand sie ein Apartment in der Avenue Paul Doumer

71 unweit ihres Elternhauses, wo Totty und Pilou residierten. Diese hatten mittlerweile zu Brigittes Profession eine andere, positivere Einstellung gewonnen, denn es schmeichelte ihnen durchaus, daß ihre Tochter den Status eines Weltstars erlangt hatte. In den USA riß man sich um Brigittes Filme.

Marilyn Monroes Niedergang, der nicht mehr aufzuhalten war, leistete Brigittes dortigem Status Vorschub.

In der Avenue Paul Doumer 71 ging nicht nur Jean-Paul Trintignant ein und aus (wenn es Drehpausen und Militärdienst erlaubten), sondern auch Raoul Lévy und Roger Vadim.

Mit beiden Männern hatte Brigitte einen Vertrag: Mit Lévy den Filmvertrag, mit Vadim den Ehevertrag – aber nur an den ersten fühlte sie sich gebunden.

Roger Vadim hatte gemeinsam mit Peter Viertel, dem Drehbuchautor, nach einer Novelle von Albert Vidalie ein neues Script entworfen, das die Basis für Brigittes neuen Film *Les bijoutiers du clair de lune* bildete. Raoul Lévy hatte die Italienerin Alida Valli durch seine römischen Mitproduzenten übernommen und Stephen Boyd für die Rolle des Mörders Lambert verpflichtet.

Vadim brachte zu den Außenaufnahmen in Spanien Annette Stroyberg mit, eine schwedische Schauspielerin, die Madame Plemiannikov Nr. 2 wurde und die er nach Brigittes Vorbild zu lancieren versuchte, allerdings mit wenig Erfolg, wie sich später herausstellen sollte.

Ursula Desfontaines (BB), eine junge Pariserin, reist nach Südspanien, um bei ihrem Onkel Ribera (Pépé Nieto) und seiner viel jüngeren Frau Florentine (Alida Valli) die Ferien zu verbringen.

Kurz nach ihrer Ankunft auf dem herrschaftlichen Landgut des Grafen Ribera wird Ursula Zeugin einer Unterredung zwischen ihrem Onkel und Lambert, einem jungen Mann aus dem benachbarten Dorf, der von dem Gutsbesitzer die Gründe erfahren will, die seine Schwester in den Selbstmord getrieben haben. Lambert macht Ribera für den Tod seiner Schwester verantwortlich. Eine blutige Auseinandersetzung folgt dem Wortgefecht. Lambert wird nicht unerheblich verletzt.

Florentine pflegt, unterstützt von Ursula, den Verletzten, wobei Ursula vom Charme des jungen Mannes fasziniert ist; dieser aber hat nur Augen für die reifere Florentine, die zum erstenmal ihre kühle Zurückhaltung vergißt.

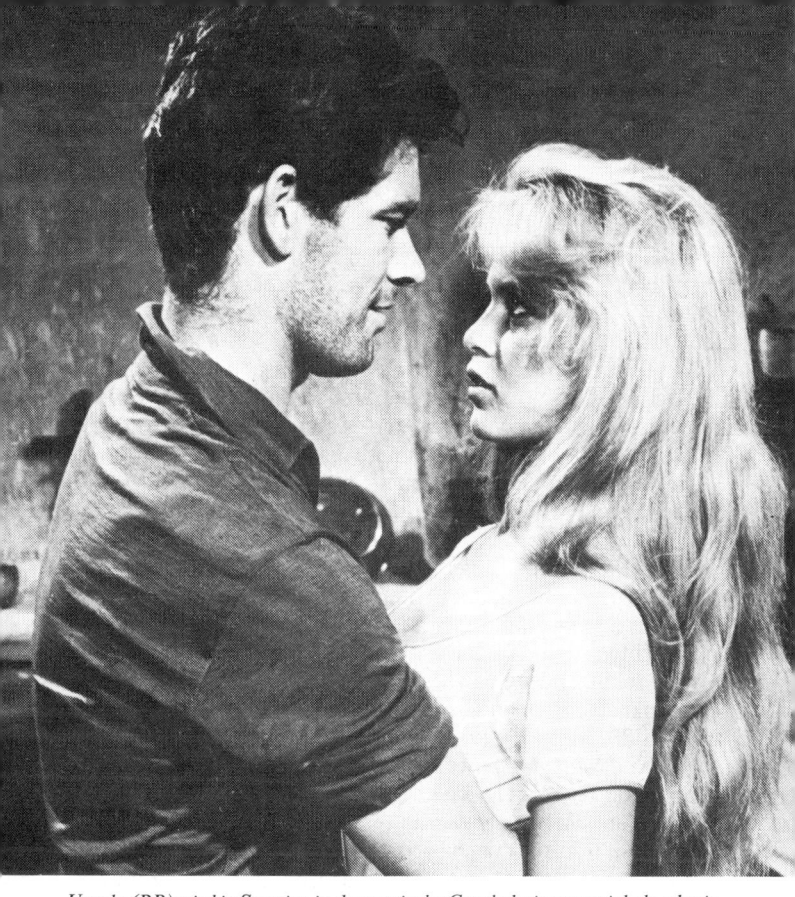

Ursula (BB) wird in Spanien in dramatische Geschehnisse verwickelt, als sie an der Seite von Lambert (Stephen Boyd), einem von der Polizei gesuchten Mörder, Himmel und Hölle einer hemmungslosen Leidenschaft durchlebt. Eine Szene aus dem Roger-Vadim-Film ›Les bijoutiers du clair de lune‹ (In ihren Augen ist immer Nacht, 1957).

Ribera, der von einem Treffen zwischen Florentine und Lambert erfahren hat, gerät erneut mit diesem aneinander. Im Verlaufe eines zweiten Kampfes findet Ribera durch die Hand von Lambert den Tod. Die Polizei kann den Mörder nicht dingfest machen, da Florentine schweigt, weil sie Lambert liebt. Dieser verschafft sich in der Nacht Zugang zu Florentines Haus, die ihren Mann gerade beerdigt hat. Als sie hofft, in den Armen Lamberts endlich die große Erfüllung ihrer Sehnsüchte zu finden, wird sie enttäuscht, denn dieser ist nur an seinem Alibi für den Mord interessiert.

Ursula, die von Florentines und Lamberts Treffen erfährt, empfindet brennende Eifersucht, denn auch sie hat sich in Lambert verliebt. Als Lambert von der Polizei verhaftet wird, sinnt sie auf dessen Befreiung, während die in ihrem Stolz verletzte Florentine regungslos in ihrer Enttäuschung verharrt.

Ursula sorgt für die Befreiung Lamberts und schließt sich ihm, wider seinen Willen und wider besseres Wissen auf seiner Flucht vor dem Gesetz an. Auf dem ersten gemeinsamen Nachtlager finden die beiden in einer verlassenen Mühle die erste Bestätigung ihrer keimenden Liebe.

Auf der ständigen Flucht vor den Verfolgern fliehen Ursula und Lambert in die Berge. Hier gibt er vor, im Ausland unterzutauchen, hintergeht aber Ursula in ihrer Zuneigung und trifft sich wieder mit Florentine. Als die Polizei, von Florentine benachrichtigt, den Mörder stellt und auf ihn schießt, wirft sich Ursula schützend vor den Mann. Von den Kugeln tödlich getroffen, sinkt sie in seinen Armen zu Boden.

Vom 28. Juni 1957 an wurde in drei Sprachen gedreht. *Les bijoutiers du clair de lune* wurde für viele Beteiligte zum Alptraum. Sturm und regnerisches Wetter beeinflußten die Dreharbeiten und legten sie zum wiederholten Male lahm. Brigitte wurde krank, mußte zurück nach Paris und kam für ein paar Tage an die Drehorte zurück. Sie war müde, fühlte sich ausgelaugt, zumal sie gerade erst *Une Parisienne* beendet hatte.

Stephen Boyd ärgerte sich bei den Dreharbeiten darüber, daß Brigitte während ihrer Liebesszenen nichts anderes im Sinn hatte, als ihren Hintern vor den Kameras in die rechte Position zu bringen. Er selbst sprach nur englisch und kam mit dem Sprachengewirr aus Französisch-Spanisch-Italienisch überhaupt nicht zurecht, denn neben italienischen Schauspielern wurden spanische beschäftigt, das Filmteam sprach französisch.

Roger Vadim war einem Nervenzusammenbruch nahe, denn er hatte nicht nur die Regieverantwortung, sondern mußte sich auch um Annette Stroyberg kümmern und um Brigitte – eine ungünstige Konstellation. Hinzu kam, daß Annette Stroyberg bereits seit einigen Monaten von Vadim schwanger war. Brigitte hatte zwar Vadim verlassen, aber daß der Mann, den sie einmal geliebt hatte, bereits anderweitig liiert war, war für sie zu viel. Erst als die Scheidung ausgesprochen war, verband die beiden wieder so etwas Ähnliches wie ein freundschaftliches Verhältnis.

Kaum war die Arbeit an *Les bijoutiers du clair de lune* beendet, stand Raoul Lévy bereits erneut auf Brigittes Türschwelle, denn die Dreharbeiten für *En cas de malheur* begannen bereits am 4. November 1957 in den Studios Joinville.

Lévy war auf einen Roman von Georges Simenon gestoßen, worin sich ein angesehener Anwalt der Pariser Gesellschaft in eine kleine Diebin verliebt und sie zu seiner Mätresse macht, ungeachtet seines Alters und seiner sozialen Stellung.

Wie bereits in *Les bijoutiers du clair de lune* und auch später in *La vérité* lassen sich die angestauten Handlungsprobleme nur durch den Tod der von Brigitte gespielten Figur lösen.

Hier die Handlung von *En cas de malheur*:

André Gobillot (Jean Gabin) ist ein bekannter und ebenso gefürchteter Rechtsanwalt der Pariser Gesellschaft. Er genießt seinen Status und hat alles, was seiner Position entspricht: Ruhm, Geld, Ansehen, eine glänzende Karriere, die von seiner schönen Frau Viviane (Edwige Feuillère) unterstützt wurde.

Gobillot ist mit seinen fünfzig Jahren, wie man so sagt, »im besten Mannesalter«, was allerdings auch besagt, daß Alter nicht vor Torheit schützt.

Die Versuchung begegnet André in der Person der zwanzigjährigen und attraktiven Yvette Maudet (BB) – im Gefängnis, wo Yvette auf die Aburteilung nach einem Erpressungsversuch wartet. Yvette hatte den berühmtesten Strafverteidiger von Paris um Hilfe gebeten.

Der lächerlich kleine Fall bringt Gobillot keinerlei Schwierigkeiten, denn er erwirkt Yvettes Freilassung. Aber er erliegt auch den unwiderstehlichen Waffen dieser verführerischen Frau. Hinzu kommt die eigene Illusion, durch Yvette wieder jung zu werden.

Von der unbekümmerten Jugend Yvettes fasziniert, hält André die Dankbarkeit des Mädchens für die ganz große Liebe. Für Yvette ist Gobillot allerdings nicht mehr als ein Spielzeug, denn sie ist es gewohnt, ihre begehrten Reize gedankenlos zu

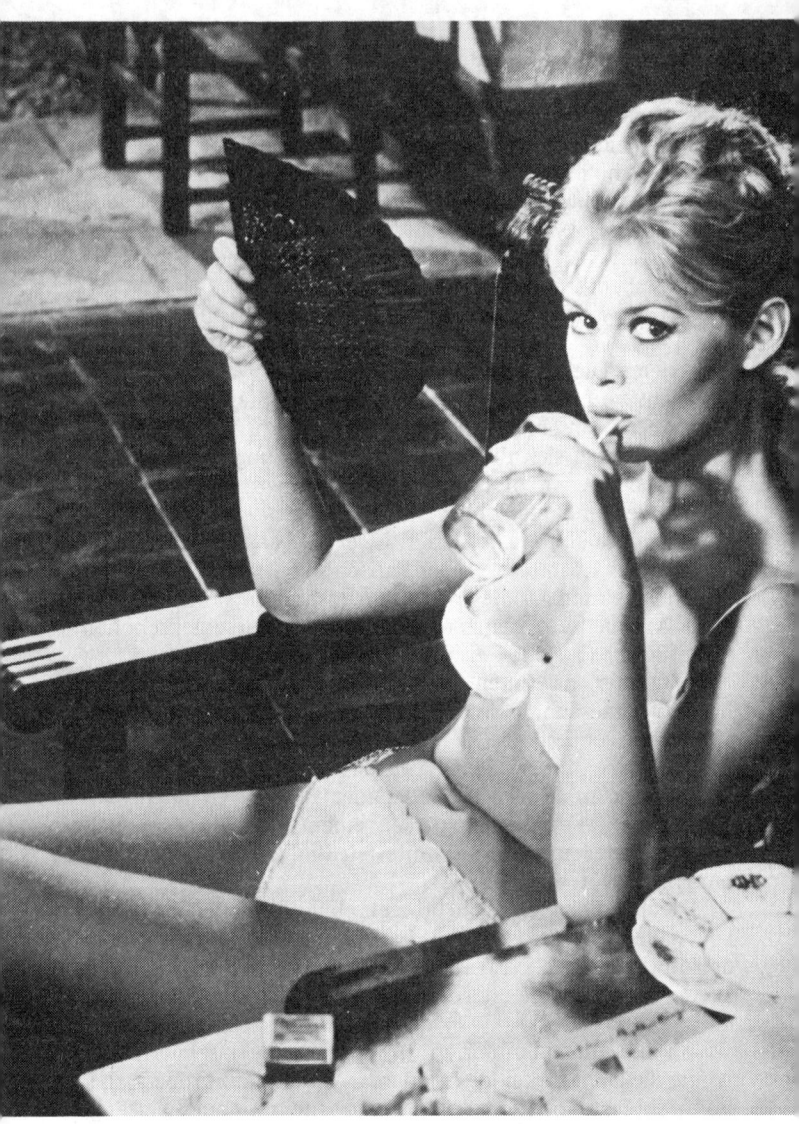

Brigitte in ›Les bijoutiers du clair de lune‹ (1957).

verschenken. Gobillot hingegen setzt durch die Verbindung zu Yvette alles aufs Spiel: seinen guten Ruf, seine Karriere und die Achtung seiner Frau Viviane und weiß doch, daß Yvette ihn hemmungslos hintergeht – mit anderen Männern.

Erst durch das Auftauchen von Mazetti (Franco Interlenghi), einem jungen Mann, wird in rasender Eifersucht die Verbindung zwischen Yvette und Gobillot zerstört. Gobillot selbst findet auf den harten Boden der Tatsachen zurück, denn erst jetzt wird ihm klar, daß er eine ungleiche Verbindung eingegangen war, daß man mit Fünfzig nicht ungestraft den jugendlichen Liebhaber spielen kann.

Jean Gabin für die Rolle des André Gobillot zu gewinnen, war für Raoul Lévy kein leichtes Stück Arbeit, denn Gabin kannte Brigitte nur aus den Zeitungen und bezeichnete sie »als das Ding, das nackt herumrennt«. Aber der große Mime war von Brigittes schauspielerischen Fähigkeiten angetan und schloß sie während der Dreharbeiten ins Herz.

Diese schauspielerischen Fähigkeiten fanden bei den Film-kritikern nicht sonderlich große Beachtung. Brigitte Bardot, der Busenstar, der sich auszog, um die Kinobesucher anzuziehen, mit den renommierten Leinwandgrößen Jean Gabin und Edwige Feuillère in einem Film zusammenzubringen, schien für sie nun wohl doch zu starker Tobak.

»Revolution in Joinville« schrieb eine Zeitung *(Cinémonde),* denn auf den Filmplakaten zu *En cas de malheur* erschien Brigit-tes Name über dem Titel, während Jean Gabin und Edwige Feuillère zweite und dritte Geige spielten.

Seinen Star beständig in Bettszenen zu präsentieren, war nun auch nicht mehr nach Lévys Geschmack.

Als die Dreharbeiten beendet waren, verkündete er vor der Presse: »Ich habe meinen letzten Sex-Film gemacht. In keinem meiner zukünftigen Filme wird ein Mensch Brigitte Bardot mehr nackt sehen, oder fast nackt, oder von einem Bett in das andere hüpfen.«

Aber privat vollzog sich in Brigittes Leben jener Zeit so etwas Ähnliches wie jenes »von einem Bett in das andere hüpfen«.

Sie konnte nicht ohne Mann sein, nicht ohne körperliche Liebe. Als die Trennung von Jean-Louis Trintignant vollzogen war (man hatte von Heirat gesprochen), die Scheidung von Vadim ausgesprochen war, traten gleich mehrere Männer in

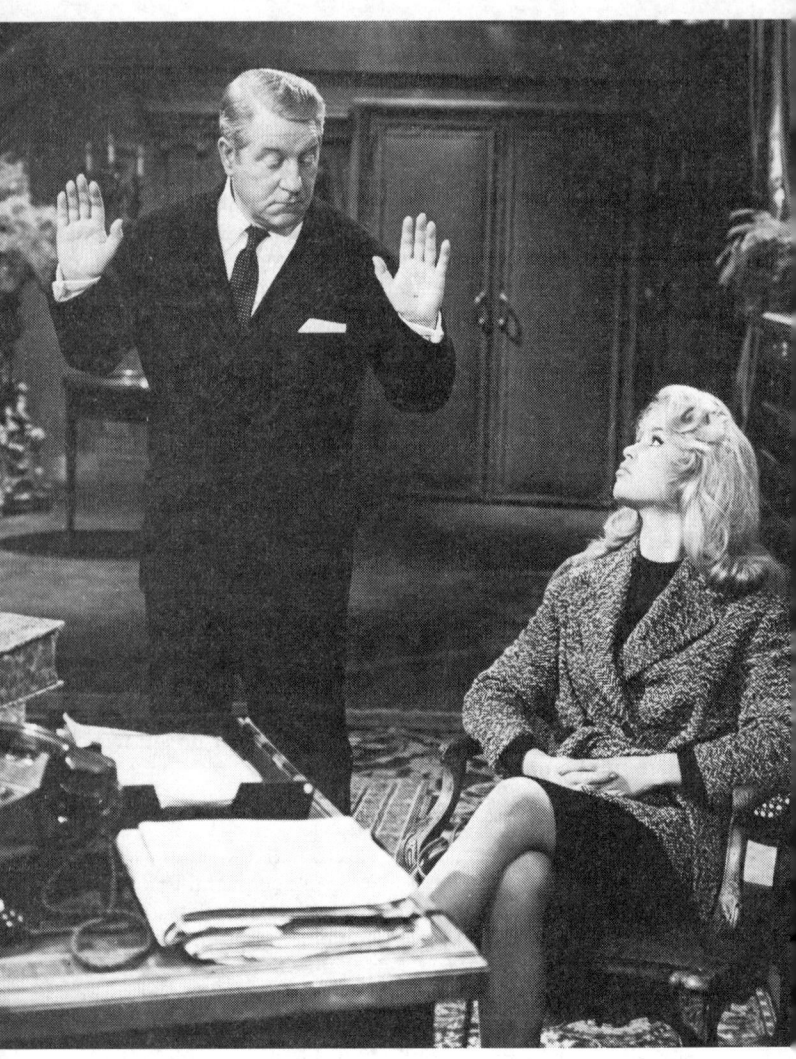

Der große Jean Gabin mit dem Sexidol BB in einem Film, den er zunächst ablehnte, dann aber doch drehte und Brigitte ins Herz schloß. Eine Szene aus ›En cas de malheur‹ (Mit den Waffen einer Frau, 1957).

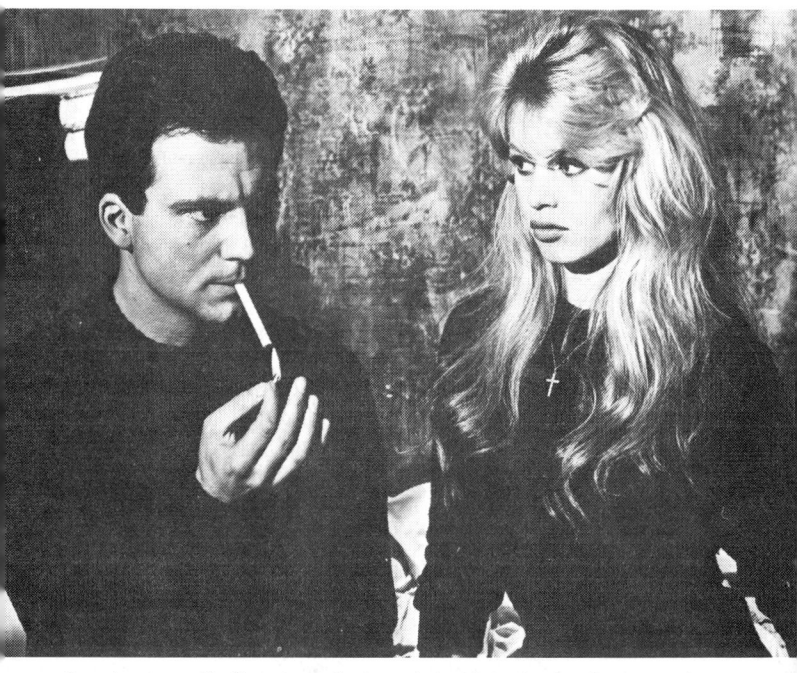

*Gerade wie es die Situation erforderte, kein Mann konnte Brigitte wider-
stehen. Zu ihren »Waffen« gehörte, neben ihrem Äußeren, auch eine ganze
Palette rein weiblicher Verhaltensmuster: einmal naiv, dann wieder berech-
nend, einmal hilflos-unschuldig, dann wieder sündhaft-süß, kratzbürstig
oder einschmeichelnd. Brigitte und Franco Interlenghi in › En cas de malheur‹
(1957).*

Brigittes Leben, woraus sich eine Affäre mit dem Sänger Sacha
Distel ergab.

Die Presse war überall dabei, egal, ob man an der Riviera
Sonnenbäder nahm, händchenhaltend durch Venedig schlender-
te, aß, trank, tanzte, sich küßte, die Zeitungen waren voll von
Fotos dieser Art. Die *paparazzi,* von denen an anderer Stelle be-
richtet wird, hatten alle Hände voll zu tun, ihre Kameras in
Schußposition zu bringen.

Nach *En cas de malheur* folgte Brigittes Film *La femme et le
pantin* (Ein Weib wie der Satan, 1958), den Julien Duvivier ins-

zenierte, an dem Marcel Achard als Co-Drehbuchautor und Dialogschreiber gearbeitet hatte und der von Christine Gouze-Renal produziert wurde.

Brigitte, deren Verhältnis zur Presse empfindlich gestört war, erlaubte nur einem Londoner Kolumnisten namens Ken Passingham (von *Sunday Dispatch)* Zutritt zu den Dreharbeiten, die dieser dann beschrieb:

»... in diesem Augenblick hatten sich fünfundzwanzig Leute um ein Himmelbett postiert, auf dem BB und der spanische Schauspieler Antonio Vilar lagen. Fünf dieser Leute erzählten Brigitte wie man sich liebt. Das waren lauter Franzosen... Unter dem Bett lag mit dem Gesicht nach unten ausgestreckt ein Requisiteur, der eine neben dem Bett aufgestellte Lampe auffangen mußte, die Miss Bardot in einem Anfall von Leidenschaft umzustoßen hatte. Das war zu viel für Miss Bardot. ›Laßt mich‹, sagte sie, ›auf meine Art lieben. Ich weiß, wie das geht.‹ ›Sei nicht albern, Brigitte‹, erwiderte der Regisseur. ›Dies hier ist für CinemaScope. Es muß gewaltig aussehen. Ich werde dir zeigen.‹ Er zeigte es ihr. Das war recht strapaziös.«

Ein amerikanischer Reporter, der zu den Dreharbeiten extra nach Paris gereist war, gab sich verärgert, als er unverrichteter Dinge wieder abreisen sollte: »Die ist verrückt«, entfuhr es ihm. »In Amerika stehen die Leute um fünf Häuserblocks Schlange, um ihre Filme sehen zu können, und die Dame sagt, sie möchte niemanden sehen.«

Wie es die Handlung des Films erforderte, reiste Brigitte erneut zu Außenaufnahmen nach Spanien.

In Sevilla herrscht in den Nächten der *Feria* sinnerregendes buntes Treiben. Don Matéo Diaz (Antonio Vilar), ein reicher Stierzüchter, entdeckt in dieser Nacht Eva (BB), die Tochter des nach Spanien emigrierten französischen Schriftstellers Stanislas Marchand (Jacques Mauclair), eines vom Leben enttäuschten Mannes, der seiner Tochter lediglich, den Umständen entsprechend, eine armselige Erziehung ermöglichen konnte. Eva nimmt Tanzunterricht, und der Fremdenführer Albert (Michel Roux) macht ihr ebenso schüchtern wie erfolglos den Hof.

Brigitte Bardot und Dario Moreno in ›La femme et le pantin‹ (Ein Weib wie der Satan), einem Film, den Julien Duvivier in der Camargue und in Spanien drehte (1958).

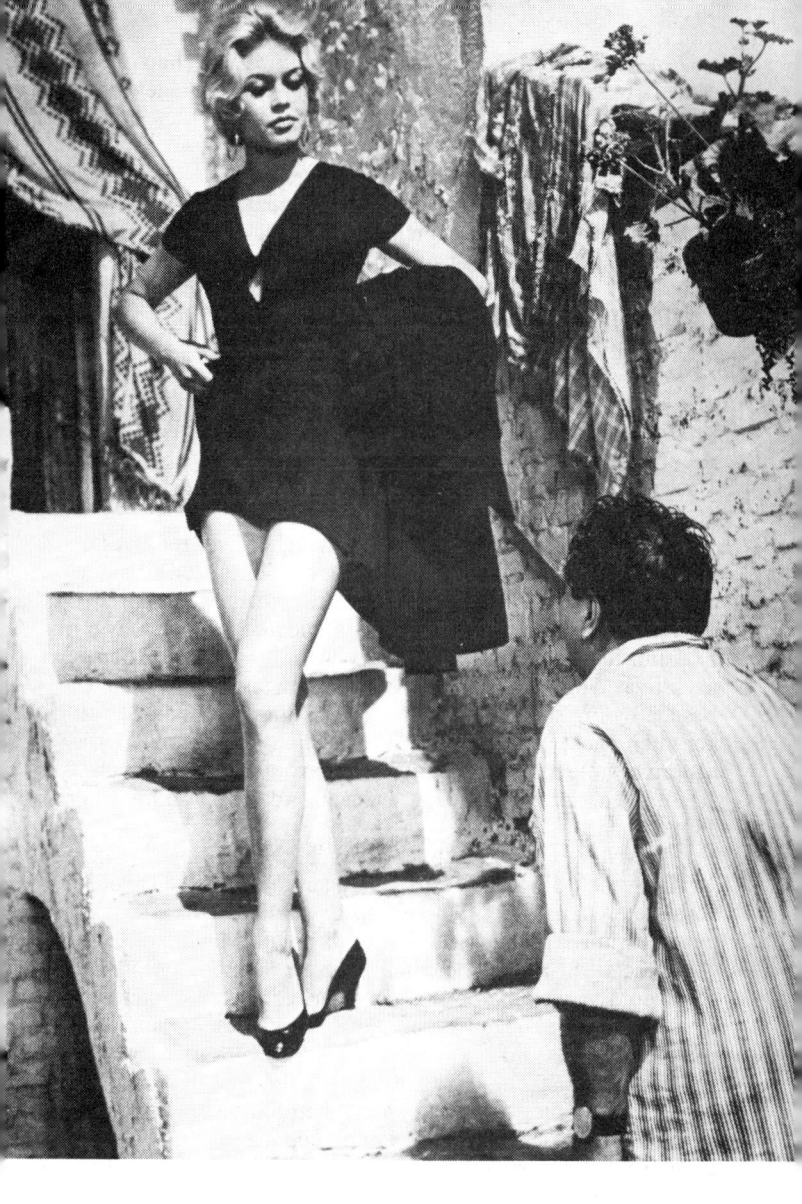

Don Matéo kann nicht anders, als das junge Mädchen immer wieder zu sehen. Eva hat in ihm eine längst verloren geglaubte Leidenschaft entfacht. Einmal küßt sie ihn, ein andermal läuft sie vor ihm davon. Aber je weniger er aus Eva schlau wird, um so mehr ergreift sie von ihm Besitz, obwohl sie ahnt, daß Don Matéo ihr lediglich einen Platz als Gespielin in seinem Leben eingerichtet hat. Er läßt sich so weit gehen, daß er selbst vor seiner gelähmten Frau Maria-Térèsa (Espanita Cortez) seine Beziehung zu Eva nicht mehr verheimlicht. Er lädt Eva und ihren Vater sogar zum Fest der Stiersegnung auf seinen Besitz ein, wo Eva hemmungslos während des Festes vor der kranken Frau Don Matéos tanzt.

Als Eva sich erneut, nach heißen Küssen, Don Matéo verweigert und sie beschämende Tatsachen über ihren Vater in Erfahrung gebracht hat, entschließt sie sich, diesen zu verlassen. Albert, der sie heiraten möchte, wird von ihr abgewiesen. Don Matéo, der Eva und Albert beobachtet, wirft ihr vor, die Geliebte des Fremdenführers zu sein.

Arabadjian (Dario Moreno), ein Nachtclub-Besitzer, hat nun endlich Glück mit seinem Wunsch, Eva bei sich tanzen zu lassen. Sie nimmt die Stellung an, und Abend für Abend ist Don Matéo Gast in Arabadjians Lokal. Er ist wie rasend hinter ihr her, obwohl Eva ihm nichts Bestimmtes versprochen hatte. Eines Abends, nach Evas Auftritt, folgt er ihr und erstarrt, als er sieht, welcher Beschäftigung sie nachgeht. In einem Raum findet er sie vollkommen nackt, wobei sie sich von reichen Gästen des Hauses lüstern begaffen läßt. Don Matéo beschwört Eva, diesem Leben zu entsagen, sie aber weist ihn erneut ab und geht sogar mit einer Tanzgruppe auf Tournee.

Don Matéo reist ihr nach, er beobachtet Evas provozierende Tänze, verliert die Selbstbeherrschung und wird von der Polizei verhaftet. Am nächsten Morgen, als Eva den Rest der Nacht auf dem Kommissariat gewartet hatte, wird Don Matéo auf freien Fuß gesetzt. Seine Kleider sind zerrissen, sein Gesicht ist zerschlagen. Eva ist voll überströmender Herzlichkeit. »Jetzt liebe ich dich«, sagt sie zu Don Matéo, »jetzt bist du wie ich,« worauf sie ihn in ihr Hotel führt.

Der unverfängliche Originaltitel des Films (zu deutsch: Das Mädchen und die Marionette) gefiel den britischen Verleihern (United Artists) ebensowenig wie den deutschen (Constantin-Film), so daß er dort die Titel *A Woman Like Satan* und *Ein Weib wie der Satan* erhielt.

Für die Rolle des Don Mattéo hatte Christine Gouze-Renal zunächst Fernando Lamas vorgesehen, dann Tyrone Power, letztlich entschied man sich jedoch für den gutaussehenden Spanier Antonio Vilar.

La femme et le pantin wurde bei den Kritikern zu einem Mißerfolg. Von Duvivier, der zu jener Zeit 62 Jahre alt war, schwerfällig inszeniert, wurde Brigitte Bardot immer mehr das Opfer ihrer eigenen Legende. Die Handlungen folgten einem unumgänglich scheinenden Schema: Der Verzögerung folgte die Herausforderung auf dem Fuße, zur Verführung wird ermutigt, der Verführung wird widerstanden, die Verführung wird erzwungen.

Als Raoul Lévy gegen Ende des Jahres 1958 das Gespräch auf seinen nächsten Film mit Brigitte in der weiblichen Hauptrolle brachte, hatte man ein Script (das Lévy gemeinsam mit Gérard Oury schrieb) und eine Hauptdarstellerin, aber keinen männlichen Co-Star.

Gemeinsam mit Brigitte wollte kein namhafter Darsteller vor die Kameras treten, denn diese befürchteten, wie sie es nannten, »professionellen Selbstmord«. Durchaus verständlich, denn wenn Brigitte auf der Leinwand erschien, hingen die Augen aller Betrachter an ihr, wodurch die männlichen Darsteller in den Hintergrund verdrängt wurden und blaß erschienen. Rossano Brazzi lehnte aus den genannten Gründen ebenso ab wie David Niven. Sacha Distel, Brigittes derzeitiger Begleiter, dessen Sängerkarriere durch seine Liaison mit ihr einen kometenhaften Aufstieg erfahren hatte, wollte ebenfalls nicht mit ihr filmen, zumal er mit Brigitte bereits privat genügend zu tun hatte und beruflich mehr an seinem Schlagersänger-Image herumbastelte, das ihm nicht den flüchtigen Ruhm des Schauspielers antragen konnte.

Also wer sollte diesen Leutnant Gérard mimen, der die deutsche Generalität ebenso narrt wie die Pariser Gestapo des Zweiten Weltkriegs und zum Schluß des Films seine geliebte Babette in die offenen Arme schließt?

Dann sah Brigitte den jungen Schauspieler Jacques Charrier in einem Kinofilm und hatte ihre eigene Wahl getroffen.

Die Dreharbeiten zu *Babette s'en va-t-en guerre* (Babette zieht in den Krieg, 1959) begannen am 14. Januar 1959 in den Joinville-Studios, wobei spätere Außenaufnahmen in London hinzukamen.

Sex kommt in *Babette s'en va-t-en guerre* nicht vor, wohl nicht nur, weil Lévy Brigitte in keinem Sexfilm mehr präsentieren wollte, sondern weil er entdeckt hatte, daß die ungenutzte Potenz aller jugendlichen Kinobesucher unter 16 Jahren, denen Brigitte bisher verwehrt geblieben war, einer endgültigen Nutzung zugeführt werden mußte. Warum nicht auch auf das Taschengeld der Kinder spekulieren? Film war für Lévy nicht nur Kunst, sondern auch Kommerz, in erster Linie Kommerz, das hatte er freimütig bekannt, ohne aus seinem Herzen eine Mördergrube zu machen.

Auch bei *Babette s'en va-t-en guerre* verpflichtete er wieder einen Star aus dem Ausland (Hannes Messemer, den Deutschen) und vergaß keineswegs, Brigitte mit einer namhaften Auswahl bekannter französischer Darsteller zu umgeben (unter ihnen Noël Roquevert und Francis Blanche).

Kriegsjahr 1940. Mai. Die von den deutschen Panzertruppen geschlagenen Reste der französischen und britischen Armeen ziehen sich in die Hafenstädte des Landes zurück, um die Sicherheit der Britischen Insel zu erreichen. Auch große Teile der Zivilbevölkerung suchen Möglichkeiten, um nach England zu entkommen. Unter ihnen Babette (BB), eine Waise, die auf einem Schiff den Leutnant Gérard (Jacques Charrier) kennenlernt. Dieser ist dazu entschlossen, den Kampf in den Reihen der freien französischen Armee unter General Charles de Gaulle fortzusetzen. Im Londoner Hauptquartier erhält Babette durch die Vermittlung von Gérard und Hauptmann d'Arcy (Yves Vincent) eine Stelle als Serviererin und Putzhilfe. Dafür ist Babette ihrem Gérard aufs Äußerste dankbar.

Der britische Geheimdienst-Major Fitzpatrick (Ronald Howard) stellt, als er Babette sieht, eine verblüffende Ähnlichkeit zwischen ihr und einer früheren Freundin des deutschen Generals von Arenberg (Hannes Messemer) fest, der in Paris nach den Informationen der englischen Spionage die deutsche Invasion auf die Britische Insel vorbereitet. Also wird ein Plan ausgearbeitet, wonach Babette in Verbindung mit Gérard nach Paris zurückkehren soll, um den deutschen General zu umgarnen und nach England zu entführen, wodurch die deutsche Kriegführung gezwungen wäre, die Invasionspläne zu ändern bzw. zu verschieben. Babette wird mit ihrem geliebten Gérard per Fallschirm über Frankreich abgesetzt. Gérard schlägt sich zu Fuß nach Paris durch, Babette reist frech mit einem deutschen Wehrmachtszug.

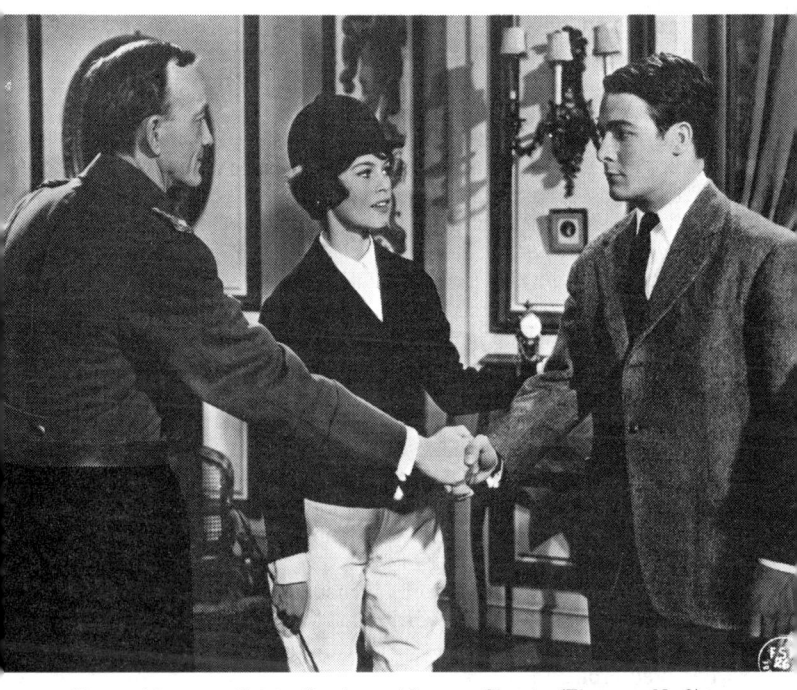

Hannes Messemer, Brigitte Bardot und Jacques Charrier (Ehemann Nr. 2) in
›Babette s'en va-t-en guerre‹ (Babette zieht in den Krieg, 1959), wo Brigitte
zum Entsetzen der Erwachsenen völlig »zugeknöpft« blieb, aber zur Freude
ihrer jugendlichen Fans, die den Star endlich auf der Leinwand bewundern
konnten.

Dort lernt sie den deutschen SS-Leutnant Heinrich (Michael
Cramer) kennen, der sie geradewegs ins Pariser Hauptquartier
der deutschen Gestapo führt. Einsatzleiter Schulz (Francis
Blanche), ein Obersturmführer der SS, entdeckt dort ebenfalls an
Babette eine Ähnlichkeit zu von Arenbergs Freundin, den die
Gestapo schon lange verdächtigt, an einem Komplott gegen
Hitler beteiligt zu sein. Von Schulz kommt gleich Babettes näch-
ster Auftrag, den General zu verführen und über seine landes-
verräterischen Pläne auszuspionieren.
    Bald darauf wird Babette mit dem General bekannt gemacht,

dem die Ähnlichkeit sofort auffällt. Aber seine Bedenken, das verwegene Mädchen könne ihn auf den Arm nehmen, schwinden sehr rasch, denn Babette führt von Arenberg beim Herzog von Crézy (Pierre Bertin) ein, dem Vater Gérards.

Die Gestapo geht bei diesem Doppelspiel leer aus, denn Gérard und Babette setzen den General fest und verfrachten ihn per bereitgestelltem Flugzeug nach England. Für Babette bedeutet dies alles sehr viel, denn durch ihre Pflichterfüllung gegenüber ihrem Vaterland erfüllt sich auch das Glück ihrer Liebe: Der General ist entführt, im Leutnant hat sie einen Partner fürs Leben gewonnen.

In Jacques Charrier auch, vermeinte sie, Brigitte also. Die Zuneigung während der Dreharbeiten war offensichtlich und gegenseitig.

Brigitte verkündete ihre Trennung von Sacha Distel und ihren Hochzeitstermin mit Jacques Charrier. Distel war als Unbekannter in Brigittes Bett geklettert und als Star wieder daraus hervor, Charrier kletterte als Unbekannter mit drei Filmen im Rücken hinein und kam als Ehemann wieder zum Vorschein ... und als Vater.

Wobei allerdings zu Beginn gar nicht so eindeutig feststand, wem die Ehre zuteil sein würde, der Vater von Brigittes Sohn Nicolas Jacques Charrier zu sein, der am 11. Januar 1960 das Licht der Welt erblickte.

Als Brigitte Jacques Charrier kennenlernte, war Sacha Distel ihr ständiger (?) Begleiter, aber auch Roger Vadim tauchte oft bei ihr auf, dessen Ehe mit Annette Stroyberg die ersten stürmischen Klippen nicht gefahrlos umsegelt hatte.

Am 18. Juni 1959 heirateten Brigitte und Jacques. In Louveciennes, dem Ort also, den Totty und Pilou Bardot zum Platz ihrer Wochenenden erkoren hatten.

Die Hochzeitsnacht selbst fand in der Avenue Paul Doumer statt, die Flitterwochen in Brigittes La Madrague in St. Tropez. Drei Monate vor ihrem 25. Geburtstag war Brigitte ein zweites Mal verheiratet, durfte sich jetzt Madame Charrier nennen, nachdem sie achtzehn Monate zuvor noch Madame Plemiannikov (auf dem Papier) gewesen war. Sieben Monate später war sie nun auch noch Mutter.

Christian-Jaque, der Regisseur von *Babette s'en va-t-en guerre,* ein Kosmopolit in Sachen Film, ein Fachmann in Fragen

filmischer Sexabenteuer (zu jener Zeit war er der Ehemann von
Martine Carol), präsentierte Brigitte ohne jegliche Sexszene und
versuchte, ihr komödiantisches Talent zum Tragen zu bringen. So
konnte man dann auch in einer Kritik lesen:

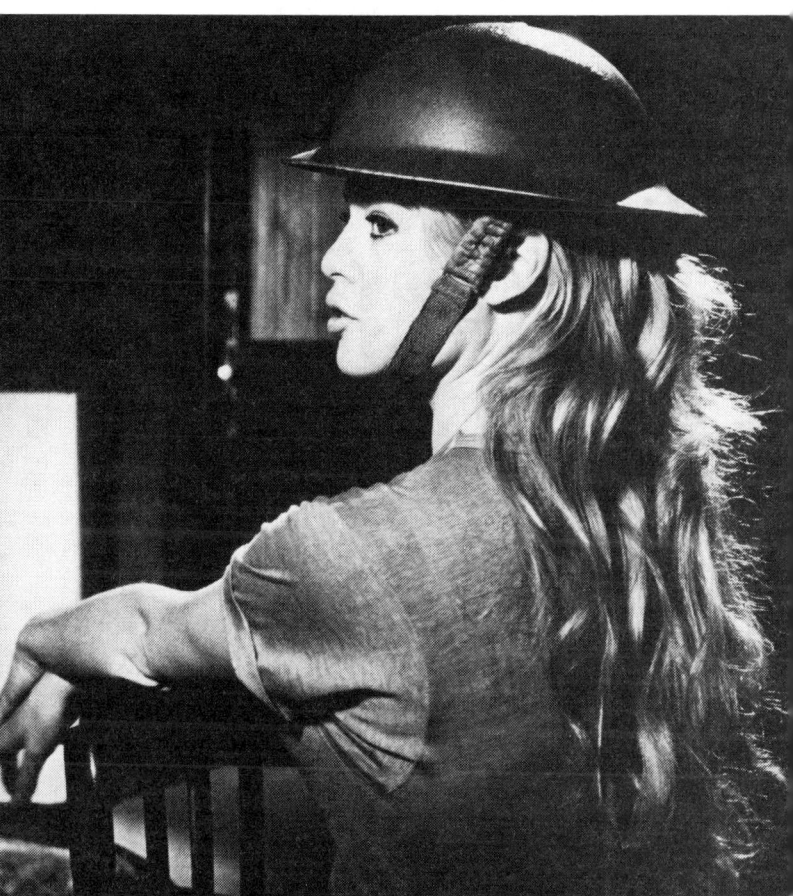

*Als raffinierte französische Agentin Babette (BB) zieht diese in den Krieg und
ihre Gegenspieler durch den Kakao. Eine Szene aus ›Babette s'en va-t-en
guerre‹ (1959).*

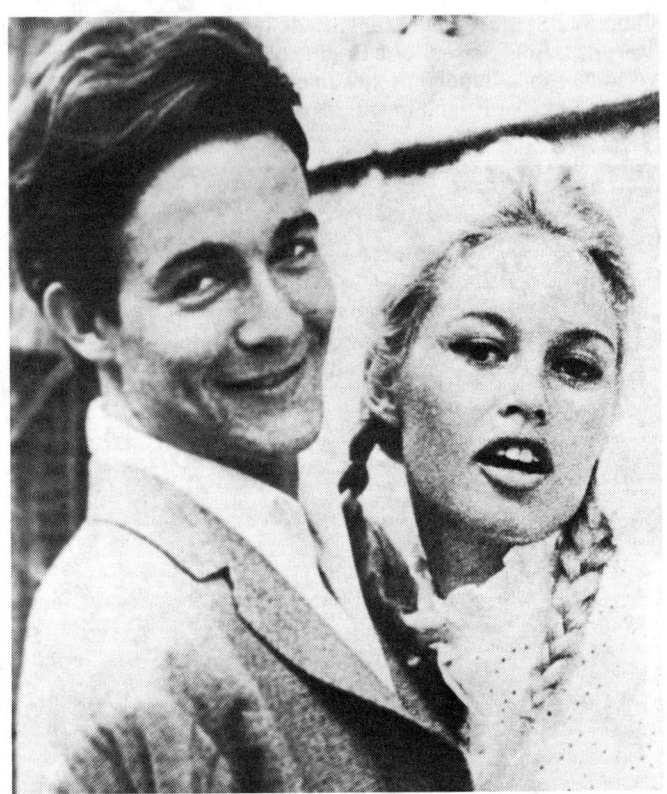

Brigitte Bardot und Jacques Charrier, der junge französische Schauspieler, zwei Jahre jünger als BB und ihr zweiter Ehemann, dessen kühnste Träume ihm vor der Eheschließung wohl nicht verraten konnten, was ihn nach der Eheschließung erwartete.

»... stark überzogene, jedoch recht spaßhafte Veralberung des Spionagefachs. Brigitte Bardot, diesmal artig zugeknöpft, wird als raffiniert lächelndes Püppchen hin- und hergeschoben. Um sie her eine Reihe bemerkenswerter Schauspieler.«

All das stimmte. Brigitte blieb in diesem Film »zugeknöpft«.

Andere Kritiker vermißten allerdings recht schmerzlich die eine oder andere Nacktszene und verliehen ihrer »Bestürzung«

Ausdruck oder verkündeten, daß »ein wenig Striptease« für Auflockerung hätte sorgen müssen.

Die Flitterwöchner Bardot und Charrier hatten nicht lange Gelegenheit, ausreichend zu flittern, da Brigitte knapp einen Monat nach dem Hochzeitstermin erneut vor die Filmkameras trat, um mit Henri Vidal wieder für Michel Boisrond zu drehen. *Voulez-vous danser avec moi?* (Wollen Sie mit mir tanzen?, 1959) ist ein geschickt inszenierter Kriminalfilm unter Beifügung von allerlei erotischen Szenen. Von Francis Cosne unabhängig vom Lévy-Kontrakt produziert, basiert er auf einem Roman von Kelley Roos, wonach Annette Wademant, L. C. Thomas, Jean-Charles Tacchella und (wieder einmal) Gérard Oury ein flottes und abwechslungsreiches Szenario entwarfen. Brigitte als verführerisch-schöne Ehefrau eines leicht vertrottelten Zahnarztes, der in einen Mordfall verwickelt wird und durch tatkräftige Mithilfe seiner attraktiven Ehehälfte unbeschadet wieder daraus hervorkommt. Boisrond kombinierte hier die Stilmittel der Komödie mit denen des Dramas. Der nackte Busen, den man für den Bruchteil einer Sekunde zu Gesicht bekommt, gehört hier zu Dawn Addams – wollten die Zensoren gewußt haben. Tatsächlich sieht man in der Nahaufnahme zwar einen Busen, aber sicherlich nicht den von Dawn Addams, sondern von irgendeinem Double.

Virginie (BB), die Tochter des Großindustriellen Albert Decauville-Lachenée (Noël Roquevert), ist in Dr. Hervé Dandier (Henri Vidal), einen charmanten Zahnarzt verliebt und tötet ihm in ihrer kapriziösen Art den letzten Nerv. Der protestierende Papa gibt, allerdings nach anfänglichem Widerstand, dem verliebten Paar seinen väterlichen Segen, denn er weiß, daß die bezaubernde Virginie dem neugewonnenen Schwiegersohn schon noch die Zähne zeigen wird.

Der erste Ehekrach läßt nicht lange auf sich warten. Virginie hat das letzte Wort, Hervé wendet sich vertrauensselig der Tänzerin Anita Flores (Dawn Addams) zu, deren Verführungskünsten der nicht Abgeneigte anheimfällt. Von Léon (Serge Gainsbourg), Anitas Komplizen, wird fotografiert, was sich ideal zu Erpressergeschäften verwenden läßt, denn der leutselige Hervé hatte der rassigen Anita seine Eheverhältnisse anvertraut.

Im Hause Dandier versöhnt man sich wieder, und auch Hervé hat das Intermezzo mit Anita ehrlich bereut. Dann taucht sie aber

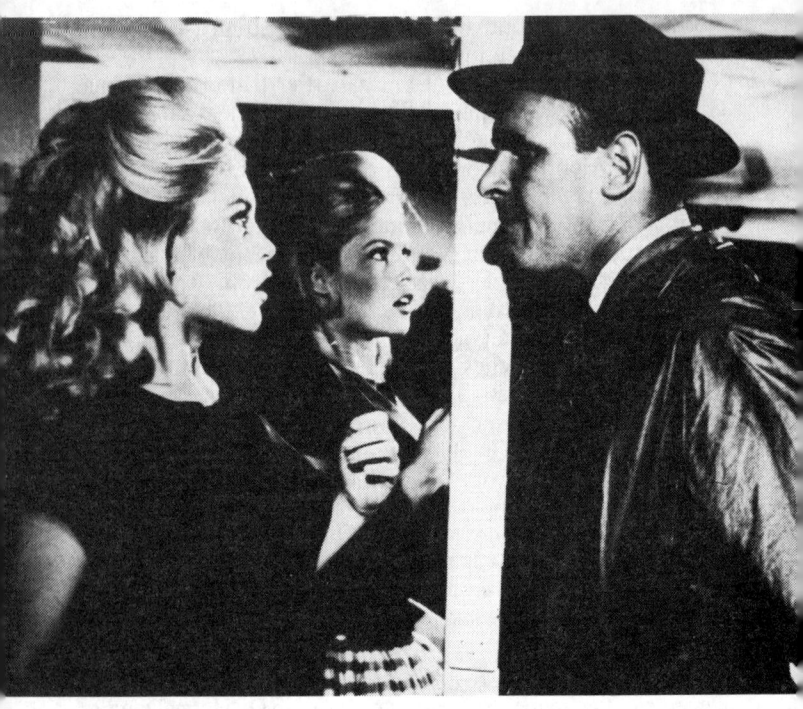

Brigitte in ›Voulez-vous danser avec moi?‹ (Wollen Sie mit mir tanzen?, 1959), wieder in einem Film von Michel Boisrond.

in Hervés Praxis auf und legt ihm kompromittierende Fotos vor, um mit Hervé ins Erpressergeschäft zu kommen. Virginie wird hellhörig, folgt ihrem Gatten heimlich und findet ihn, mit dem Revolver in der Hand, neben der toten Anita Flores.

Hervé schwört seiner Frau, nichts mit dem Mord zu tun zu haben, aber sie glaubt ihm nicht so recht, denn alle Umstände sprechen gegen die Einwände ihres Mannes.

Die Polizei verfolgt jedoch eine andere Spur, wonach ein mutmaßlicher Mörder nach abenteuerlicher Flucht über die Dächer entkommen konnte. Für Virginie wird daraufhin klar, daß ihr geliebter Hervé mit dem Mord an Anita Flores nichts zu tun haben kann.

Aber da die Frage des Mordes nicht endgültig geklärt wird, versucht Virginie auf eigene Faust, das Rätsel zu lösen. Beim Institut Flores bewirbt sie sich um die Stelle einer Tanzlehrerin und wird von Monsieur Flores (Dario Moreno) aufgrund ihrer Darbietungen sofort engagiert.

Kriminalkommissar Marchal (Paul Frankeur) verhört Anitas Ehemann und fragt ihn nach den Erpressergeschäften Anitas aus. Ein weiterer Mann, Daniel (Philippe Nicaud), scheint tatverdächtig, denn der Barmixer entdeckte zuerst den Mord. Da Virginie ihre Neugier übertreibt, wird sie von Flores vor die Tür gesetzt.

Aber sie setzt ihre eigenen Ermittlungen fort, woraufhin Léon bei der Polizei wieder Hervé ins Gespräch bringt, doch dessen Schwiegervater versteht es, den Kommissar von Hervés Unschuld zu überzeugen.

Zum Schluß wird der Mörder durch Virginie und den Kommissar zur Strecke gebracht, und zwar in der Person von Daniel. Hervé und Virginie halten von nun an zueinander.

Soweit die Handlung von *Voulez-vous danser avec moi?*.

Nach diesem Film kam auf Brigitte eine andere Rolle zu, die sich allerdings auf das Privatleben beschränkte: die Rolle der Mutter, wozu eine filmische Zwangspause eingelegt werden mußte, die lediglich durch einen Kurzauftritt in Henri Verneuils *L'Affaire d'une nuit* unterbrochen wurde und durch *La vérité* zum Abschluß gelangte.

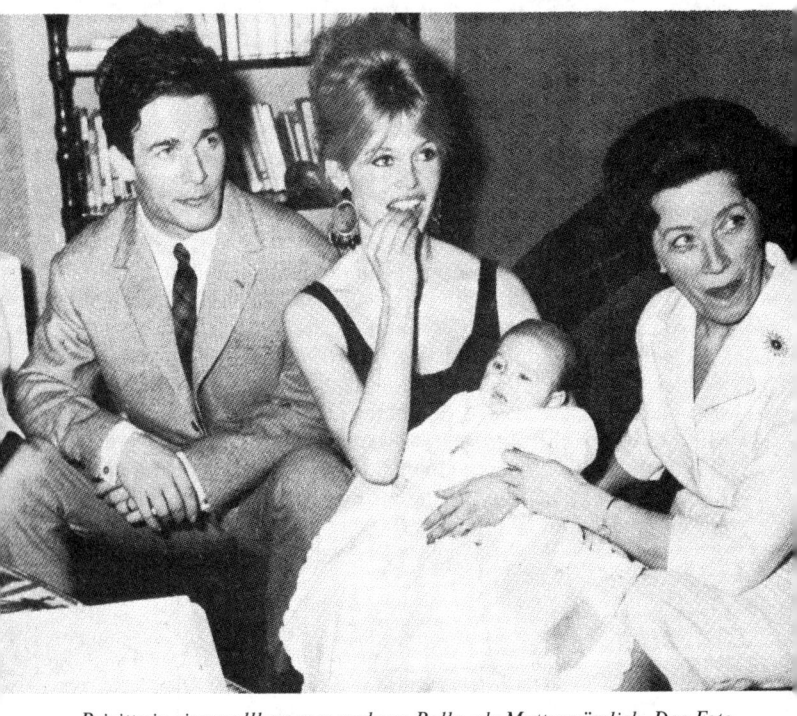

Brigitte in einer vollkommen anderen Rolle, als Mutter nämlich. Das Foto zeigt die Schauspielerin mit Jacques Charrier, einem stolzen Vater, dem kleinen Nicolas und Christine Gouze-Renal, Brigittes Freundin, einer französischen Produzentin, für die Brigitte mehrere Filme drehte.

KAPITEL 5

Die Entmythisierung (1960–1962)

Man dürfte nun annehmen, daß Brigitte sich während ihrer Schwangerschaft in »freudiger Erwartung« befunden hätte. Dem war keineswegs so. Die französische Armee hatte Jacques zu den Waffen gerufen, und Brigitte erinnerte sich daran, daß diese Institution bereits einmal eine ihrer Partnerschaften zerstört hatte, nämlich die mit Jean-Louis Trintignant. Jetzt saß sie allein in ihrem Pariser Apartment, untätig und die Niederkunft erwartend. Niemand war in ihrer Nähe, der ihr hätte versichern können, daß das wachsende Kind in ihrem Körper ihr Aussehen nicht ruinieren konnte. Für eine Frau, die beständig mit ihrem Äußeren haderte, eine fatale Situation, für die sie in ihrer Verzweiflung Jacques verantwortlich machte, der sie in diesen Zustand versetzt hatte und darüber hinaus, wenn auch unfreiwillig, allein und sich selbst überließ.

Die physische Verfassung beeinflußte in immer stärkerem Maße die psychische, und wenn man wissen will, wie der Schwangeren in diesen Tagen zumute war, braucht man nur zu zitieren, daß sie in ihrer suizidalen Untergangsstimmung sich während dieser Zeit auf St. Tropez' Friedhof eine Grabstätte kaufte und einen dazugehörigen Grabstein in Auftrag geben ließ. Tottys liebevolle Fürsorge wurde nur erduldet: Brigitte brauchte die Zuneigung und die Liebe eines Mannes, ihres Mannes.

Der sensible Jacques Charrier weilte zu jener Zeit in Orange, wo er seinen Militärdienst versah.

Die Nachtspinde seiner Kameraden waren mit Pin-up-Fotos seiner Frau gespickt, und als diese erst herausfanden, daß Jacques Charrier der Ehemann ihres Idols Brigitte Bardot war, fand der Soldat Charrier auch keine Ruhe mehr, zumal er verspüren mußte, daß er seine junge Frau mit dem Rest der Welt zu teilen hatte.

Nach einigen Wochen brach der junge Ehemann zusammen, wurde zu seiner Frau nach Hause geschickt, die erwartet hatte, daß der Militärdienst aus ihm den Mann machen würde, den sie gern in ihm gesehen hätte.

Auch als Nicolas zur Welt gekommen war, veränderte sich nicht recht viel an Brigittes Stimmungen. Obwohl die Presse verkündete, die Mutter sei »sehr, sehr glücklich«, war in Wirklichkeit jedoch eher das Gegenteil der Fall: Die Mutter war sehr, sehr unglücklich und begann sehr bald einen neuen Film *(La vérité),* während ihre kurze zweite Ehe bereits im Anfangsstadium zu zerbrechen drohte.

Während der Dreharbeiten war ein eifersüchtiger Jacques Charrier ständig zugegen, da ihn der von Regisseur Henri-Georges Clouzot geforderte »Realismus« in den Liebesszenen zwischen Brigitte und ihrem Partner Sami Frey an den Rand der Raserei brachte.

Diese Vorfälle sollten ein tragisches Nachspiel haben.

Aber zunächst einmal zu *La vérité* (Die Wahrheit, 1960), einem Film, über den *Cinémonde* schrieb: »Und Clouzot schuf die Tragödin!«, die Tragödin in Brigitte Bardot also.

Henri-Georges Clouzot, mit dreiundfünfzig Jahren bereits ein Veteran unter den französischen Filmregisseuren, hatte in den dreißiger Jahren als Regie-Assistent und Drehbuchautor seine Laufbahn begonnen und drehte in den vierziger und fünfziger Jahren eine ganze Reihe bedeutender Filme, die sich mit dem Überlebenskampf des Außenseiters in einer feindlichen Welt befaßten.

Sein zweifelsfrei bester Film blieb *Le salaire de la peur* (Lohn der Angst), den er 1953 mit Yves Montand, Charles Vanel, Peter van Eyck, Folco Lulli, William Tubbs und seiner bezaubernd schönen Frau Vera Clouzot in den Hauptrollen inszenierte.

Wenn eine Rangfolge gestattet ist, so möchte ich innerhalb der besten Filme von Clouzot hier gleich anschließend *La vérité* folgen lassen.

In *Le salaire de la peur* fahren vier Männer aus materieller Not eine Ladung hochexplosiven Sprengstoffs über unwegsames Gelände in Mittelamerika. Ein Kritiker schrieb: »... ein schockierendes Drama menschlicher Angst und Erniedrigung, in dem Tragisches, Sozialkritisches und Reißerisches zum erlebnisstarken Kunstwerk verschmelzen ...«

Also der Überlebenskampf des Außenseiters in einer feindlichen Welt ...

In *La vérité* steht ebenfalls ein solcher Überlebenskampf im Mittelpunkt der Handlung:

Dominique Marceau (BB) steht durch die Beschuldigung, ihren Geliebten, den Musikstudenten Gilbert Tellier (Sami Frey), umgebracht zu haben, vor dem Pariser Schwurgericht. Der Ankläger (Paul Meurisse) plädiert aufgrund von Indizien auf Vorsätzlichkeit, Monsieur Guerin, der Verteidiger (Charles Vanel), versucht, die Beweiskraft der Argumente zu erschüttern.

Zunächst begegnet Dominique den Fragen des Anklägers noch mit wachen Augen, doch schon bald steht sie am Rande eines Zusammenbruchs. Doch das Gesetz fordert Rechenschaft von ihr, und, zuerst noch zögernd, beginnt Dominique damit, ihren Lebensweg, der vom Elternhaus in Rennes bis in die Pariser Quartiere führt, in allen Phasen vor ihren Richtern nachzuvollziehen.

Von der Sucht nach dem großen Abenteuer getrieben, getragen von den provozierenden Blicken der jungen Männer, hatte die Frühreife schon in Rennes, einer Stadt in der Bretagne, die Eltern verunsichert, um mit ihrer ehrgeizigen Schwester Annie (Marie-José Nat), einer Musikstudentin, nach Paris übersiedeln zu dürfen. Ein vorgetäuschter Selbstmordversuch Dominiques sorgte dafür, daß die Widerspenstige mit nach Paris durfte.

Einmal in der Großstadt, macht sie sich auf den Weg, das Quartier Latin auf ihre Weise zu entdecken. Dort lernt sie Michel (Jean-Louis Reynolds) kennen, der das verführerische junge Ding für sich gewinnen möchte. Aber Dominique verspürt die drängende Kraft ihrer sinnlichen Impulse, und durch die gegensätzlichen Neigungen geht ihr Verhältnis zu ihrer Schwester in die Brüche. Von einem kleinen Zimmer in einem Hotel aus verbringt Dominique von nun an ihre Tage und Nächte mit allerlei zweifelhaften Existenzen. Ihr Lebenswandel wird enthemmter und fragwürdiger.

Gilbert, ein Freund von Dominiques Schwester, fühlt sich von der ersten Begegnung mit Dominique unwillkürlich zu ihr hingezogen, deren abgründige Wesensart eine suggestive Ausstrahlung auf den jungen Dirigenten ausübt. Seine Leidenschaft, die er für Dominique empfindet, sucht allerdings hinter der erotischen Anziehung den wahren Menschen. Durch Gilberts musikalische Begabung fühlt sich Dominique zu dem jungen Mann hingezogen, aber bald weist sie ihn wieder höhnisch ab und geht erneut ihre eigenen Wege. Obwohl sie eines abends zur Eröffnung einer Bar wild und hemmungslos bis zur Erschöpfung tanzt und

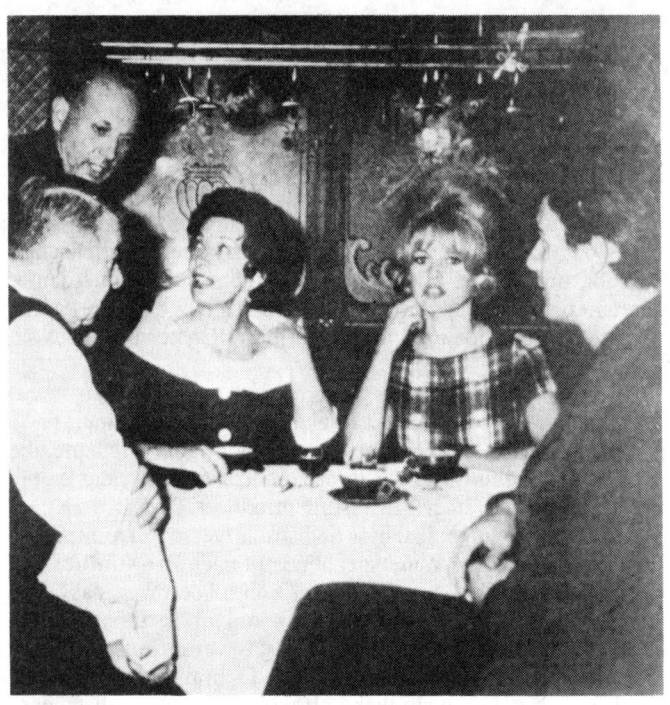

Ein Gastauftritt: Robert Dalban (links sitzend), Christine Gouze-Renal, BB und Jacques Charrier in ›L'Affaire d'une nuit‹ (Affaire einer Nacht, 1960).

danach mit dem Besitzer der Bar bis zum nächsten Mittag in dessen Wohnung bleibt, bricht Gilbert seine Beziehung zu Dominique nicht ab.

Aber die Eltern weigern sich, den amoralischen Lebenswandel ihrer Tochter zu finanzieren, wodurch sie vollends auf die schiefe Bahn gerät. Da sie Gilbert nicht um Geld bitten möchte, ist sie gezwungen, ihren Lebensunterhalt ohne Unterstützung zu bestreiten. In dem neueröffneten Nachtlokal erhält sie eine Anstellung als Garderobiere, und durch den zweifelhaften Umgang mit den illustren Gästen dieses Etablissements verliert sie endgültig den letzten inneren Halt, zumal sie wieder intime Beziehungen zum Barbesitzer unterhält. Gilbert überläßt

Dominique sich selbst. Zugleich verliert sie auch noch ihre Stellung, und zum ersten Mal verspürt sie Vereinsamung. Wieder und wieder irrt sie ziellos und ohne Geld durch die nächtlichen Straßen von Paris, von einer Kneipe zur anderen. Durch einen Bekannten erfährt sie von der bevorstehenden Heirat zwischen Gilbert und ihrer Schwester Annie. Dominique bittet Gilbert um Verzeihung und versucht, den verlorenen Geliebten wieder zurückzugewinnen. Am nächsten Morgen muß Dominique jedoch erkennen, daß sie sich wie eine Prostituierte verhalten hat. Aller Hoffnungen beraubt, wird sie beinahe das Opfer eines Verkehrsunfalles. Michel gibt ihr einen Revolver, wonach sie selbst mit einer Überdosis Schlaftabletten ihrem sinnlos gewordenen Leben ein Ende machen möchte. Von einer dämonischen Kraft getrieben, taumelt sie zu Gilberts Wohnung, wo sie sich vor den Augen des Geliebten umbringen möchte.

Gilbert zeigt Dominique seine ganze Verachtung. Dann aber fallen einige Schüsse. Gilbert ist tot. Dominiques Revolvermagazin ist leer, als sie die Waffe gegen sich selbst richtet. –

Im überfüllten Schwurgerichtssaal bricht die Angeklagte nach der Rekonstruktion seelisch zusammen. Es wird vertagt. Am nächsten Morgen bleibt die Anklagebank jedoch leer. Dominique hat in ihrer Zelle Selbstmord begangen, die Sinnlosigkeit ihres Lebens eingesehen.

Henri-Georges Clouzot, von Raoul J. Lévy für *La vérité* verpflichtet, hatte seit *Les espions* (Spione am Werk, 1957) keinen Film mehr gedreht, um sich voll und ganz auf *La vérité* konzentrieren zu können. Mit Jérôme Géronimi, Simone Drieu, Michèle Perrein und Christiane Rochefort hatte er das Drehbuch verfaßt, mit drei Frauen also, um rein weiblich-psychische Momente dieses Dramas herausarbeiten zu können. Ein ähnliches Thema war ihm in *Manon* (Manon, 1949) schon einmal in die Finger geraten, als er dort den Roman von Prévost (»Manon Lescaut«) in moderner Fassung verfilmte, wobei die Handlung sich um das amoralische Verhalten der Jugend drehte.

In *La vérité* geschieht ein Verbrechen aus Leidenschaft, aus Liebe. Die Richter, vornehmlich alte Männer, dem modernen Leben weit entrückt, sollen über einen jungen Menschen urteilen, der nicht ihrem Stand, der wohlhabenden Bourgeoisie entstammt.

Raoul Lévys Rezept in bezug auf Brigitte war einfach. Er

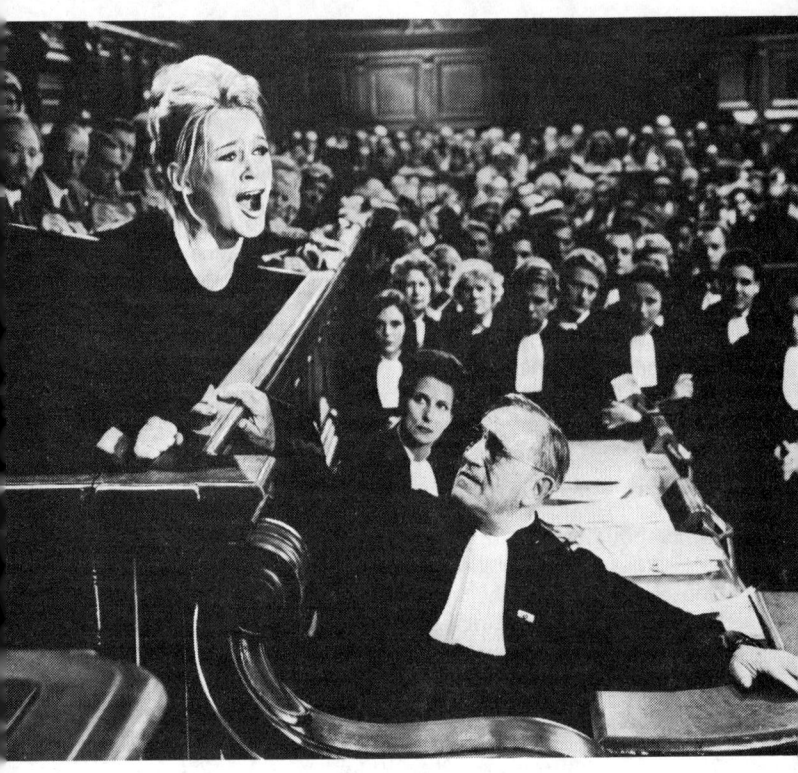

Der Versuch einer Wandlung zur dramatischen Schauspielerin, der Versuch, als Schauspielerin überhaupt anerkannt zu werden: BB in ›La vérité‹ (Die Wahrheit, 1960). Mit auf dem Foto (im Vordergrund) Jacqueline Porel und Charles Vanel.

wollte die Elemente des Dramas mit denen der Tragödie verquicken, wobei diesmal ein Schuß Sex nicht schaden konnte. Und Clouzot wollte aus dem schauspielerisch unbedeutenden Sex-, Busen- und Striptease-Star Nr. 1 eine Schauspielerin machen.

Was man sich vorgenommen hatte gelang. Durch die Hilfe und Führung des ehrgeizigen Clouzot, der seine Schauspielerin nach einem privaten Training zu kurzen dramatischen Ausbrüchen hinriß, wurde sie geradezu herausfordernd und er montierte die Einstellungen geschickt in den Film ein.

Als Brigitte vor den Dreharbeiten verkündete, sie würde als Partner für *La vérité* gern Jean-Louis Trintignant sehen, nahm das Drama auch private Formen an.

Clouzot war mit Brigittes Wahl nicht einverstanden. Eine ganze Reihe junger Schauspieler wurde für die Rolle des Gilbert getestet, unter ihnen auch Jean-Paul Belmondo und Gérard Blain. Clouzots Wahl fiel auf Sami Frey.

Als die Liebesszenen zwischen Sami Frey und Brigitte zu heftig wurden, war Jacques Charrier nicht mehr aus den Joinville-

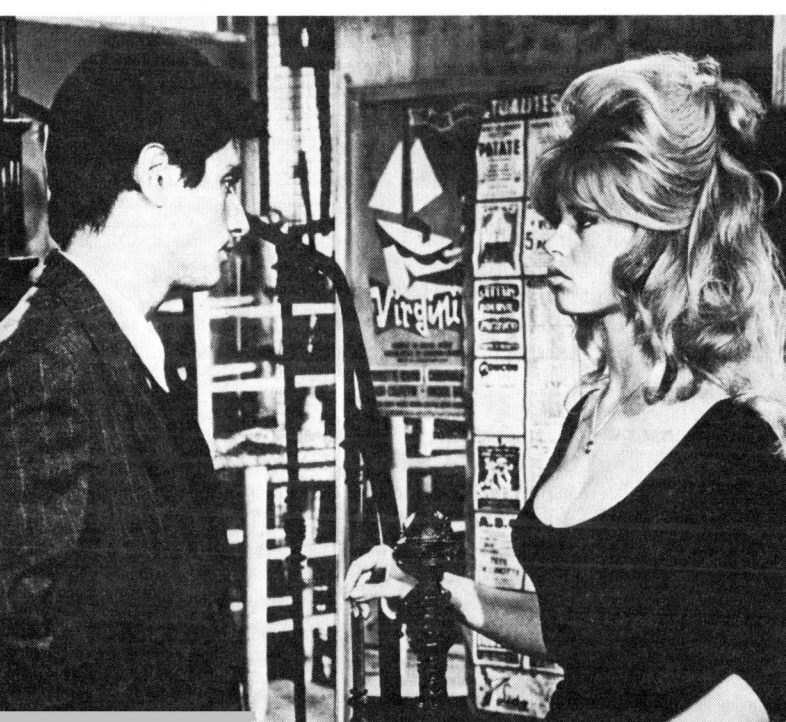

Dominique Marceau (BB) zerstört nicht nur ihr eigenes Leben, sondern in ›La vérité‹ (1960) auch das ihres Geliebten Gilbert Tellier (Sami Frey).

Studios fortzubringen, wo am 2. Mai 1960 mit der Dreharbeit begonnen worden war.

Hinzu kam, daß Brigitte nach Feierabend oft mit Clouzot gesehen wurde, der eine Affäre mit ihr abstritt, zumal Brigitte in ihm so etwas wie eine Vaterfigur sah.

Das rief Clouzots Frau Vera auf den Plan, die, schwer herzkrank in ein Krankenhaus eingeliefert werden mußte. Sie starb am 15. Dezember 1960 in Paris.

Aufgrund der ständigen Wortgefechte mit Jacques wandte sich Brigitte hilfesuchend an Roger Vadim, der zu ihrer Tröstung herbeieilte. Annette Stroyberg suchte bei Sacha Distel Trost und Ratschlag, Raoul Lévy raufte sich die Haare. Clouzot, dessen Gesundheit ohnehin angegriffen war, legte sich ins Krankenhaus, Jacques Charrier verfolgte Brigitte und Sami Frey auf Schritt und Tritt, wobei es zwischen den beiden Männern in einem Pariser Lokal zu einer heftigen Rauferei kam.

Und überall war die Presse dabei.

Dann versuchte Charrier, sich das Leben zu nehmen, zunächst mit einem Strick, dann, indem er sich die Pulsadern öffnete.

Brigitte stand unter Hochspannung. Von Clouzot zu Höchstleistungen getrieben, die ihr Können überforderten, nahm sie ständig Beruhigungsmittel.

Und dann verschmolzen Fiktion und Realität wieder zu einer Einheit. Im Film öffnet sich Dominique Marceau die Pulsadern, als sie erkennen muß, daß ihr verpfuschtes Leben sinnlos geworden ist.

Diesen Vorfall wiederholte Brigitte. In Carbolles in Südfrankreich, unweit von Mentone. In der Nacht fand man sie, mit dem Gesicht im Gras liegend, blutend. Sie hatte eine Überdosis Schlaftabletten genommen und sich die Pulsadern geöffnet. Der Tag: 28. September 1960, Brigittes 26. Geburtstag.

Hätte man sie nur zwanzig Minuten später gefunden, wäre sie tot gewesen.

Begleitet von Francis Cosne, ihrem nächsten Produzenten, verließ Brigitte am 2. Oktober 1960 die St. François-Klinik in Mentone, die Handgelenke bandagiert, in der Hand eine einzelne rote Rose.

Das Leben, das Brigitte wegwerfen wollte, das so quälend geworden war, ging weiter, die Trennung von Jacques Charrier, die unausweichlich war, wurde vollzogen. Eine spätere Scheidung der Ehe folgte.

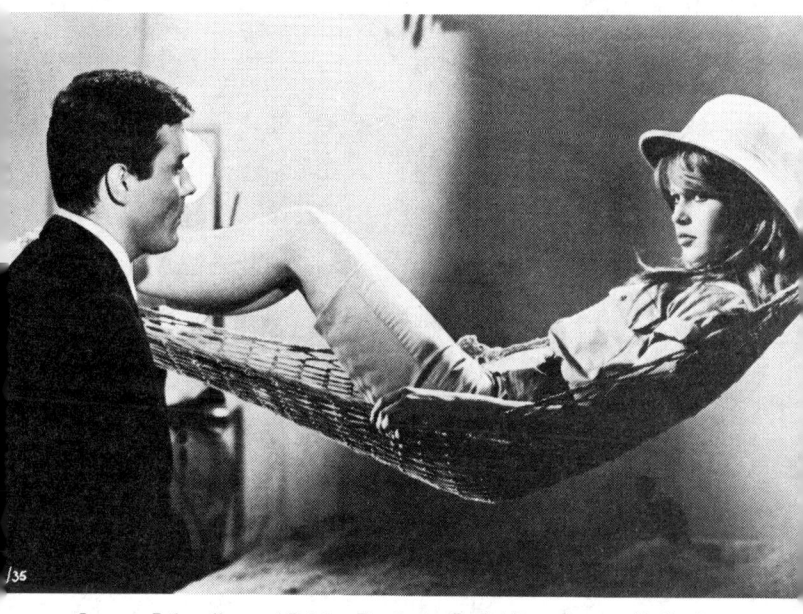

Jacques Riberolles und Brigitte Bardot in ›La bride sur le cou‹ (In Freiheit dressiert, 1961), wo Roger Vadim erneut Regie führte.

Unter der Regie von Roger Vadim kehrte Brigitte auf die Leinwand zurück, und zwar in *La bride sur le cou* (In Freiheit dressiert, 1961), nachdem sie sich in St. Tropez und in ihrem Haus La Madrague erholt hatte, mit Sami Frey in ihrer Nähe.

Philippe (Jacques Riberolles) hat sich in die reiche Amerikanerin Barbara (Josephine James) verliebt, obwohl seine zahlreichen Freunde behaupten, er und sein reizendes Modell Sophie (BB) seien ein ideales Gespann. Als Sophie von Philippes Verabredung mit Barbara erfährt, ist auch sie zur Stelle, um ihm in einem kleinen Lokal eine Torte ins Gesicht zu schleudern. Die beiden Mediziner Alain (Michel Subor) und Claude (Claude Brasseur) beobachten die wortlose Szene und sind von Sophie begeistert.

Zu dritt treten Alain, Claude und Sophie den Heimweg an. Das Glück ist, was Sophie anbelangt, auf Alains Seite. Sophie ver-

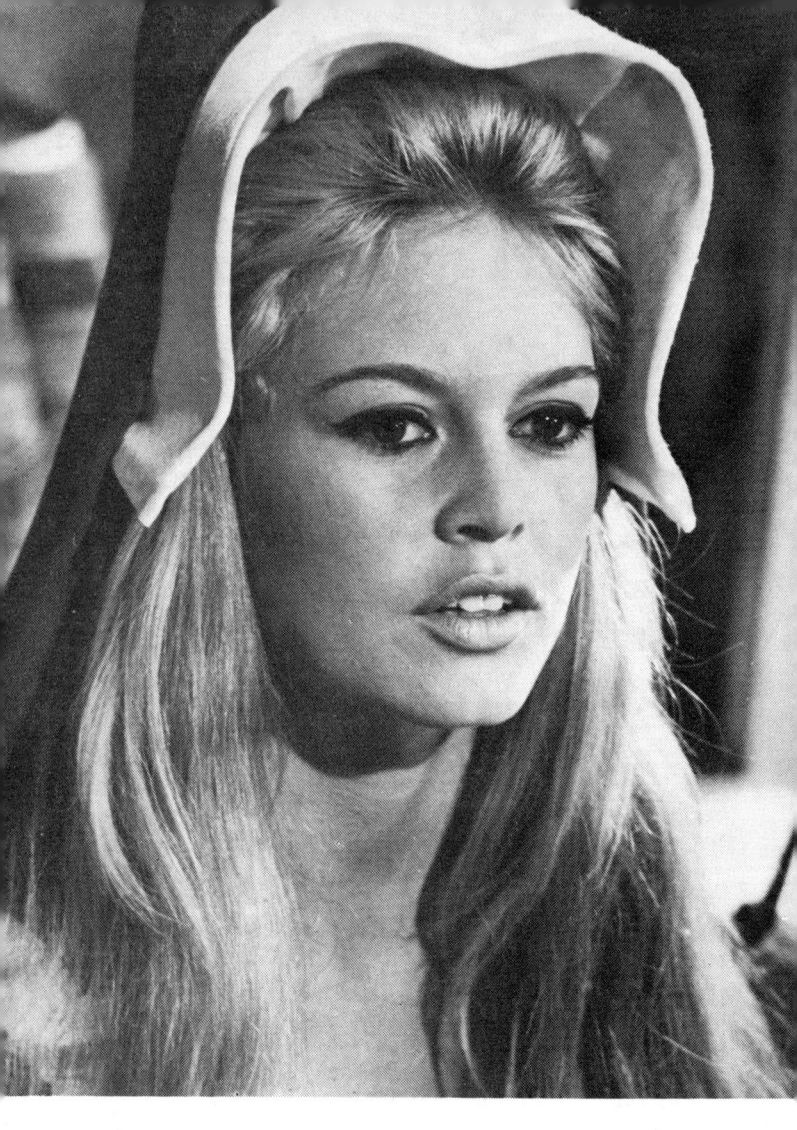

Brigitte in der Rolle der Agnes Bernauer in dem Episodenfilm ›Les amours célèbres‹ (Galante Liebesgeschichten, 1961).

bringt die Nacht bei ihm, doch als sie in aller Herrgottsfrühe von ihrer Freundin Marie-Jeanne (Mireille Darc) erfährt, daß Philippe mit Barbara zum Wintersport fährt, will auch Sophie dort hin, natürlich in Begleitung von Alain. Sie möchte Philippe eifersüchtig machen und dadurch zurückgewinnen. Was Alain anbelangt, achtet Sophie auf den notwendigen Abstand, denn ihr Ziel ist nach wie vor Philippe.

Es kommt zu allerlei turbulenten Abenteuern, aber zum Schluß finden sich die Paare: Alain und Sophie, Philippe und Barbara.

Nach *La bride sur le cou* sah man Brigitte in einem Episodenfilm, *Les amours célèbres* (Galante Liebesgeschichten, 1961), den

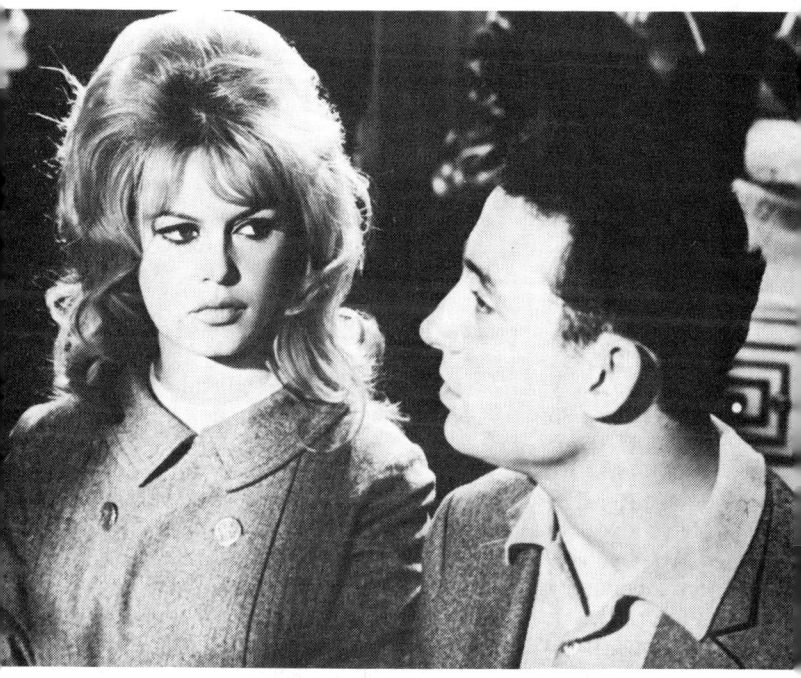

Brigitte Bardot und Claude Brasseur in ›La bride sur le cou‹ (1961).

wieder einmal Michel Boisrond inszenierte. Mit Alain Delon, Pierre Brasseur und Jean-Claude Brialy spielte Brigitte in der Agnes-Bernauer-Episode.

In Augsburg verliebt sich Herzog Albert von Wittelsbach, Prinz von Bayern (Alain Delon), heftig in Agnès (BB), die Tochter des Barbiers und Baders Gaspard Bernauer (Michel Etcheverry). Prinzessin Bertha von Württemberg, mit der Albert verlobt ist, läßt er sitzen und heiratet tags darauf die schöne Agnès. Großherzog Ernst (Pierre Brasseur) bewerkstelligt durch seine Räte, daß Prinz Albert von der Thronfolge ausgeschlossen wird, macht dessen Vetter zum Erben und setzt Truppen in Marsch. Zunächst aber bleibt die Gefolgschaft von Albert erfolgreich.

Während des Kampfes hatte Albert seine junge Frau seinem Freunde Torring (Jean-Claude Brialy) anvertraut, der allerdings überrumpelt wird, worauf Agnès den Gegnern in die Hände fällt. Sie wird der Zauberei für schuldig befunden und zum Tode durch Ertränken verurteilt. Torring benachrichtigt Prinz Albert, der allerdings zu spät zur Richtstätte kommt. Er stürzt sich in die Fluten, erreicht Agnès auch noch, aber durch die Strömung finden die beiden gemeinsam den Tod.

Brigitte und Alain Delon? Das war wieder etwas für die Presse, die beständig in Brigittes Privatleben herumforschte. Aber es gab nichts über eine Liebesaffäre zu berichten.

Brigitte sprach von Plänen, sich aus dem Filmgeschehen zurückzuziehen, aber nach ihrem Kurzauftritt in *Les amours célèbres* kamen zwei weitere Filme, *Vie privée* (Privatleben, 1961) und *Le repos du guerrier* (Das Ruhekissen, 1962), die am Ende ihrer Karriere als Filmschauspielerin stehen sollten, so wollte Brigitte es selbst.

Vie privée wurde wieder von Brigittes Freundin Christine Gouze-Renal produziert, von Louis Malle inszeniert, und Marcello Mastroianni war Brigittes Partner in der Rolle des Fabio.

Am Genfer See führt Jill (BB) in der Luxusvilla ihrer Mutter ein sorgenfreies Leben, gemeinsam mit Gricha (Gregor von Rezzori), dem Freund der Mutter. Jills hoffnungslose Verehrung gilt Fabio (Marcello Mastroianni), dem Mann ihrer Freundin Carla (Ursula Kübler). Aber Fabio hat kein Interesse an Jill.

Mit Dick (Dick Sanders) geht Jill nach Paris, um dort ein neues Leben zu beginnen, aber nach kurzer Zeit bricht das Verhältnis auseinander.

120

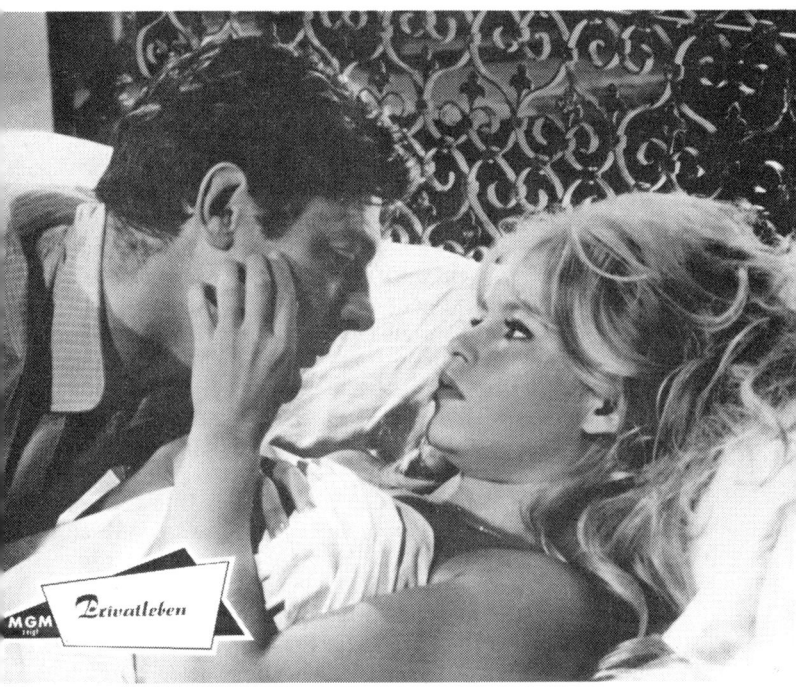

Marcello Mastroianni ist Brigittes Partner in Louis Malles Film ›Vie privée/ Vita privata‹ (Privatleben, 1961), dessen Handlung sich stark an Brigittes eigenes Privatleben anlehnt.

Jill wird Fotomodell und nach kürzester Zeit zum begehrtesten Cover-Girl. Der Film meldet sich, Jill wird ein berühmter Leinwandstar, das Idol der Massen. Bedenkenlos gibt sich Jill dem Leben hin, wechselt ihre Partner wie es ihr in den Sinn kommt und gerät mit ihren Affären alsbald in den Brennpunkt der Kritik, die sie als unmoralisch verwirft.

Der Rummel um Jill verstärkt sich, tausende ihrer Verehrer bedrängen sie, die Angst vor den Massen läßt Jill nicht mehr los. Sie sieht ihr Privatleben gefährdet, und um Ruhe zu finden, flieht sie nach Genf, wo das Haus ihrer Eltern leer ist. Sie wendet sich an Fabio, der von Carla verlassen wurde. Er ist mit der Inszenierung eines Theaterstückes für die Festspiele von Spoleto beschäftigt, bietet Jill aber Schutz, Sicherheit und eine jähe Leidenschaft.

Jill versucht Selbstmord zu begehen, aber Fabio kann sie retten. Der Versuch, mit ihrer Vergangenheit zu brechen und Fabios Zuspruch führen Jill ins Dasein zurück. Fabio reist nach Spoleto, ein Filmproduzent pocht bei der allein gelassenen Jill auf die Erfüllung eines Filmvertrages, sie aber reist Fabio nach, dessen Freude allerdings bald schwindet, da Jill ständig einen Reporterschwarm hinter sich her zieht, wodurch ihm seine Arbeit unmöglich gemacht wird. Fabio bittet Jill, sich nicht mehr in der Öffentlichkeit zu zeigen.

Am Premierenabend kann Jill ihre Neugier nicht mehr zügeln. Sie tritt heraus auf ihren Balkon. Im gleichen Augenblick zuckt in der Dunkelheit das Blitzlicht eines Reporters auf – Jill taumelt und stürzt über den Balkon in die Tiefe. Durch ein Blitzlicht, das am Anfang ihrer Karriere stand, findet Jill, ironischerweise, den Tod.

Vie privée sorgte dafür, daß sich der »Mythos BB« langsam zersetzte. Die bereits mit 25 Jahren zur Legende gewordene Frau, der Super-Sex-Star, das Idol der Massen, der Busen-Star, die Skandalheldin der Zeitschriften, Magazine, Zeitungen und Hausfrauenblätter, dieses erotisch-verführerisch-amoralische Wesen von 30 Filmen in acht Jahren war für Presse, Kritiker, Filmverleiher und Produzenten lange nicht mehr eine so heiße Ware wie ein paar Jahre zuvor, als ihr Konterfei von den Titelseiten nicht mehr wegzudenken war und Brigitte den Zenit ihrer Leinwandkarriere erreicht hatte. Der Mythos war ausgeschlachtet worden, die Produzenten und Verleiher hatten das an Brigitte verdiente Geld gezählt und in andere, lohnendere Filmobjekte gesteckt.

Vie privée brachte aber zugleich auch einen neuen Mythos hervor: Er erklärte den Mensch gewordenen Star zum Opfer der Gesellschaft, er verkündete Brigittes volle persönliche Unschuld an allem, was mit ihr, durch sie, gegen und für sie an Erfundenem, Hinzugedichtetem und tatsächlichem Geschehen in die Welt gesetzt worden war. Die Nymphe mit dem hinreißenden Busen, den über die Schulter fallenden langen blonden Haaren, dem Kußmund, der Einladendes und Abstoßendes sagen kann, das Teufelsweib mit dem erotischen Gang, von Gott erschaffen, von Vadim oder dem Satan (?), das »einen Heiligen in Versuchung bringen kann, der es tanzen sieht« (Simone de Beauvoir), dieses

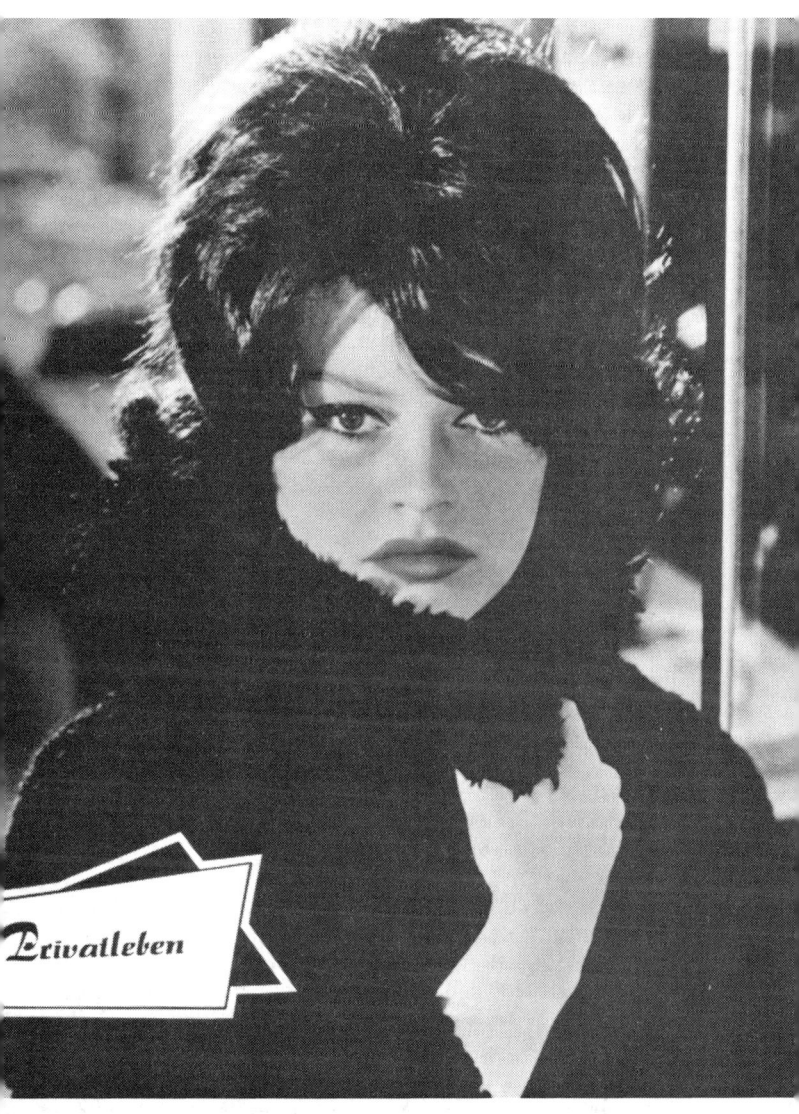

Brigitte mit schwarzer Perücke in ›Vie privée/Vita privata‹ (1961).

bezaubernde, sensitive und zugleich alles zerstörende Kindweib war den Weg alles Irdischen gegangen: Es existierte nicht mehr.

Andere, von Gott erschaffene und dem Teufel als Werkzeug dienende weibliche Wesen von Brigittes Größe hat der Film bis heute nicht hervorgebracht, obwohl Filmproduzenten immer wieder versuchten (nach dem Motto: Was einmal funktioniert, funktioniert gleich noch mal), für Brigitte eine legitime Nachfolgerin zu finden. Mit Brigitte Bardots Niedergang ging eine Ära zu Ende, die sich im Film nicht mehr wiederholen läßt, denn das Bild der Frau im allgemeinen hat sich verändert.

Auch Raoul Lévy, ohne den eine BB der fünfziger Jahre nicht denkbar ist, erreichte jene Höhen, die er mit ... *et Dieu créa la femme* erklomm, nie mehr. Am Neujahrstag des Jahres 1967 setzte er seinem Leben, vierundvierzigjährig, mit einer Kugel ein Ende, in St. Tropez, jenem Ort, der durch ihn und Brigitte zum Treffpunkt des internationalen Jet-Set geworden war.

Nur Roger Vadim blieb hartnäckig, als sein Ruf, ein kassenträchtiger Regisseur zu sein, gefährdet schien. Was er mit der Bardot-Imitation Stroyberg nicht geschafft hatte, versuchte er mit Cathérine Deneuve und später mit Jane Fonda, die seine dritte Ehefrau wurde.

Von Brigitte gerufen, übernahm er 1962 die Regie von *Le repos du guerrier,* einem Film, durch den Brigitte wieder in die Rolle des »Unschuldslammes« gedrängt wurde.

Die hübsche, fünfundzwanzigjährige Geneviève Le Theil (BB), mit Pierre, einem Ingenieur (Jean-Marc Bory), verlobt, wird Alleinerbin eines nicht unerheblichen Vermögens. Sie reist nach Dijon, um das Erbe anzutreten. In einem Hotelzimmer entdeckt sie Renaud Sarti (Robert Hossein), der einen Selbstmordversuch unternommen hatte. Sarti wird durch Genevièves Hilfe gerettet. Bevor sie nach Paris zurückkehrt, besucht sie Sarti im Krankenhaus und ist von ihm fasziniert. Mit ihm gemeinsam verläßt sie das Krankenhaus. Renaud begleitet sie nach Paris und quartiert sich bei ihr ein, tut nichts für seinen Lebensunterhalt und beschäftigt sich lediglich mit Kriminalromanen und Whisky. Geneviève hat keine Kraft mehr zum Widerspruch, sie belügt sich, ihre Mutter (Jacqueline Porel) und auch ihren Verlobten Pierre.

Renaud demütigt Geneviève, aber sie durchkostet ein leidenschaftliches Glück, wie sie es bisher nie für möglich gehalten

124

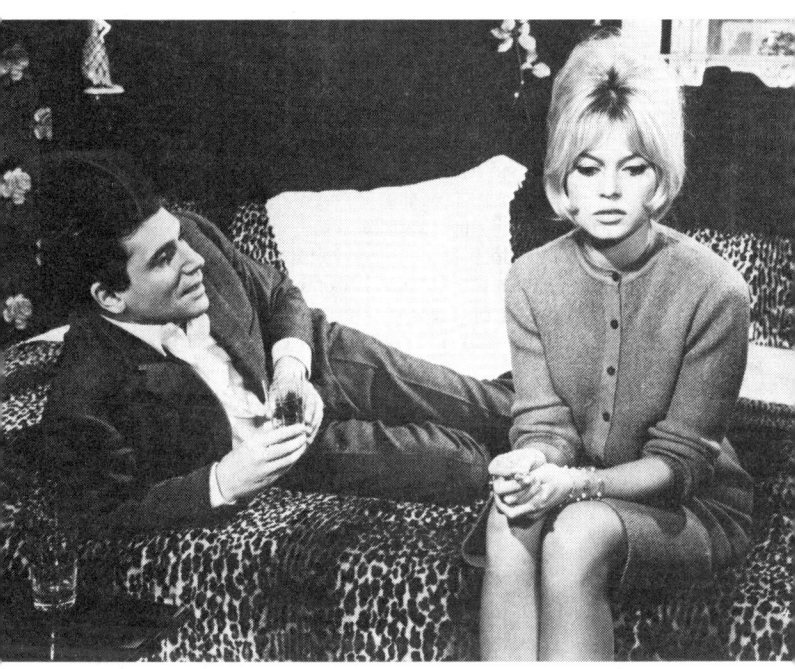

›Le repos du guerrier/Il riposo del guerriero‹ (Das Ruhekissen, 1962): Gene-viève Le Theil (BB) erlebt alle Himmel und Höllen der hörigen Liebe. Renaud Sarti (Robert Hossein), der ihr sein Leben verdankt, hat sich schmarotzerhaft bei der Jurastudentin eingenistet.

hätte. Pierre erfährt die Wahrheit über Geneviève, doch diese findet nicht mehr zu ihm zurück.

Geneviève und Renaud treffen auf Katov (James Robertson Justice), einen Bildhauer, den Renaud kennt. Durch Katov sieht Geneviève den wahren Renaud, der durch die Kriegszeit aus der Bahn geworfen wurde, und auch durch Katov gerät Geneviève in eine andere Welt, wo sie ihr zweites Ich entdeckt. Sie nähert sich anderen Männern, aber Renaud kennt keine Eifersucht.

Er beschließt, einen Roman zu schreiben, gelangt aber über einen Satz nicht hinaus. Auf Katovs Anregung reist man nach Florenz, wo Renaud plötzlich aufstöhnend zu Geneviève sagt:

»Ich glaube, ich liebe dich. Es ist furchtbar.«

In Italien beginnt Renaud zu trinken und wendet sich einer Prostituierten zu. Hier überspannt er den Bogen, denn Geneviève reißt sich von ihm los. Ihr plötzlicher, unvermuteter Entschluß schlägt Renaud völlig vor den Kopf.

Bei Katov findet sie in dessen pompöser Villa am Rande von Florenz Zuflucht, findet langsam zu sich zurück und steht dem Bildhauer Modell. Plötzlich steht Renaud besiegt vor Geneviève. Voller echter Reue fleht er sie an: »Heirate mich! Bleib bei mir! Zwinge mich zu leben!« Renaud, der hiermit an Genevièves aufrechtes Gefühl appelliert, appelliert auch an ihre innere Kraft, so daß Geneviève sich in allesverzehrender Liebe zu ihm bekennt.

Cinémonde schrieb: »Et Vadim recréa Bardot«, aber hier erblühte aus den Ruinen kein neues Leben mehr. Vadim ließ das Skalpell fallen, das seine Hand, von Marquis de Sade gestützt, führte, vielleicht aber auch, weil de Sade durch diese Führung fürchtete, in den schändlichen Ruf eines Leichenfledderers zu geraten.

Brigitte spürte selbst, daß ihre Zeit gekommen war, den Rücktritt zu erklären. Das »Ruhekissen« kam ihr gerade recht, um darauf das filmmüde Haupt auszuruhen.

»Dies ist mein letzter Film«, verkündete sie vorher. »Ich habe Vadim versprochen, ihn zu machen.«

Irgendwie fühlte sie sich in Vadims Schuld, also sollte ihr letzter Film Vadim gehören. Aber wie so oft in Brigittes Leben, kam »es anders als man denkt«.

KAPITEL 6

Godard, Malle und der Rest (1963–1973)

Brigitte Bardot hat in der Zeit von 1952 bis 1973 siebenundvierzig Spielfilme gedreht. Bei ihrem ersten, *Le trou Normand,* war sie ganze achtzehn Jahre alt, bei ihrem (bislang) letzten, *L'Histoire très bonne et très joyeuse de Colinot Trousse-Chemise,* neunund-dreißig. Von diesen Spielfilmen sind die meisten (nämlich 20) französisch-italienische Coproduktionen, 17 davon entstanden ausschließlich in Frankreich, zwei sind in Großbritannien produ-ziert worden *(Doctor at Sea* und *Shalako),* ebenfalls zwei sind reine US-Filme *(Helen of Troy* und *Dear Brigitte),* jeweils einer entstand in amerikanisch-französischer Gemeinschaftspro-duktion *(Act of Love/Quelque part dans le monde),* und in fran-zösisch-italienisch-spanischer Coproduktion *(Boulevard du rhum),* ein weiterer *(A cœur joie/Two Weeks in September)* wurde zwischen Frankreich und Großbritannien coproduziert, ein anderer *(Masculin – Féminin)* entstand zwischen Frankreich und Schweden, und an *Les pétroleuses/Le pistolere/The Legend of Frenchie King* (Petroleum-Miezen, 1971) waren gleich Geldgeber aus vier Staaten beteiligt: Frankreich, Spanien, Italien und Groß-britannien. *Tradità* (Verrat, 1954) ist ein rein italienischer Film.

Noch bis in das Jahr 1956 hinein waren die Rollen von Brigitte Bardot mit ein paar Ausnahmen relativ klein. In *Le trou Normand* (1952) erscheint sie in der Besetzungsliste allerdings bereits an dritter Stelle hinter Bourvil und Jeanne Marken. Ihre erste Haupt-rolle hatte sie allerdings bereits in ihrem zweiten Film, *Manina, la fille sans voile* (Sommernächte mit Manina, 1952). In Anatole Litvaks Film *Act of Love/Quelque part dans le monde* (Ein Akt der Liebe, 1953) war ihr Part so winzig, daß ihre Mutter zweimal ins Kino gehen mußte, um die Tochter zu erkennen. Was den Umfang der Rolle in Sacha Guitrys *Si Versailles m'était conté* (Versailles – Könige und Frauen, 1953) anbelangte, so war es nicht anders als bei Anatole Litvak: Wenn man beim Betrachten des Films sich an entsprechender Stelle nicht vollkommen konzen-triert, verpaßt man Brigittes Auftritt als Mademoiselle de Rosille. In *Helen of Troy* (Die schöne Helena), ein Jahr später bei Robert

Wise, spielte sie Helenas Dienstmagd, und erscheint in der Besetzungsliste an elfter Stelle. Bis zu ... *et Dieu créa la femme* (Und immer lockt das Weib, 1956) vergingen immerhin vier Jahre, während mit Brigitte sechzehn Filme gedreht wurden. Man darf allerdings auch nicht unerwähnt lassen, daß sie in acht von diesen Filmen jeweils die weibliche Hauptrolle spielte. Aber auch nach 1956 kamen hin und wieder, gemessen an der Laufzeit des jeweiligen Filmes, kleinere Rollen bzw. Gastauftritte. 1961 drehte Michel Boisrond seinen aus vier Episoden bestehenden Historienfilm *Les amours célèbres/Amori celebri* (Galante Liebesgeschichten), wobei Brigitte in der Episode mit dem Titel »Agnès Bernauer« die Titelrolle spielte. Sechs Jahre später taucht sie wieder in einem dieser Episodenfilme (eine Domäne der Italiener) auf, nämlich in *Histoires extraordinaires/Tre passi dal delirio,* wobei sie, unter der Regie von Louis Malle, gemeinsam mit Alain Delon (ihrem Partner aus *Les amours célèbres/Amori celebri)* die Handlung der »William Wilson«-Episode trägt. Henry Kosters Film *Dear Brigitte* (Geliebte Brigitte, 1965) sollte wohl eine Liebeserklärung an Brigitte Bardot sein, war aber eher eine mißlungene Filmkomödie. Ähnliches kann man wohl auch über Brigittes nächsten Gastauftritt sagen, der, während der eine fünf Minuten lang war, es hier lediglich auf knapp zwei Minuten bringt. Trotz Jean-Luc Godards Regie war *Masculin-Féminin* (Masculin-feminin oder: Die Kinder von Marx und Coca-Cola, 1965) ein Mißerfolg.

Von ihren siebenundvierzig Spielfilmen entstanden fünf unter der Regie von Roger Vadim: ... *et Dieu créa la femme, Les bijoutiers du clair de lune* (In ihren Augen ist immer Nacht, 1957), *La bride sur le cou* (In Freiheit dressiert, 1961), *Le repos du guerrier/Il riposo del guerriero* (Das Ruhekissen, 1962) und *Don Juan 1973 ou Et si Don Juan était une femme/Una donna come me* (Don Juan '73). An dem Episodenfilm *Histoires extraordinaires* war Vadim mit der »Metzengerstein«-Episode beteiligt, aber da gehört seine ungeteilte Aufmerksamkeit Jane Fonda, die er 1965 geheiratet hatte. Michel Boisrond setzte Brigitte Bardot ebenfalls mehrfach ein, zum ersten Mal in *Cette sacrée gamine* (Pariser Luft, 1955), in diesem Falle also noch vor Allégrets *En effeuillant la marguerite* (Das Gänseblümchen wird entblättert, 1956) und Vadims ... *et Dieu créa la femme,* die ihren Weltruhm begründeten. Als sie bereits ein etablierter Star war, kehrte sie zu Boisrond und seiner Regie zurück. Das Ergebnis: *Une Parisienne* (Die Pariserin, 1957). Die Agnes-Bernauer-Episode aus *Les amours célèbres/Amori celebri,* die in anderem Zusammenhang erwähnt wurde, entstand ebenfalls unter Boisronds Regie.

Für Marc Allégret, ihren Entdecker, hat Brigitte zweimal gearbeitet, in *Futures vedettes* (Reif auf junge Blüten, 1955) spielte sie die ebenso sinnliche wie provokativ-selbstsichere Sophie und in *En effeuillant la marguerite* war sie die Agnès Dumont, die in Vichy für einen kleinen Skandal gesorgt hatte und in Paris einen Striptease-Wettbewerb gewinnt.

Für Louis Malle war BB dreimal tätig, 1961 in *Vie privée/Vita privata* (Privatleben), 1965 in ihrer wohl besten Rolle als Maria II in *Viva Maria* (Viva Maria!) und zwei Jahre später in der »William Wilson«-Episode von *Histoires extraordinaires.* Darüber hinaus filmte sie mit vielen namhaften französischen Regisseuren, die jeder auf seine Weise, markante Eindrücke innerhalb des französischen Filmschaffens hinterließen.

Für den erfolgreichen und produktiven Sacha Guitry war sie in *Si Versailles m'était conté,* für Altmeister René Clair in *Les grandes manœuvres* (Das große Manöver, 1955) tätig, für Claude Autant-Lara machte sie *En cas de malheur* (Mit den Waffen einer Frau, 1957). Ein Jahr später spielte sie bei Julien Duvivier in *La femme et le pantin* (Ein Weib wie der Satan), mit Christian-Jaque machte sie *Babette s'en va-t-en guerre* (Babette zieht in den Krieg, 1959), mit Henri Verneuil *L'Affaire d'une nuit* (Affäre einer Nacht, 1960*) und mit Henri-Georges Clouzot *La vérité* (Die Wahrheit, 1960). Bei Jean-Luc Godard hatte sie den erwähnten Kurzauftritt in *Masculin – Féminin,* zwei Jahre vorher drehte sie aber noch mit Godard *Le mépris/Il disprezzo* (Die Verachtung). Im gleichen Jahr entstand Edouard Molinaros *Une ravissante idiote/Una adorabile idiota* (Die Verführerin), 1970 Michel Devilles *L'ours et la poupée* und Robert Enricos *Boulevard du rhum* und ein Jahr später verpflichtete Christian-Jaque BB zum zweiten Mal, nämlich für *Les pétroleuses,* der gemeinschaftlich mit Guy Casaril entstand. Für Casaril machte sie auch *Les novices/Le novizie* (Die Novizinnen, 1970), worin sie neben Annie Girardot als Agnès die Hauptrolle spielte.

---

* Hier beschränkte sich BBs Rolle allerdings nur auf einen kurzen Gastauftritt.

Während Brigitte Bardots Regisseure vornehmlich dem französischen Film entstammen, sind ihre Partner nicht selten international bekannt. Kirk Douglas war der Star von *Act of Love,* Dirk Bogarde der von *Doctor at Sea.* In *Si Versailles m'était conté* findet man gleich eine ganze Reihe international bekannter Leinwandstars: Claudette Colbert, Micheline Presle, Orson Welles, Jean-Louis Barrault, Jean-Pierre Aumont und Edith Piaf. *Helen of Troy* war, obwohl ein US-amerikanischer Film, vornehmlich mit britischen Darstellern besetzt: Sir Cedric Hardwicke, Stanley Baker, Torin Thatcher und Harry Andrews. Gloria Swanson, Hollywoods Symbol für Glanz und Glamour der zwanziger und dreißiger Jahre war die Agrippina in Stefano Vanzinas *Mio figlio Nerone/Les Week-ends de Néron* (Nero's tolle Nächte, 1956). BBs männliche Partner waren hier aber Vittorio de Sica und Alberto Sordi. Um einen klangvollen Namen im Hintergrund zu haben, sicherten sich Roger Vadim und Produzent Raoul J. Lévy die Mitarbeit von Curd Jürgens bei … *et Dieu créa la femme.* Eine aus Hollywood nach Frankreich heimgekehrte Micheline Presle war (neben Louis Jourdan) Brigittes Partnerin in *La mariée est trop belle* (Die Braut war viel zu schön, 1956), und Charles Boyer spielte den Prinzen Charles in *Une Parisienne.* Alida Valli, durch Alfred Hitchcocks *The Paradine Case* (Der Fall Paradin, 1948) und Carol Reeds *The Third Man* (Der dritte Mann, 1949) zu Weltruhm gekommene italienische Aktrice (österreichischer Herkunft) war Brigitte Bardots Partnerin in *Les bijoutiers du clair de lune.* In diesem Vadim-Film hatte Stephen Boyd die Rolle des Lambert, und in *Shalako* (Shalako, 1968) war er neben Sean Connery, Jack Hawkins, Peter van Eyck, Honor Blackman und Woody Strode erneut BBs Partner. Kein geringerer als Jean Gabin war ihr Partner in *En cas de malheur* (1957).

Lila Kedrova, spätere »Oscar«-Preisträgerin für ihre Rolle in *Zorba the Greek* (Alexis Sorbas, 1964), war Brigitte Bardots Partnerin in *La femme et le pantin* (Ein Weib wie der Satan, 1958) und Dawn Addams spielte in *Voulez-vous danser avec moi?* (Wollen Sie mit mir tanzen?, 1959) die Anita Florès. *Les amours célèbres* weist in seiner Besetzungsliste auch Jean-Paul Belmondo und Simone Signoret auf, aber beide agieren, voneinander getrennt und auch von BB getrennt in zwei anderen Episoden *(Lazun* und *Jenny de Lacour).* Marcello Mastroianni ist in *Vie privée* Brigittes Partner in der Rolle des Verlegers Fabio, in den sie sich verliebt.

Der schwergewichtige Brite James Robertson Justice war in *Le repos du guerrier/Il riposo del guerriero* (Das Ruhekissen, 1962) der ebenso schwergewichtige Katov, Jack Palance und Michel Piccoli waren in *Le mépris/Il disprezzo* (Die Verachtung, 1963) BBs Partner. Bei *Une ravissante idiote* versuchte sich Anthony Perkins als russischer Spion an den Freuden des Kapitalismus in London schadlos zu halten, während James Stewart der unumstrittene Star von *Dear Brigitte* war.

George Hamilton, erst kürzlich als Film-Zorro wieder zu erneutem Leinwandruhm gekommen, spielte neben Jeanne Moreau (und BB natürlich) den Florès, während James Robertson Justice in *A cœur joie* erneut mit Brigitte zusammentraf. Justice ist auch in Vadims »Metzengerstein«-Episode von *Histoires extraordinaires* zu sehen, die allerdings (für Vadim) einen geeigneten Rahmen bot, Jane Fonda und ihren Bruder Peter zu präsentieren. Terence Stamp agierte in Fellinis Episode aus diesem Film, während Alain Delon Brigittes Partner im »William Wilson«-Sketch war. Lino Ventura schließlich war ein hervorragender Cornélius von Zeeling in Robert Enricos *Boulevard du rhum,* worin Clive Revill den Lord Hammond spielte.

Micheline Presle, zwölf Jahre älter als BB, war in *Les pétroleuses* die Tante (!) Amélie, während Claudia Cardinale die Maria Sarrazin darstellte. Claudia Cardinale nahm innerhalb des italienischen Films einen ähnlichen Status wie Brigitte Bardot im französischen Film an: Während die eine von Roger Vadim ständig in eine Filmkarriere hineingedrängt wurde, erging es der anderen ähnlich, jedoch unter anderen Vorzeichen. Claudia Cardinale traf (1957 nach einem Schönheitswettbewerb) auf den italienischen Filmproduzenten Franco Cristaldi, den sie später heiratete und dessen Versuche in die Richtung zielten, aus ihr eine italienische Brigitte Bardot zu machen. War ihm das auch nicht vollkommen gelungen, so war der Italienerin zumindest eine befriedigendere Filmkarriere zuteil geworden, als Brigitte es sich erhofft hatte. In *Les pétroleuses* traf sie auch auf den amerikanischen Schauspieler Michael J. Pollard, der durch Arthur Penns *Bonnie and Clyde* (Bonnie und Clyde, 1967) international bekannt geworden war und sogar eine »Oscar«-Nominierung zu verbuchen hatte.

BBs Liste ihrer französischen Co-Stars ist verständlicherweise lang und beginnt mit André Bourvil und Noël Roquevert in *Le trou Normand.* Danièle Delorme und Louis Seigner waren ihre Partner (neben Daniel Gélin, der auch Regie führte) in *Les dents longues* (Von Sensationen gehetzt, 1952), auf Jean Richard traf sie in *Le portrait de son père,* den André Berthomieu 1953 inszenierte. Serge Reggiani hatte in *Act of Love* eine kleine Rolle und *Si Versailles m'était conté* bot gleich eine ganze Reihe namhafter französischer Charakterdarsteller, allen voran Jean Marais, Fernand Gravey und Charles Vanel. Vanel war erneut ihr Partner in *La vérité,* wo er ihr ein leidenschaftlicher Verteidiger war.

Auf Noël Roquevert traf sie im Verlauf ihrer Karriere noch dreimal, ebensooft auf Daniel Gélin, Jess Hahn und Michel Piccoli (unter anderem in *I Paparazzi,* einem zweiundzwanzig Minuten langen Dokumentarfilm von Jacques Rozier).

Mehrfach hatte sie auch mit Robert Hossein, Maurice Ronet, Jean Marais, Francis Blanche, Henri Vidal, Grégoire Aslan, Louis Seigner, Jean Claude Pascal, Jean Desailly, Magali Noël, Gérard Philipe, Jean Richard, Fernand Ledoux, Darry Cowl, Daniel Ceccaldi und Robert Dalban gespielt, und sie war in ihren Filmen Partnerin von Raymond Pellegrin, Jean-Louis Trintignant, Paul Frankeur, Paul Meurisse, Bernard Fresson, Pierre Brasseur, Jean Rochefort, Jean-Pierre Cassel, Raymond Bussières und Jacques Monod.

Von Brigittes neunundvierzig Filmauftritten lassen sich eine ganze Reihe mit wenigen Worten abtun, denn ihre Rollen waren in diesen Projekten nicht sonderlich groß oder beschränkten sich auf Gastauftritte in den Filmen anderer Stars. Mitunter kann man diese Auftritte gar nicht mit dem Wort »Part« umschreiben, weil sie auf den Gesamteindruck des jeweiligen Films fast keinerlei Einfluß haben und nicht, handlungsmäßig oder dramaturgisch, von irgendeiner Bedeutung sind.

»Cameo«-Parts also, wie die Amerikaner zu sagen pflegen, und mitunter noch nicht einmal das.

Brigittes Erscheinen in Daniel Gélins Film *Les dents longues* (1952) war jahrelang überhaupt nicht Gegenstand irgendwelcher biografischer Arbeiten über sie. Er fällt noch in ihr Debütjahr und gehört, rein handlungsmäßig, seinen Hauptdarstellern Danièle Delorme und Daniel Gélin, der ein Freund Roger Vadims war. Zugleich ist er auch der erste Film Brigittes, in denen sich ihre Mitwirkung auf die bloße Anwesenheit beschränkt, die man hier als eine Art »Gastauftritt« bezeichnen könnte.

Gemeinsam mit Roger Vadim rahmt sie die vor dem Standesbeamten heiratenden Daniel Gélin und Danièle Delorme ein, ist also ein Trauzeuge dieser Zeremonie. Die ganze Mitwirkung bestand sicherlich nur aus ein paar Minuten Arbeit, und was man hier auf der Leinwand sieht, findet im Privatleben kurze Zeit später eine Wiederholung, nur im umgedrehten Fall: Die Gélins waren auch die Trauzeugen der Vadims im Dezember 1953, als Brigitte durch ihre Heirat mit Roger Madame Plemiannikoff wurde. Die Heiratszeremonie vollzieht sich auf der Leinwand stumm. Die Trauzeugen sind sicherlich nur deshalb in Gélins Film geraten, weil man halt miteinander befreundet war, ähnliche Interessen hatte und sich sicherlich so gut kannte, daß eine Mitwirkung bezahlter Schauspieler wohl außer Frage stand.

Les dents longues erzählt in erster Linie die Geschichte von Louis (Gélin), dessen »Heißhunger« auf Ansehen und Ruhm, Macht und Geld so groß ist, daß er in Paris skrupellos und unaufhaltsam alles beiseite räumt, was ihm auf dem Wege nach oben hinderlich sein könnte. Als Journalist aus der Provinz erinnert er ein wenig an Brigittes Agnès Dumont in *En effeuillant la marguerite* (1956), die auf dem Lande durch das Schreiben eines indiskreten Büchleins für einen kleinen Skandal gesorgt hatte, um dann in Paris, dem Elternhause einmal entronnen, an das große Geld zu gelangen. Brigittes Partner war hier nur in der männlichen Hauptrolle Gélin, erneut als Mitarbeiter einer Zeitung.

Viele Biografien und Artikel über Brigitte Bardot stellen die Behauptung auf, ihre Rolle in Anatole Litvaks *Act of Love* hätte dazu geführt, daß sie in Mario Camerinis Film *Ulisse* (Die Fahrten des Odysseus) eine Rolle gehabt hätte, der 1954, von Carlo Ponti und Dino de Laurentiis produziert, in Rom entstanden war. Diese Behauptung entbehrt allerdings jeder Basis, aber in diesem Zusammenhang kann man sich jedoch die Anmerkung erlauben, daß (neben Silvana Mangano) Rossana Podesta (als Nausikaa) die Partnerin von Kirk Douglas war, mit der Brigitte im gleichen Jahr in *Helen of Troy* spielte. Darüber hinaus ist Jacques Dumesnil in *Ulisse* als Alcinous zu sehen, der so köstlich Brigittes Vater spielen sollte, als störrischer und uniformierter Papa, der in *En effeuillant la marguerite* durch die Kleinstadt eilt und lange nicht weiß, daß sein hübsches, naseweises Töchterlein in besagtem Skandalbüchlein die örtlichen Honoratioren auf die Schippe genommen hatte.

Verschiedentlich wird auch erwähnt, Brigitte sei in Augusto Geninas Film *Frou-Frou* (Frou-Frou, die Pariserin, 1955) zu sehen gewesen, aber auch diese Feststellung ist durchaus haltlos, denn der Star dieses Films ist Dany Robin. Die Handlung könnte zwar speziell für Brigitte Bardot geschrieben worden sein, denn in *Frou-Frou* bewegt sich Dany Robin im Widerstreit ihrer Gefühle und weiß lange nicht, inwieweit sie zwischen Geld und Neigung entscheiden soll. Die für jene Zeit typische Nacktszene ließ sich auch Augusto Genina nicht entgehen, denn auf breiter Ebene war man in den Filmen jener Zeit, die Frauen in den Mittelpunkt des Geschehens stellten, nur sehr selten nicht bereit, Kunst und Kommerz miteinander zu verbinden.

An anderer Stelle dieses Buches fand die Tatsache bereits Erwähnung, daß Brigittes Rolle in *Act of Love* ebenso wie jene in *Si Versailles m'était conté* lediglich mit den Worten »winzig klein« umschrieben werden kann, aber bis zum Jahr 1955 war es gar nicht mehr weit.

Diese kleinen Rollen oder Kurzauftritte haben allerdings kaum etwas mit der Charakteristik oder dem Wert jener Szenen zu tun, für die sich Brigitte nach 1959 zur Verfügung stellte, lange nachdem sie die Schwelle zum Starruhm überschritten hatte. 1960 war sie mit Jacques Charrier verheiratet und eine enge Freundin der Produzentin Christine Gouze-Renal. Bevor es aber zu Brigittes Kurzauftritt in *L'Affaire d'une nuit* (1960) kam, soll sie noch in Jean Cocteaus *Le testament d'Orphée* (1959) gewesen sein, und zwar gemeinsam mit Roger Vadim. Das ist durchaus denkbar, aber nicht mit hundertprozentiger Wahrscheinlichkeit feststellbar. Den Cinéasten, die es mit Filmografien verschiedener Stars unterschiedlicher Güte (durchaus zu recht) ernst nehmen, sei gesagt, daß der Zeitpunkt stimmen könnte, denn als Jean Cocteau *Le testament d'Orphée* verfilmte, befanden sich Brigitte und Roger Vadim gerade in Cap d'Antibes, wo einige Szenen hierzu entstanden. Vadim: »Verschiedene Leute wußten, in welcher Szene man uns sehen konnte, aber da man von den Personen in jenem Auto nicht viel erkennen kann, nahmen sie an, es handele sich um Brigitte und mich.« Soweit Roger Vadims und Brigitte Bardots Mitwirken innerhalb von Jean Cocteaus Film. Unter jenen Darstellern, die dort mit Sicherheit auszumachen sind, befanden sich auch Annette Stroyberg, Françoise Arnoul, Charles Aznavour und Luis-Miguel Dominguin, ganz abgese-

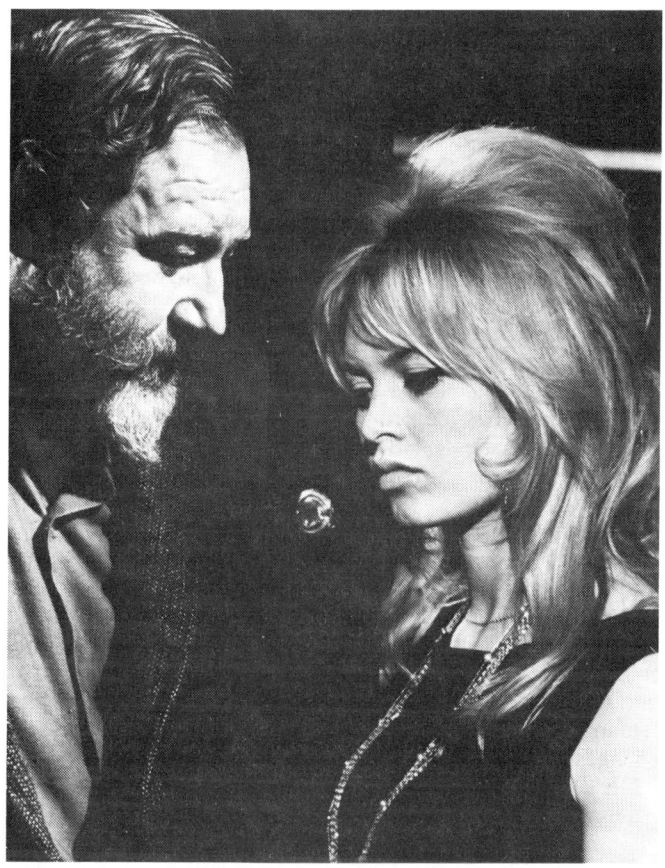

Die verstörte Geneviève (BB) findet in dem liebenswerten und skurrilen Bildhauer Katov (James Robertson Justice) einen väterlichen Freund. Eine Szene aus ›Le repos du guerrier/Il riposo del guerriero‹ (1962), bei dem Roger Vadim Regie führte.

hen von zwei anderen Persönlichkeiten: Pablo Picasso und Françoise Sagan.

Die Szenen in *L'Affaire d'une nuit,* zu denen sich Brigitte auf Bitten ihrer Freundin Gouze-Renal überreden ließ, wurden unmittelbar vor *La vérité* (Die Wahrheit, 1960) gedreht, durch den sich ihr Leinwandimage verändern sollte. Aber Brigitte wollte diese kleine Gefälligkeit nur beisteuern, wenn auch Christine Gouze-Renal mit von der Partie war. Also sieht man sie in einem großkarierten ärmellosen Kleid im Restaurant La Grille in Paris, wobei sie sich mit Christine Gouze-Renal, Jacques Charrier und Robert Dalban einen Tisch teilt. Verneuils Film ist eher eine seiner schwächeren Arbeiten, denn der Regisseur verstand sich in erster Linie auf geschicktes Inszenieren wendiger Action-Filme, in deren Mittelpunkt er nicht selten Jean Gabin und/oder Jean-Paul Belmondo stellte. In *L'Affaire d'une nuit* wird lediglich, und das wenig überzeugend, die Geschichte eines Ehebruchs erzählt, wobei sich fast das ganze Geschehen ausschließlich um die drei Hauptdarsteller (Pascale Petit, Roger Hanin und Pierre Mondy) rankt. Pascale Petit (eine PP also), die Darstellerin der Christine, war eine der BB ähnliche Kindfrau, die durch Marcel Carné in *Les tricheurs* (Die sich selbst betrügen, 1958) groß herausgestellt worden war, und worin Jean-Paul Belmondo seinen dritten, wenn auch kleinen Filmauftritt absolvierte. Für die Karrieren von Jacques Charrier, Andréa Parisy, Laurent Terzieff und Dany Saval konnte dieser Film nichts tun, aber Belmondo hatte Gelegenheit, sein Publikum mit seiner heute bekannten »Silhouette« allmählich vertraut zu machen, obwohl ihn die Besetzungsliste erst an zehnter Stelle nennt und er Laurent Terzieff den Vortritt lassen mußte. Zu jener Zeit, Ende der fünfziger und Anfang der sechziger Jahre, erschienen in Europa viele Mädchengesichter auf der Leinwand, von denen man sich erhofft hatte, sie könnten Brigitte Bardot den Rang ablaufen. Geschafft hat es von ihnen keine, Brigittes Bedeutung zu erlangen, obwohl viele von ihnen noch heute filmen.

Das Jahr 1963 brachte zwei Dokumentarfilme zur gleichen Zeit, in deren Mittelpunkt Brigitte Bardot steht: *Paparazzi* (von Jacques Rozier) und *Tentazioni proibite* (von F. Oswaldo Civirani).

Während Brigitte für Jean-Luc Godard (*Le mépris*) in Rom und auf Capri filmte, entstand *Paparazzi*.

Dokumentarfilmer Jacques Rozier beobachtete mit seinen Kameras Brigitte, Michel Piccoli und Godard, als diese ihren Film über die Entstehung eines Filmes drehten. Vor den zahlreichen Fotografen war Brigitte schon lange nicht mehr sicher. Sobald sie auch nur einen Fuß aus ihrem Pariser Apartment heraussetzte oder ihr Anwesen La Madrague in St. Tropez verließ, wurde sie von sensationshungrigen Fotografen umschwirrt und belagert. Bei den Dreharbeiten zu *Le mépris* war es in Rom nicht anders, eher schlimmer. Brigitte war das gehetzte Wild aller möglichen Tageszeitungen, Bildagenturen und Zeitschriften, und sobald sie auch nur die Nasenspitze vor die Tür steckte, fand sie sich von jenen *paparazzi,* diesen Bildfotografen, umlagert, die dafür sorgten, daß ihre Beute kaum ein Privatleben haben konnte. Am sichersten konnte sich Brigitte nur fühlen, wo sie arbeitete: in einem Studio oder abgeschirmt an Drehplätzen, wo die Bildreportermeute keinen Zugang hatte.

Tentazioni proibite befaßt sich mehr mit diesem »Privatleben« des Stars, oder zumindest damit, was davon noch übriggeblieben war.

Brigittes nächster Gastauftritt vollzog sich bei Antoine Bourseillers Regiedebüt *Marie Soleil* (1964), dessen Star ihr zweiter Ex-Ehemann Jacques Charrier war. Für Danièle Delorme, die Marie Soleil des Films und Ex-Frau von Daniel Gélin, sollte der Film so etwas wie ein Comeback werden, und Jacques Charrier wiederholte in seiner Rolle als Axel wohl etwas, was ihm privat in ähnlicher Form passiert war: Er reiste an die Riviera, um sich dort in eine Schönheit (Delorme) zu verlieben, die es ihrerseits mit der Liebe nicht allzu genau nahm.

Über *Dear Brigitte* (Geliebte Brigitte, 1965) gibt es nicht allzuviel zu sagen. Auch hier war Brigittes Auftritt relativ kurz (fünf Minuten). Henry Kosters US-Produktion wollte eine Komödie sein, in deren Mittelpunkt Professor Robert Leaf (James Stewart) steht, ein Dozent für englische Dichtkunst an San Franciscos Coronia-Universität, dessen sommersprossiger Sohn Erasmus (Billy Mumy), acht Jahre alt, sich zu einem Wunderknaben entwickelt, als er seine Mama (Glynis Johns) zur Bank begleitet und dort in der Jahresbilanz in einem Durcheinander von Zahlen so ganz nebenbei einen Fehler entdeckt. Durch diese Entdeckung stempelt die Presse, vom Vorfall unterrichtet, ihn zum mathematischen Wunderknaben, zum »menschlichen IBM-Computer mit Sommersprossen«.

Der Knabe, den der Rummel um ihn herum kalt läßt, hat eine heimliche Liebe, und die gehört voll und ganz Brigitte Bardot. Er schreibt ihr Verehrerbriefe und wird prompt von ihr eingeladen – der Film macht's möglich.

Dear Brigitte blieb Brigitte Bardots einziger Hollywood-Film, aber Brigitte selbst lehnte es ab, in Hollywood zu filmen. Also war es an der Produktion (Fred Kohlmar und 20th Century-Fox), nach Paris zu gehen, um Brigittes Szenen dort zu filmen. Besonders preiswert war dieses Verfahren nicht, denn es mußte ein französisches Studio gemietet werden, in welchem man Brigittes Wohnsitz in St. Tropez nachbaute. Außerdem bestand sie auf einer Sicherheitsgarde, und die Gage konnte sich sehen lassen: 1000 Dollar pro Stunde! Das waren Maßstäbe, die beispielsweise einer Elizabeth Taylor in ihren Gagenforderungen gerecht wurden. Hollywoods »Hommage an BB«, *Dear Brigitte* blieb nur ein schwaches Filmchen. BB zeigte sich von ihrer charmantesten Seite, in kurzem Seidenkleidchen und mit lange nicht mehr so hochaufgetürmten blonden Haaren wie in Filmen der Vergangenheit. Von einem fauchenden Sexkätzchen keine Spur; aber das hätte ja auch niemand erwarten können, wenn ein achtjähriger Verehrer das Objekt seiner kindlich-naiven Träume leibhaftig vor Augen hat.

Brigitte Bardots bislang letzter Gastauftritt vollzog sich in Jean-Luc Godards Film *Masculin-Féminin* (Masculin – feminin oder: Die Kinder von Marx und Coca-Cola, 1965).

Hierin erscheint sie mit Antoine Bourseiller auf der Leinwand, dem Regisseur von *Marie Soleil,* und diskutiert mit ihm ein Drehbuch. Die Aufnahmen dazu entstanden in der Bar »Le Zoo« in Vincennes im Dezember 1965. Für 85 Sekunden ist Brigitte visuell auf der Leinwand, für weitere 18 Sekunden akustisch. In dieser Sequenz hat sie ganze 65 Worte.

Godard wollte mit diesem Film eine neue und junge Pariser Generation porträtieren, deren Zukunftsvorstellungen sich an Konsumidealen und sozialistischen Träumen orientieren, wobei Sexualität ein wesentliches Element des Lebensstils blieb. Zu *Masculin – Féminin* äußerte sich Godard persönlich: »… (der Film) ist keine Dissertation über die Jugend… auch nicht als Analyse zu betrachten… aber er ist ein Stück Musik… Ich weiß gar nicht mehr, was ich da eigentlich tun wollte. Ich wollte, so scheint es mir, das Mittel des Films benutzen, um über die Jugend zu sprechen, oder die Jugend, die über Film sprach. Ich weiß es nicht. Für mich ist Film zugleich Leben. Film ist etwas, das das Leben fotografiert…«

So viel zu Brigittes Kurz- bzw. Gastauftritten in Filmen, deren

Handlungen und Aussagen nicht auf ihre eigene Person zugeschnitten waren.

Jetzt aber zurück zur Chronologie.

Nach *Le repos du guerrier* hatte Brigitte also verkündet, das Scheinwerferlicht und die Filmkameras hinter sich zu lassen, um sich ins Privatleben zurückzuziehen.

Aber es verging nur ein Jahr, bis sich eben diese Scheinwerfer und jene Kameras wieder an Brigitte orientierten.

Was war geschehen?

Jean-Luc Godard wolle Brigitte für seinen neuen Film *Le mépris* (Die Verachtung, 1963) haben, ein Angebot, das sie nicht ablehnen wollte.

Gegen Mitte der fünfziger Jahre steckte der französische Film in einer entscheidenden Krise, nachdem er sich etwa gegen 1950 kommerziell etabliert hatte. Die Besucherzahlen waren rückläufig, es fehlte an neuen Ideen.

Jean-Luc Godard gehörte zu den Mitbegründern der *Nouvelle Vague,* der »neuen Welle« in Frankreich, neben François Truffaut, Claude Chabrol, Jacques Rivette, Louis Malle, Chris Marker, Agnès Varda und anderen, die zwar in ihren Filmen nicht sehr viel gemeinsam hatten, aber den französischen Film erneuerten, indem sie neue Ideen in ihre Filme einbrachten, sie persönlicher gestalteten.

Le mépris war für Brigitte zugleich eine Herausforderung, zumal sie sich immer wieder kommerziell ausgebeutet fühlte. Trotzdem ruinierten die amerikanischen Co-Produzenten fast den gesamten Film, denn sie bestanden darauf, daß Brigitte auch hier in einigen Szenen nackt präsentiert wurde: Carlo Ponti, der Italiener, hatte seinem amerikanischen Geschäftspartner Joe Levine einen »kommerziellen« Film versprochen.

Nach Alberto Moravias Novelle *Il disprezzo* inszeniert, lehnt der Film sich an Godards Hauptthema an: Der Kampf des Außenseiters in einer modernen Gesellschaft, das Streben nach materiellem Gewinn, Rebellion gegen die Belastung moderner Lebensformen.

Der junge Bühnenautor Paul Javal (Michel Piccoli) hat sich entschlossen, Drehbücher zu schreiben, um seiner Frau Camille (BB) in Rom ein besseres Leben bieten zu können. Vom Produzenten Jeremy Prokosch (Jack Palance) erhält er den Auftrag, für Fritz Lang zu arbeiten. Camille aber behandelt ihren Mann in

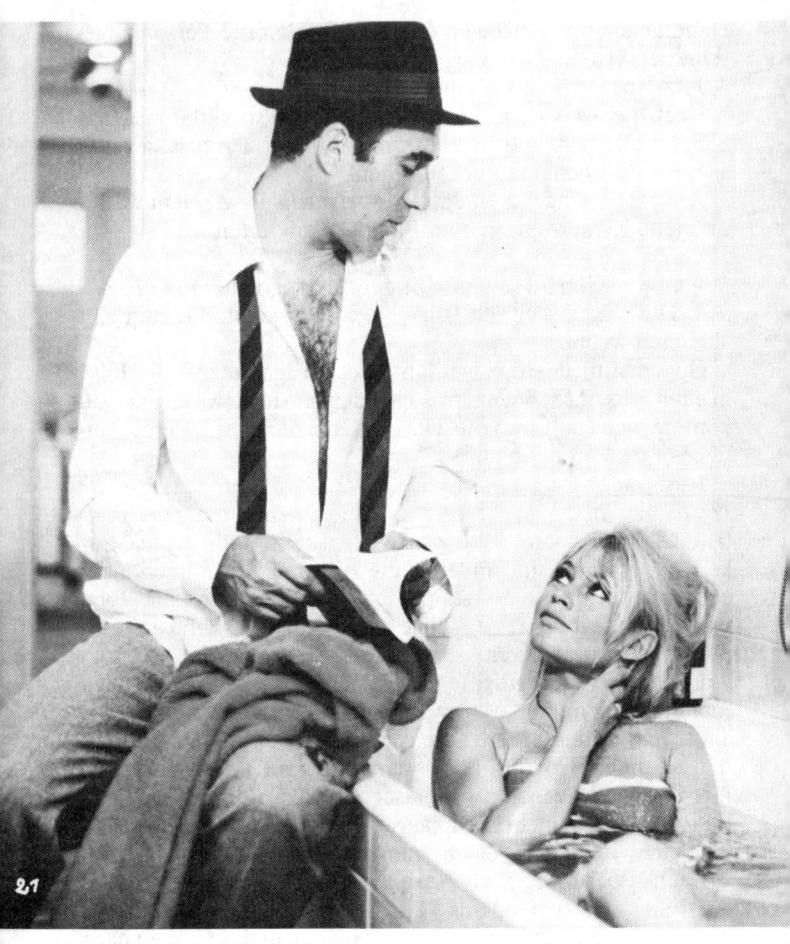

Mit Michel Piccoli und Brigitte Bardot inszenierte Jean-Luc Godard ›Le mépris/Il disprezzo‹ (Die Verachtung, 1963) nach einem Roman von Alberto Moravia.

dieser Zeit, wo die wirtschaftlichen Schwierigkeiten ihrer zwei-jährigen Ehe überwunden scheinen, mit kühler Zurückhaltung, mit lähmender Gleichgültigkeit, mit sich steigernder Verach-tung. Sie ist zwar bereit, auch weiterhin mit ihm zu leben, erklärt

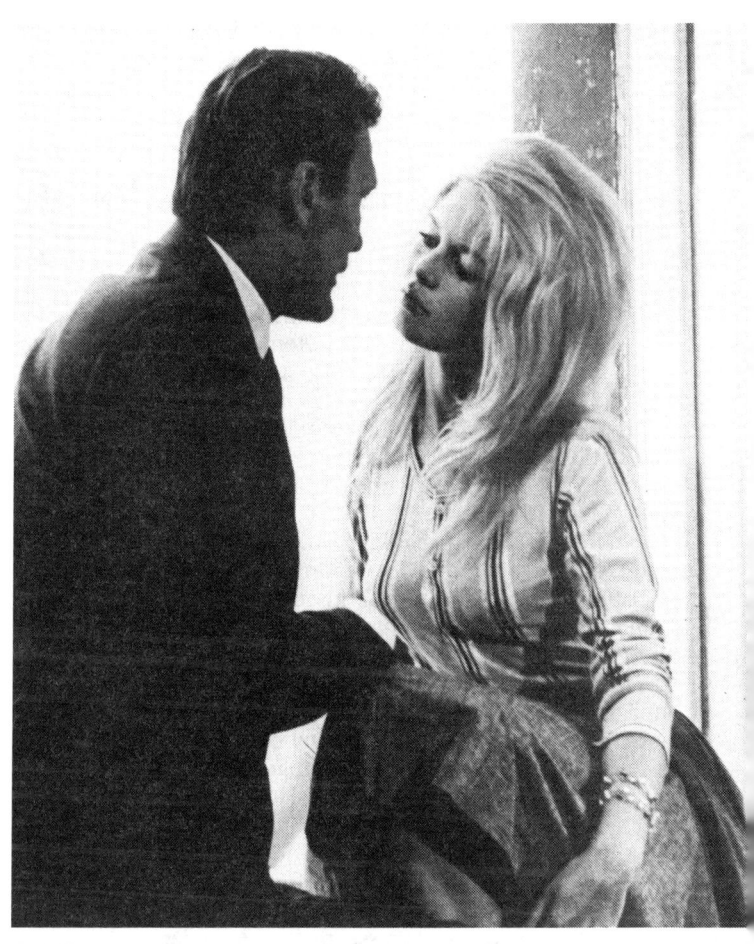

Jack Palance und BB in ›Le mépris/Il disprezzo‹ (1963).

aber nicht ihr Verhalten. Verzweifelt bemüht sich Paul, die Zuneigung von Camille zurückzugewinnen. Auf Vorschlag von Jeremy gehen Camille und Paul für einige Zeit nach Capri, wo Paul mit Fritz Lang die endgültige Drehbuchfassung fertigstellen kann. Camille wendet sich Jeremy zu. Paul kann sich mit dem Regisseur Lang nicht über den zu entstehenden Film einig werden, auch zeigt Camille ihrem Mann gegenüber keinerlei Veränderung. Bei einem Streit behauptet Camille, ihr Mann habe sie in die Arme von Jeremy gedrängt und deshalb habe sie aufgehört, ihn zu lieben. Paul beobachtet, wie Camille Jeremy Prokosch küßt. Er beschließt, alles hinzuwerfen. Bei einem Autounfall kommt Camille ums Leben, gemeinsam mit Jeremy Prokosch. Fritz Lang setzt seinen Film fort – mit Jean-Luc Godard als Regie-Assistent.

Brigitte war für die Außenaufnahmen des Films (Drehbeginn 22. April 1963) wieder einmal nach Rom gereist, hier gemeinsam mit Sami Frey.

Die italienischen Fotoreporter (*paparazzi*) gebärdeten sich wie wild, wo immer der Star auftauchte; Fotos von Brigitte bedeuteten stets Geld, jedes Wort, das sie sagte, konnte man dafür verwenden, in eine entsprechende Story verpackt, den Zeitungen und Zeitschriften zu verkaufen.

Bei Brigittes nächstem Film, *Une ravissante idiote* (Die Verführerin, 1963), war es, was die Reporterscharen anbelangte, nicht viel anders. Vom berühmten britischen Phlegma, von der Disziplin der Engländer war nichts zu spüren, als die Dreharbeiten in Londons Straßen stattfinden sollten. Das ging sogar so weit, daß die gesamte Filmproduktion wieder nach Paris zurückkehren und dort eine Londoner Straße im Studio nachbauen lassen mußte. Wo auch immer das Team in London drehte, gab es Menschenaufläufe und Verkehrsstockungen, an Dreharbeiten war nicht zu denken. Das »Westbury«-Hotel, wo Brigitte wohnte, glich einem Heerlager. Sämtliche Zimmer waren von Journalisten und Fotoreportern gemietet. Vor der Rückreise nach Paris mußten die Produktionsleute das französische Nationalheiligtum in der Hotelküche verstecken, um für eine einigermaßen vernünftig ablaufende Pressekonferenz sorgen zu können. Anthony Perkins, Brigittes Partner in *Une ravissante idiote,* sah sich den ganzen Rummel kopfschüttelnd an und murmelte verblüfft: »Oh boy...!«

Brigitte selbst war über diesen Rummel erstaunt. In Italien wa-

---

Für Brigitte aufregende Dreharbeiten in London: ›Una ravissante idiote/Una adorabile idiota‹ (Die Verführerin, 1963). Regie von Edouard Molinaro.

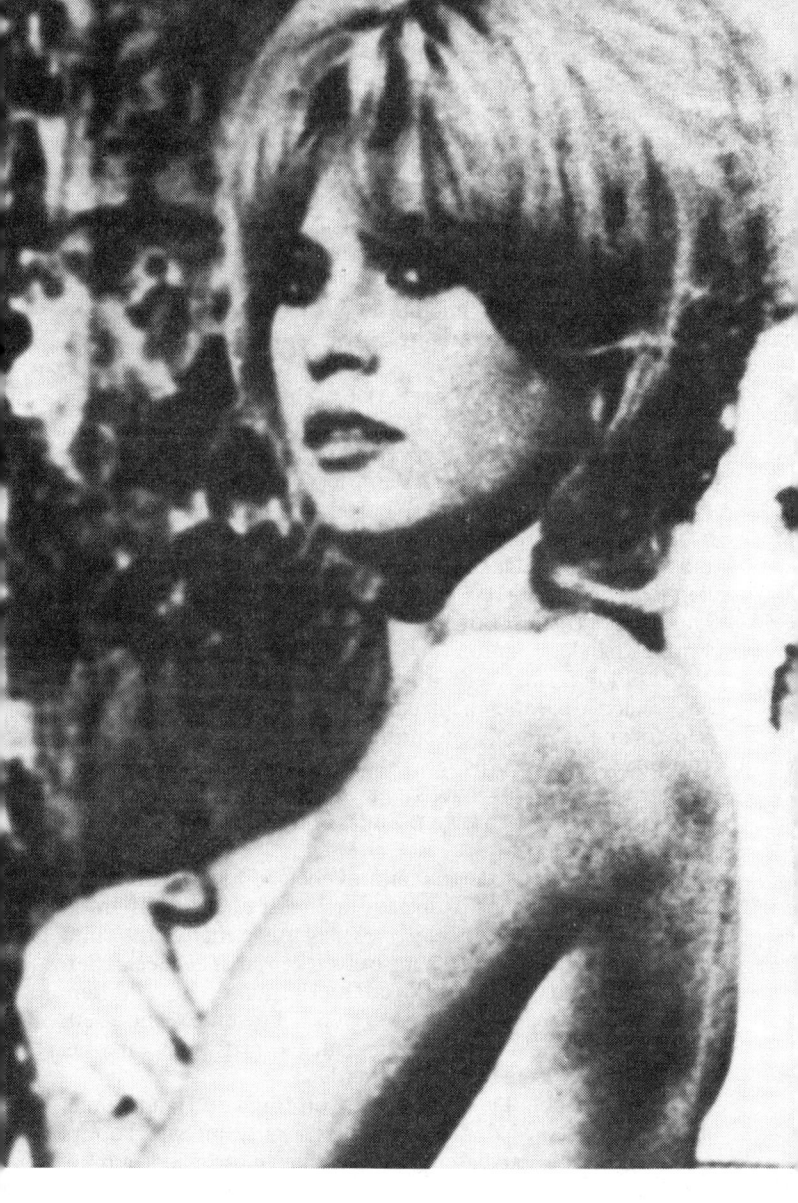

ren solche Massenaufläufe etwas Alltägliches, man wußte davon und verhielt sich entsprechend. Im altehrwürdigen London hatte niemand, auch Produzent Michel Ardan, nie und nimmer mit einem solchen Massenandrang gerechnet, da man ja wußte, daß Gina Lollobrigida, Jayne Mansfield und Sophia Loren, ja sogar Elizabeth Taylor und Marilyn Monroe dort in Ruhe ihrer Arbeit nachgehen konnten, ohne auch nur annähernd in ein solches Tohuwabohu zu geraten.

Mit *Une ravissante idiote* lieferte Regisseur Edouard Molinaro eine flott inszenierte Komödie, wo auch jene Kinobesucher auf ihre Kosten kamen, die Brigitte gern in verfänglich-erotischen Situationen sehen wollten.

Harry Compton (Anthony Perkins), ein junger Mann, verliert in London seinen Job. Er möchte zurück nach Rußland, ins Land seiner Väter, um dort gegen den Kapitalismus zu kämpfen. Aber Ter Bagdan (Grégoire Aslan), der in Soho ein Spezialitätenrestaurant betreibt, macht dem jungen Mann einen anderen Vorschlag, nämlich in London gegen den untergehenden Kapitalismus zu kämpfen. Der russische Geheimdienst möchte gern in den Besitz eines Papiers kommen, das im Safe von Sir Reginald Dumphreys (André Luguet) liegt, und von dem angenommen wird, es handele sich um den Generalmobilmachungsplan der NATO-Flotte. Harry erhält den Auftrag, dieses Dokument zu entwenden, weiß aber nicht, daß es sich hierbei um ein wertloses Papier handelt, eine Zweitschrift, die der Secret Service so gerne entwendet sehen würde.

Harry versucht, als Staubsaugerverkäufer bei Sir Dumphreys vorzudringen, wird aber vom Butler Surgeon (Jacques Monod) abgewiesen.

Harry hat sich zu dieser Zeit in Penelope Lightfeather (BB) verliebt, die zwar sehr süß und aufreizend ist, aber ansonsten ein kleines Dummchen. In einem Anfall russischer Schwermut möchte sich Harry in der Themse ertränken, aber der Secret Service weiß das zu verhindern. So erfährt Harry also, daß seine Penny für Lady Barbara Dumphreys (Denise Provence) schneidert. So ist es auch nicht sehr schwer, gemeinsam zu einer Party bei den Dumphreys eingeladen zu werden.

Das erwünschte Dokument geht von Hand zu Hand, landet am Ende jedoch wieder, während dieser Party, im Safe. Pennys Oma soll von Bagdan beseitigt werden, aber diese macht den Re-

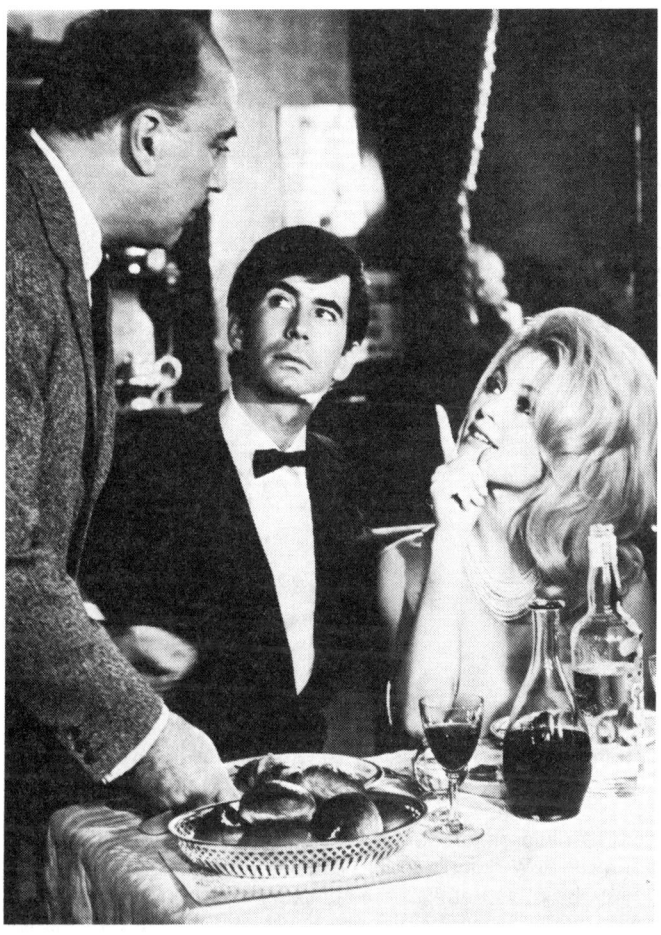

Eine Szene aus › Une ravissante idiote/Una adorabile idiota‹ (1963). V. l. n. r.: Grégoire Aslan, Anthony Perkins, Brigitte Bardot.

staurantbesitzer unschädlich. Auch ein V-Mann, Balaniev (Charles Millot) segnet das Zeitliche. Harry hat die Nase voll, er will nichts mehr vom Geheimdienst wissen. Und es ist Penny, die er heiraten möchte, dieses hinreißende Dummchen, die ihm,

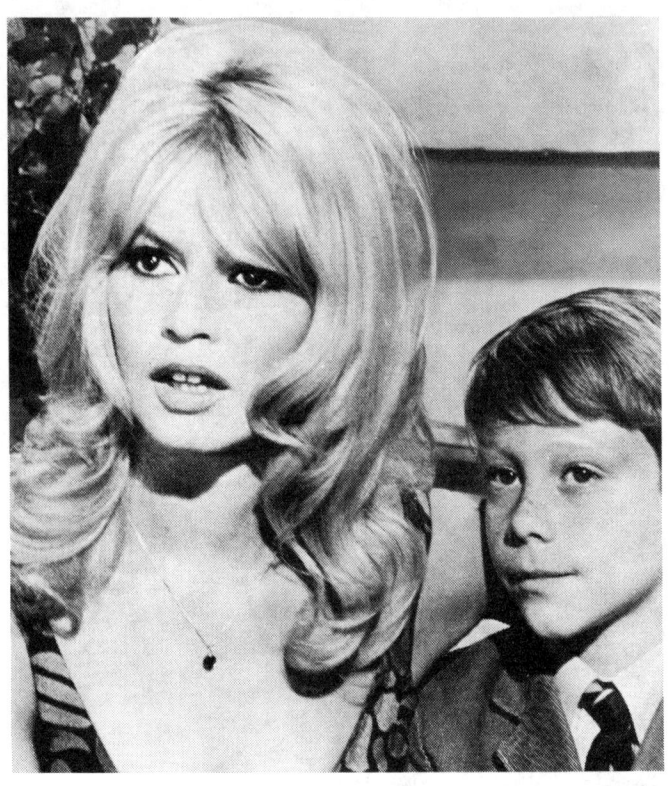

dem Erfolglosen, die sowjetische Spionage vom Hals hält, denn
Penny ist in Wirklichkeit Leutnant des britischen Secret Service.

Was Brigittes Filmkarriere anbelangte, so entstand nach *Une
ravissante idiote* eine einjährige Pause, die nur durch Brigittes
Kurzauftritte in *Marie Soleil* und *Dear Brigitte* unterbrochen
wurde.

Brigitte nutzte diese Zeit, um sich zu erholen, um sich um
Nicolas, ihren Sohn zu kümmern, den sie der Obhut und dem
Sorgerecht von Jacques Charrier überlassen hatte. Es hatte übrigens niemand gewundert, als Brigitte sich dafür entschieden hatte, das Kind dem Vater zu überlassen. »Ich habe niemals vorge-

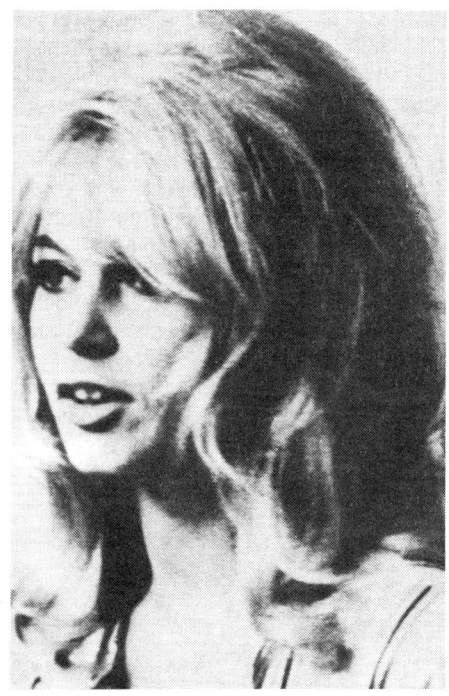

Links: Gastrolle: Brigitte und Billy Mumy in ›Dear Brigitte‹ (Geliebte Brigitte, 1965), einer Filmkomödie von Henry Koster.

habt, durch das Kind mein Leben zu ändern oder durch das Kind meine Karriere zu vernachlässigen«, hatte der Star seinerzeit gesagt. Harte Worte aus dem Munde einer Mutter, aber durchaus verständlich für einen egozentrischen Menschen, der es darauf angelegt hatte, ein unkonventionelles Leben zu führen, ohne sich von gesellschaftlichen Zwängen einengen zu lassen.

In dieser Zeit entstanden durch ihren Fotografen Jicky Dussart jene Nacktstudien des Stars, die durch *Playboy* und *Lui* weltweit verbreitet wurden und sich ungewöhnlich gut verkauften. Zu Jicky Dussart pflegte Brigitte auch eine kurzfristige Beziehung, die über das Verhältnis Modell-Fotograf hinausging. Ihre

Partner wechselten häufig, allerdings erweckte das in der Öffent-
lichkeit nicht mehr jenes Interesse wie gegen Ende der fünfziger
Jahre. Ohne einen Mann, einen Liebhaber, an ihrer Seite, konnte
Brigitte nicht glücklich sein.

Auf Roger Vadim war Jean-Louis Trintignant gefolgt, wo sogar von Heirat die Rede gewesen war. Vor Sacha Distel und nach
ihm und nach Jacques Charrier wurden die Zeitabstände kürzer,
nach denen Brigittes »Begleiter« wechselten.

Einmal war es Gustavo Rojo gewesen, der spanische Schauspieler, dann Gilbert Bécaud, der französische Sänger, Raf Vallo-
ne, der italienische Darsteller, Jean-Noël Grinda, ein Tennisspie-
ler, Marcel Camus, der Regisseur, Sami Frey, Paul Albou, ein
Zahnarzt aus Paris, Olivier Depax, ein TV-Darsteller.

Die Liste ist lang und nur deshalb so markant, weil Brigitte die
Pressegeister, die sie einmal gerufen hatte, nie wieder los wurde.
Jeder neue Liebhaber oder Begleiter fand sich in den Schlagzei-

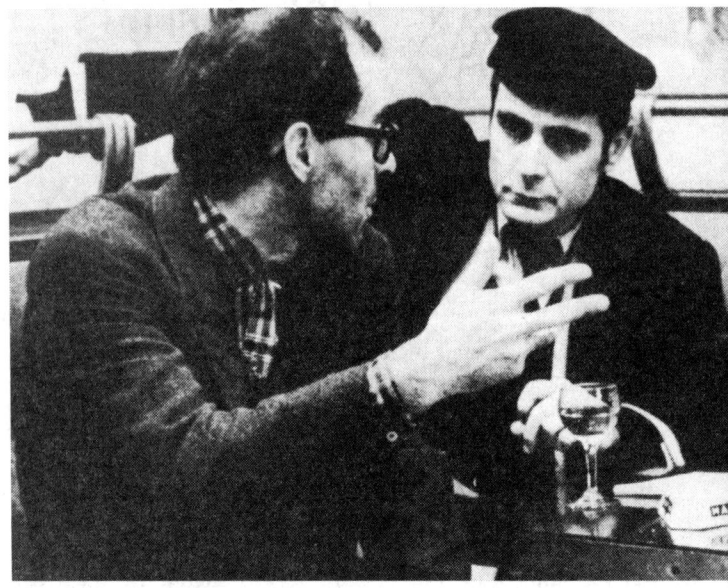

*Gaststar in ›Masculin-Féminin‹ (Masculin – feminin oder: Die Kinder von
Marx und Coca-Cola, 1965).*

148

len verewigt. Einigen gefiel das, denn kostenlose Publicity konnte nicht schaden, anderen gefiel das weniger oder überhaupt nicht, denn sie waren verheiratet, allerdings nicht mit Brigitte Bardot.

Es ist sehr schwierig, ein Thema aufzuwerfen, das eigentlich nur den oder die Betreffenden etwas angeht, denn man kann Gefahr laufen, sich indiskret einzumischen oder Privatsphären zu verletzen, die eigentlich geschützt werden sollten. Einige von Brigittes Liebhabern verhielten sich allerdings nicht ganz so diskret, wie es der Anstand erfordert hätte. Aber in Brigitte hatten sie eine ideale Lehrmeisterin, die, selbst ein Sexsymbol, versuchte, auch in ihrem Privatleben, so weit sie eines hatte, den Merkmalen eines solchen Symbols gerecht zu werden. Hinzu kam, daß sie sich nicht selten in aller Öffentlichkeit zur freien Liebe bekannte.

Vor ihrer dritten Ehe mit Gunther Sachs schloß sich ihr Bob

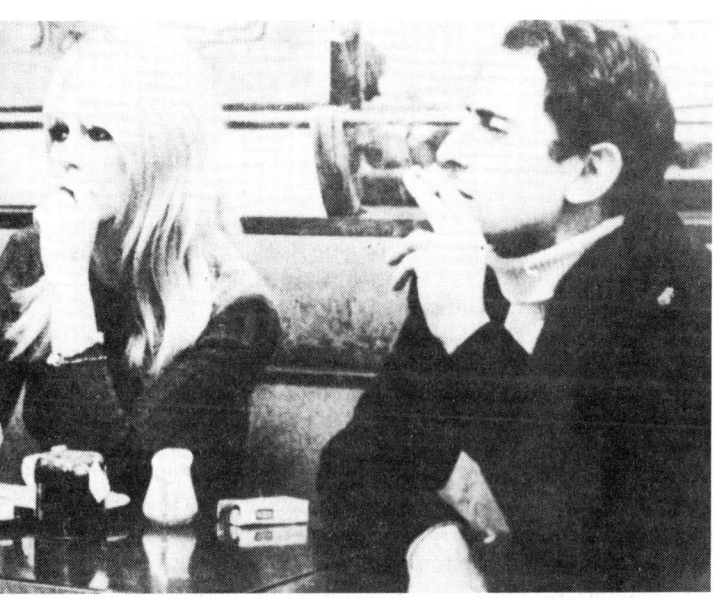

Von links nach rechts: Jean-Luc Godard, Antoine Bourseiller, BB, Jean-Pierre Léaud.

Zaguri an, ein brasilianischer Geschäftsmann, den sie beim Filmfestival in Cannes kennengelernt hatte. Zaguri begleitete Brigitte auch nach London, wo sie *Une ravissante idiote* drehte und nach Brasilien, in sein Heimatland.

Mittlerweile dreißig Jahre alt geworden, verbrachte Brigitte ihre Zeit zwischen Paris und St. Tropez, zwischen La Madrague und dem Apartment in der Avenue Paul Doumer. Wieder einmal war die Rede davon, das Filmen endgültig aufzugeben, dann aber kam Louis Malle mit einem neuen Drehbuch und einem Angebot über 350 000 Dollar. Brigitte konnte nicht widerstehen.

Malle, mit dem sie *Vie privée* gemacht hatte, führte hier Brigitte mit einem anderen lebenden französischen Filmdenkmal zusammen, und zwar mit Jeanne Moreau.

Brigitte hatte mit Malle gefilmt, ebenso Jeanne Moreau (*L'Ascenseur pour l'échafaud, 1957; Les Amants, 1958; Le feu follet,* 1963), die auch mit Roger Vadim arbeitete (*Les liaisons dangereuses,* 1959), aber persönlich kannten sich Brigitte Bardot und Jeanne Moreau nicht.

Viva Maria (Viva Maria!, 1965) wurde zu einem perfekten Unterhaltungsfilm und blieb bis heute unbestritten Brigittes bester Film, obwohl man allgemein erwartet hatte, Jeanne Moreau würde, da sie eine ausgezeichnete Schauspielerin war, die bereits mit zwanzig Jahren Mitglied der *Comédie Française* geworden war, Brigitte vollkommen ausstechen.

Was Vadim nicht geschafft hatte, auch nicht Clouzot, gelang Louis Malle: Er zeigte der Welt Brigitte Bardot, die Schauspielerin. Und, was hierbei nicht unerheblich ist: Brigitte und Jeanne Moreau verstanden sich prächtig.

San Miguel im Jahre 1903. Maria Fitzgerald O'Malley, Maria II also (BB), die Tochter eines irischen Anarchisten (Fernando Wagner), dessen Vorliebe für Explosivstoffe sich auf seine Tochter übertragen hat, trifft auf eine französische Künstlertruppe, die in Mexiko auf Tournee durch die Lande reist. Dort lernt Maria II Maria I (Jeanne Moreau) kennen, worauf die beiden Frauen sich zu einem singenden Vaudeville-Duo zusammentun: Maria y Maria. Maria I bringt in Form von Sex frischen Wind auf die angestaubten Bretter des Vaudeville, Maria II entdeckt mit nymphomanischem Appetit die Männerwelt. Florès (George Hamilton) vertritt kämpfenderweise gegen den Präsidenten (José-Angel Espinoza) die Rechte der unterprivilegier-

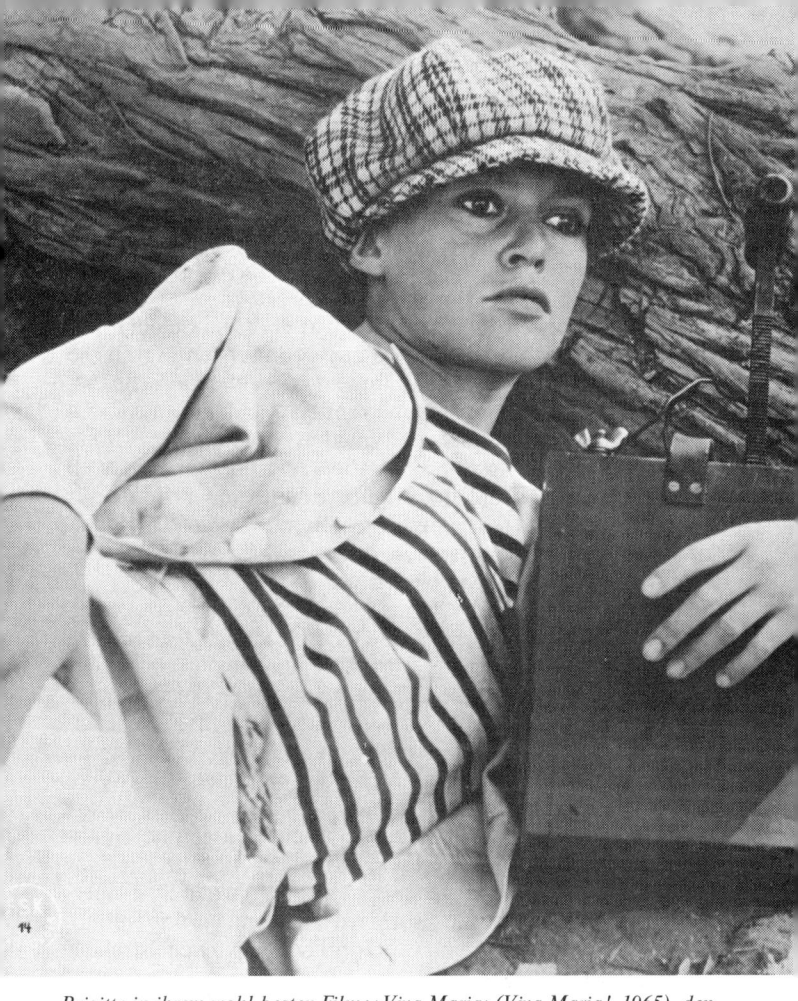

Brigitte in ihrem wohl besten Film: ›Viva Maria‹ (Viva Maria!, 1965), den Louis Malle inszenierte.

ten Bauern. Dabei kommt man allgemein zu der Erkenntnis, daß die Striptease-Darbietungen von Maria y Maria irgendwie revolutionierender sind als die Bemühungen von Florès. Maria II besinnt sich auf ihre vom Vater ererbten Kenntnisse im Umgang mit Explosivstoffen, wobei ihr Maria I assistiert. Gemeinsam (und mit Florès) bekämpfen sie das Establishment des Landes und werden zu nationalen Helden, was sich wiederum bei der Bevölkerung in einem Lied niederschlägt: »Ave Maria... und Maria!« Nachdem sie der Inquisition anheimfallen, letztlich aber doch im Kampf gegen die übermächtigen Landbesitzer obsiegen, kehren sie nach Paris zurück, um dort die Bühnen der Stadt zu revolutionieren.

Die Dreharbeiten fanden in Mexiko statt, in Cuautla und Cuernavaca und führten Brigitte auch zum ersten Mal in die USA, nach New York, wo der Film seine US-amerikanische Premiere hatte und eine Pressekonferenz stattfand, die an die Zeiten von *Une ravissante idiote* und London erinnnerte. *Viva Maria* ist nicht nur ein schwungvoller Abenteuerfilm, sondern auch eine rasante und fröhliche Komödie, ein großer Erfolg für Jeanne Moreau, ein noch größerer für Brigitte Bardot. Das Publikum wußte das zu honorieren, so daß *Viva Maria* auch ein großer kommerzieller Erfolg beschieden war.

Als Brigitte am 14. Juli 1966 in Las Vegas Gunther Sachs heiratete, war das allgemein eine große Überraschung. Der deutsche Jet-Setter, dessen jährliches Einkommen seinerzeit bereits 250 000 Dollar betrug, ohne daß er auch nur einen Finger krumm zu machen brauchte, Sohn von Willy Sachs, dem das Kugellagerimperium Fichtel & Sachs gehörte, und Elinor von Opel, deren Großvater, Adam Opel, der Begründer der Opel-Auto-Werke gewesen war, hatte sich einen internationalen Ruf als Playboy erworben und besaß an mehreren Orten Häuser und Apartments: ein Haus in Lausanne, sein offizieller Wohnsitz, ein Haus in Chelsea, einen Herrensitz in Bayern, eine Villa in St. Tropez, ein Appartement in Paris usw. Als Ali Khan und Porfirio Rubirosa bei Autorennen starben, war Gunther Sachs zweifelsfrei der »König der Playboys«.

Er verkehrte allerdings in anderen Kreisen als Brigitte Bardot, denn er unterhielt Beziehungen zu Edward Kennedy, dem Bruder des ermordeten amerikanischen Präsidenten John F. Kennedy, kannte Tina Onassis, Persiens Ex-Königin Soraya und verkehrte ansonsten in den Kreisen der Hocharistokratie. Zwei Jahre älter als Brigitte, konnte er sich mit dieser durchaus messen, was ihren Verschleiß an Liebhabern betraf und den seinen an Geliebten.

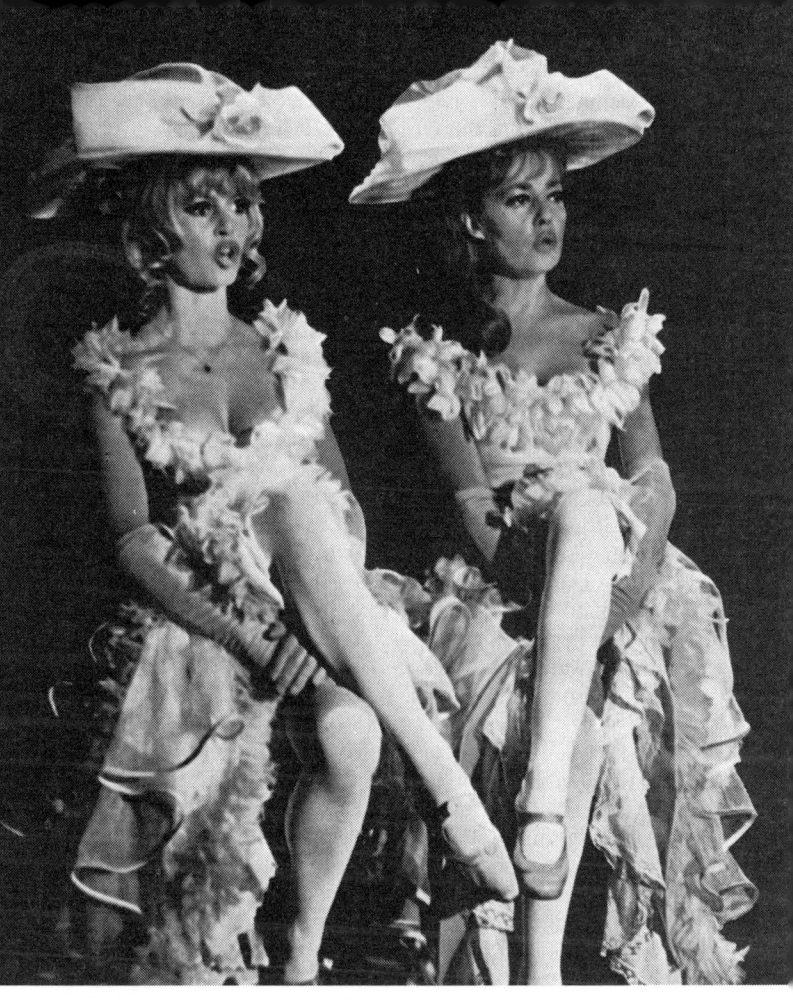

BB und Jeanne Moreau in ›Viva Maria‹ (1965).

Die beiden waren allerdings nicht länger als eineinhalb Monate verheiratet, als in Freundeskreisen bereits Wetten über den Scheidungstermin ausgehandelt wurden.

Brigitte war es gewohnt gewesen, den Mann ihrer Wahl ständig um sich herum zu haben, ja, sie liebte die Zweisamkeit, aber Gunther Sachs liebte die Öffentlichkeit, und da er sehr oft in eigenen Geschäften um die Welt reiste und Brigitte allein in St. Tropez zurückblieb, begann sie sehr bald wieder mit dem Filmen, allerdings nicht mehr in jenem Tempo, das noch vor acht Jahren ihr Leben bestimmt hatte.

Laurent Terzieff, Jean Rochefort, James Robertson, Justice und Michael Sarne waren ihre Partner in Serge Bourguignons Film *A coeur joie* (Zwei Wochen im September/Drei Tage einer neuen Liebe, 1966), dessen Außenaufnahmen sie nach Schottland führten.

Mike Sarne, zu dem sie eine intime Beziehung unterhielt, spielte in *A coeur joie* die Rolle des Fotografen Dickinson. Vier Jahre später war er der Regisseur des Films *Myra Breckinridge* (Myra Breckinridge – Mann oder Frau), der ihn mit einer anderen Sexgöttin zusammenführte, mit Mae West nämlich, deren vorletzter Film *Myra Breckinridge* wurde.

Hier die Handlung von *A coeur joie*:

Am Abend des französischen Nationalfeiertags, am 14. Juli also, macht der Geologe Vuncent (Laurent Terzieff), ein schmaler junger Mann mit verträumten Augen und wildem Haarschopf, die Entdeckung seines Lebens: Er lernt Cécile (BB) kennen.

Er nähert sich der Unbekannten, von deren Schönheit er fasziniert ist und verliebt sich in sie. Cécile ist völlig überrascht. Mit Philippe (Jean Rochefort), ihrem Freund, lebt sie auf dessen Landsitz zusammen. Obwohl sie mit Philippe eine echte und tiefe Zuneigung verbindet, ist ihre Sehnsucht nach einer stürmischen Leidenschaft geweckt.

Zu Modeaufnahmen reist Cécile nach London, wo sie und ihre Kolleginnen Patricia (Georgina Ward), Monique (Carole Lebel) Und Chantal (Annie Nicolas) vor der Kamera des Fotografen Dickinson (Michael Sarne) posieren. Plötzlich ist auch Vincent da, der die Truppe zum Lachen bringt, zum Ärger von Dickinson. Überallhin verfolgt er das Team.

Cécile schließt sich Vincent an. Sie fliehen vor der Welt. Sie

Brigitte in ›A cœur joie/Two Weeks in September‹ (Drei Tage einer neuen Liebe/Zwei Wochen im September, 1966).

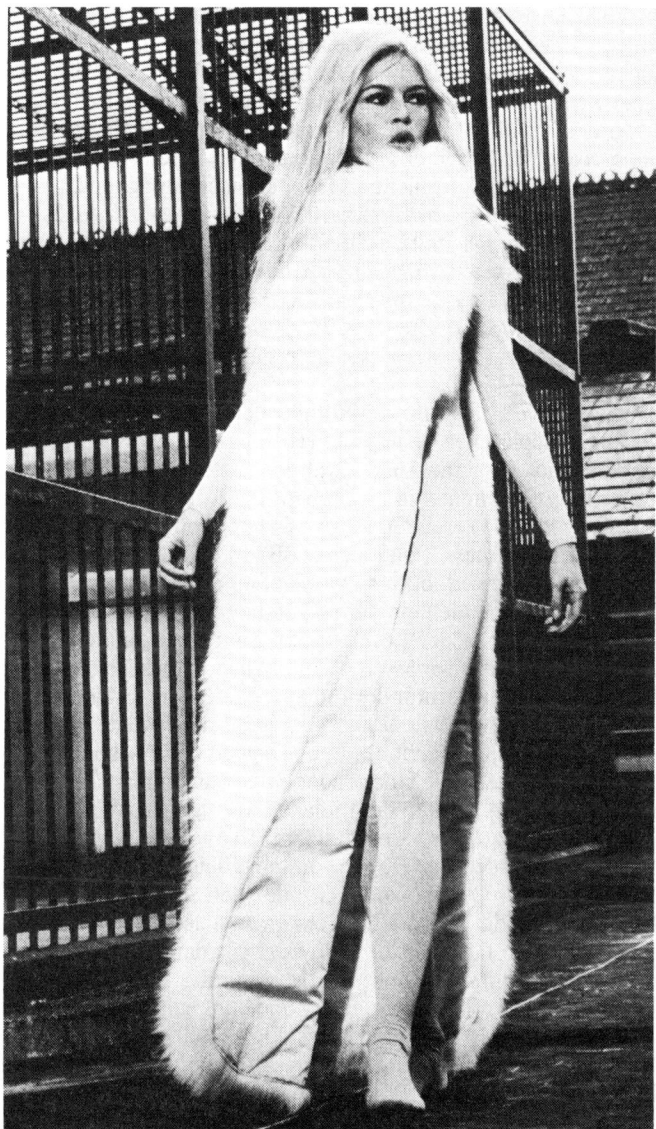

reisen in den Norden Schottlands, wo McClintock, ein Schloßbesitzer (James Robertson Justice), ihnen sein verfallenes Anwesen zur Verfügung stellt. Dort erleben sie drei Tage und Nächte einer zärtlichen und zugleich grausamen Leidenschaft.

Zurück in London, zurück in der Realität, muß Cécile wählen. Sie muß sich entscheiden: für Philippe, für Vincent. Schließlich reist Vincent aus beruflichen Gründen nach Hongkong, während Cécile nach Frankreich zurückkehrt.

Nach *A coeur joie* und Brigittes Auftritt in Louis Malles »William-Wilson«-Sketch für *Histoires extraordinaires* brachte Producer Euan Lloyd Brigitte mit Sean Connery zusammen, dem damaligen James Bond. Zugleich begab sie sich auch in ein Filmgenre, in das des Western, das sie bislang noch nicht betreten hatte.

New Mexico, 1880. Bosky Fulton (Stephen Boyd) führt eine Gruppe europäischer Aristokraten (BB, Jack Hawkins, Peter van Eyck, Honor Blackman usw.) während einer Safari durch den Wilden Westen und natürlich auch ins Land der Indianer. Shalako (Sean Connery) greift ein, als die Gruppe von Indianern überfallen wird. Countess Irina Lazaar (BB), mit Baron von Hallstatt (Peter van Eyck) verlobt, wirft von Anfang an ein Auge auf Shalako. Dieser verhandelt mit dem Häuptling der Indianer und verspricht, das Gebiet der Rothäute vor Sonnenaufgang mitsamt der Aristokratie zu verlassen. Diese haben jedoch kein großes Interesse, das Territorium der Indianer hinter sich zu lassen, bis die Apachen schließlich einige Mitglieder der Jagdgesellschaft töten. Bosky Fulton sucht mit Lady Daggett (Honor Blackman) das Weite, während die Überlebenden sich auf ein Hochplateau retten, um den Angriffen der Indianer zu entgehen. Wieder einmal ist es Shalako, der Mann mit dem indianischen Namen (der Regenbringer), der die Gruppe vor dem völligen Untergang bewahrt, indem er Chato (Woody Strode), den Sohn des Indianerhäuptlings (Rodd Redwing), zu einem rituellen Kampf herausfordert. Der Rest der Aristokraten zieht von dannen. Aber Irina, die eigentlich ihrem Verlobten folgen müßte, entscheidet sich für Shalako, dem ihre ungeteilte Zuneigung gilt.

Auch hier war Brigittes Gage gewaltig: 350 000 Dollar plus 15% Gewinnbeteiligung, außerdem war es für sie wichtig, in einer international besetzten Produktion zu erscheinen, zumal ihre Zugkraft an den Kinokassen in letzter Zeit nachgelassen hatte.

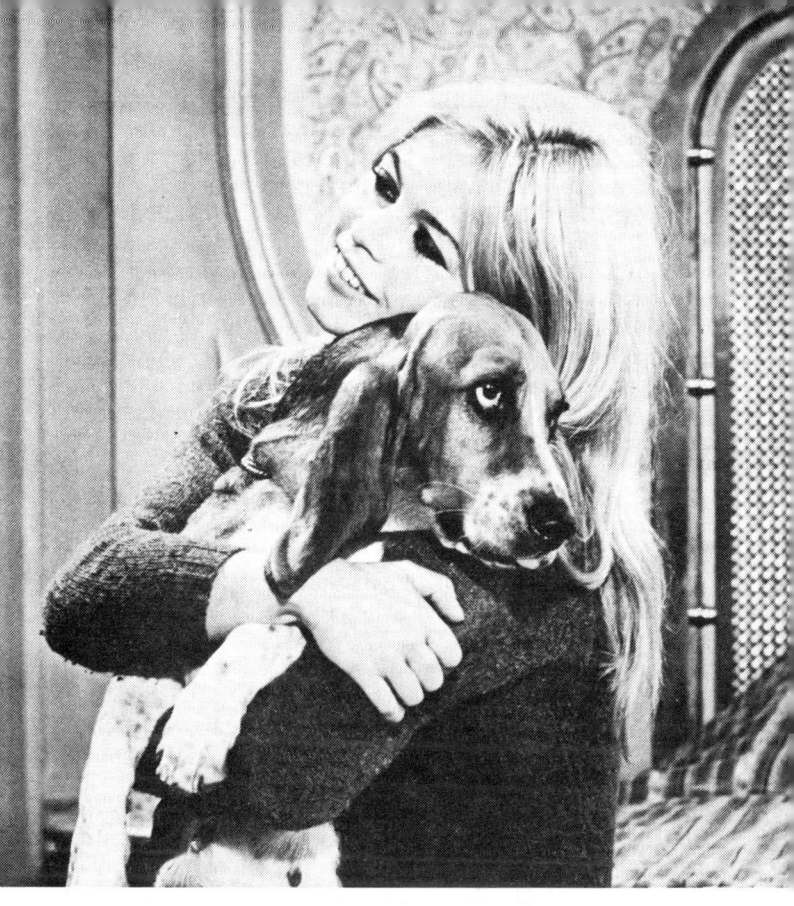

Szenenfoto aus ›A cœur joie/Two Weeks in September‹ (1966).

Daß man ihr je eine Affäre zu den beiden männlichen Hauptdarstellern von *Shalako* (Shalako, 1968), Sean Connery und Stephen
Boyd, den sie von *Les bijoutiers du clair de lune* her kannte,
andichtete, schadete der Publicity des Films nicht.

Über Brigitte, die leidenschaftliche Kartenspielerin, berichtete mir Peter Berling, der seit 1969 in Rom lebende deutsche
Schauspieler, Autor und Filmproduzent. Berling war zwar schon
auf der berühmten Verlobungsfete Sachs/Bardot in St. Tropez

dabeigewesen, war aber Brigitte in dem Gedränge nicht vorgestellt worden; später hatte er sich ihr Riva-Motorboot für Filmaufnahmen ausgeliehen, doch davon wußte die Bardot nichts.

Peter Berling hatte mit dem Münchner Filmemacher Klaus Lemke den Film **** *Negresco – Eine tödliche Affäre* (1967) gedreht. Dieser Film befand sich noch im Schnitt, da bereiteten Berling und Lemke schon den nächsten Streifen vor. Nach einer Idee des Produzenten schrieben Lemke und Florian Hopf das Drehbuch zu *Poker,* darin eine wilde Geschichte von einer tingelnden Konzertpianistin, die in Mexiko Körper und Kunst gegen zwei rivalisierende Bandenchefs verteidigen muß (mit Mario Adorf als einheimischem Banditen und Serge Marquand als Chicago-Gangster), um dann schließlich vom reichen Orson Welles als zigarrenrauchendem Dritten eingekauft zu werden.

Serge Marquand, der schon in *Negresco* neben Ira von Fürstenberg und Gérard Blain mitgespielt und auch Brigittes Ehe mit Gunter Sachs eingefädelt hatte, machte den Vorschlag, die Hauptrolle für *Poker* mit Brigitte Bardot zu besetzen. Nichts hätte in jenen Tagen jungen deutschen Filmemachern mehr gefallen können.

Brigitte selbst war zu jener Zeit noch mit *Shalako,* jenem unglücklichen Western in Almeria an der spanischen Südküste beschäftigt. Gunther Sachs, der schon *Negresco* uneigennützig mit seiner Mic-Mac-Mode ausgestattet hatte, arrangierte telefonisch ein Abendessen mit Brigitte, und Berling und Lemke flogen los. Schon in Zürich verpaßten sie den Anschluß nach Madrid. Almeria, das Sergio Leone für den Film entdeckt hatte, besaß damals noch eine Sandpiste und wurde nur einmal wöchentlich von einer klapprigen Fokker angeflogen. Diese Maschine war natürlich weg.

Die Verabredung wurde auf einen Nachtclub umgepolt. Am Telefon eine vorwurfsvolle Monique, die spätere Lebensgefährtin von Mario Adorf, die engste Vertraute von Brigitte Bardot: Brigitte hatte extra für die beiden Deutschen gekocht! So nahmen Berling und Lemke die nächste Maschine zum nächstgelegenen Airport Malaga, gerieten dann mit dem Taxi in einen verheerenden Wolkenbruch, der teilweise die Küstenstraße wegschwemmte. In ihren feinen, cremefarbenen Abendanzügen mußten sie das Gefährt zeitweilig aus dem kniehohen Schlamm schieben, um nicht vollends auf der Strecke zu bleiben. Weit nach Mitternacht erreichten sie die andalusische Provinzstadt und fragten sich nach dem nicht näher bezeichneten Nachtclub durch.

Als sie schließlich herausgefunden hatten, daß es sich um die trostlose Bar des Campingplatzes handeln mußte, rollte ein schneeweißer Rolls-Royce mit livriertem Negerchauffeur an ihnen vorbei und verschwand in der Dunkelheit: La Bardot!, wie ihnen der Taxifahrer unnötigerweise, aber doch mit Begeisterung mitteilte. In dem beschriebenen Zustand wollten die Helden ihr nicht unter die zornigen Augen treten, denn Brigitte hatte bis jetzt auf die beiden Deutschen gewartet, wie man den Beiden in der Bar mitteilte.

Selten hat wohl ein erbärmlicherer Ort eine so illustre Gesellschaft beherbergt: Vier Produktionen drängten sich gleichzeitig um den Tresen. Robert Hossein drehte mit Serge Marquand und Michèle Mercier *Un corde, un colt/Cimitero senza croci* (Friedhof ohne Kreuze, 1968), einen bizarren Western in der berühmten »Wüste« von Almeria, Harry Saltzman, der Co-Produzent der James-Bond-Filme, einen Kriegsfilm mit vielen Tanks, die den Westernfilmern ständig ins Bild fuhren, und irgendwelche Italiener irgendeinen Piratenfilm. Es wimmelte von Stars und Stuntmen, Affären und Intrigen; Suff und Schlägereien waren an der Nachtordnung in Almeria. Zusätzliche Spannung verschaffte die Frage, ob der legendäre Kutter, der nachts mit Shit aus Marokko kam, sich dem Zugriff der Zollstreife der Guardia Civil entziehen konnte. Die Wartezeit vertrieben sich (die nur in diesem Punkt einigen) Filmcrews mit wüsten Pokerpartien und exorbitanten Einsätzen auf die Wette: Kommt der Kutter oder kommt er nicht? Kein Warten auf Brigitte Bardot, die jedoch in dieser rauhen Männergesellschaft sich offensichtlich Respekt als ausgefuchste Spielerin verschafft hatte.

Das dem so war, erfuhren Berling und Lemke spätestens nach dem Mittagessen am nächsten Tag. Brigitte residierte im gerade neu errichteten Nobelhotel »Aqua Dulce« (in der obersten Etage), wobei ihre Zimmer durch kräftige Bodyguards abgesichert waren. Auf Brigittes Kochkünste (Brigitte ist eine leidenschaftliche Köchin) mußten Berling und Lemke als Strafe fürs Zuspätkommen verzichten. Die Frage, ob Brigitte die Rolle in *Poker* spielen wolle, war schnell geklärt: nach *Shalako,* einem Film, den sie nicht besonders schätzte, wolle sie erst einmal wieder einen Film für *ihr* Publikum machen (»... nur mit einem Handtuch vor der Brust, eine kleine 'andtüsch... n'est-ce pas?«). Auf Brigittes Vorschlag kam man vom Filmtitel *Poker* sehr bald auf das Pokerspiel. Hatten die Deutschen Lust auf eine Partie? Aber natürlich! Man hockte sich im Salon auf den Teppich um einen flachen Tisch herum. Brigitte beorderte Lemke (damals noch ganz »Prinz Charme de Schwabing«) neben sich, während Berling (von ihr mit »Mon gros« betitelt) gegenüber Platz nehmen mußte. Das Spiel ging gleich »in die Vollen«, wie Berling schnell erkannte, der seine Barschaft zur gemeinsamen Kasse erklären mußte (»Helas, mon gros! Wirst Du wohl Deinen Regisseur mit ein paar Scheinen als Spielgeld versehen – wozu bist Du schließlich *producteur?*«). Völliges Verkennen der wirtschaftlichen Lage deutscher Jungfilmer im Jahr 1968, mit einem Flop im Rücken, aber immerhin die Rückflugtickets in der Tasche. Lemke grinste seiner Gönnerin dankbar zu und erhöhte den Einsatz. Leichte Röte unverhofften Glücks huschte über seine Wangen, als jetzt Brigitte auch noch fürsorglich ihren Arm um seine Schultern legte. Berling sah, was Lemke nicht mitbekam: Die Bardot schielte ihm unverhohlen ins Blatt und verdoppelte. Berlings Rat an Lemke, nicht mehr mitzuhalten, wurde nicht beachtet, denn Spiel auf Spiel ging an Brigitte oder an irgend jemandem aus ihrem Hofstaat. Lemke, der vom Pokern keine blasse Ahnung hatte, ließ sich nicht aufhalten, und Berlings Reisekasse schmolz dahin, ebenso wie Lemke an Brigittes Seite.

»Lemke«, zischte Berling, »Du verschwindest jetzt... geh' aufs Klo, dir ist schlecht!« Diesmal verstand der solcherart Angesprochene – maulend und schmollend begann Lemke zu passen. Berling lieh sich von Serge Marquand, der die gegnerische Kasse verwaltete, in alter Freundschaft einen größeren Betrag und nahm jetzt den Kampf gegen Brigitte Bardot auf, die alles sehr wohl mitbekommen hatte und auch fair genug war, Berling nun eine Chance zu geben. Es begann nun eine *reconquista,* wie die Spanier ihren mühseligen Terraingewinn gegenüber den Arabern nannten: Ein erbitterter, stummer Kampf, der schon deshalb für den Deutschen nicht sonderlich einfach war, da Brigitte natürlich über einen erheblich besseren finanziellen Background verfügte. Es wurde bereits dunkel, als der dicke Berling endlich sein (und das von Lemke verspielte) Geld zurückgewonnen hatte.

Brigitte küßte den Schweißgebadeten auf beide Wangen und

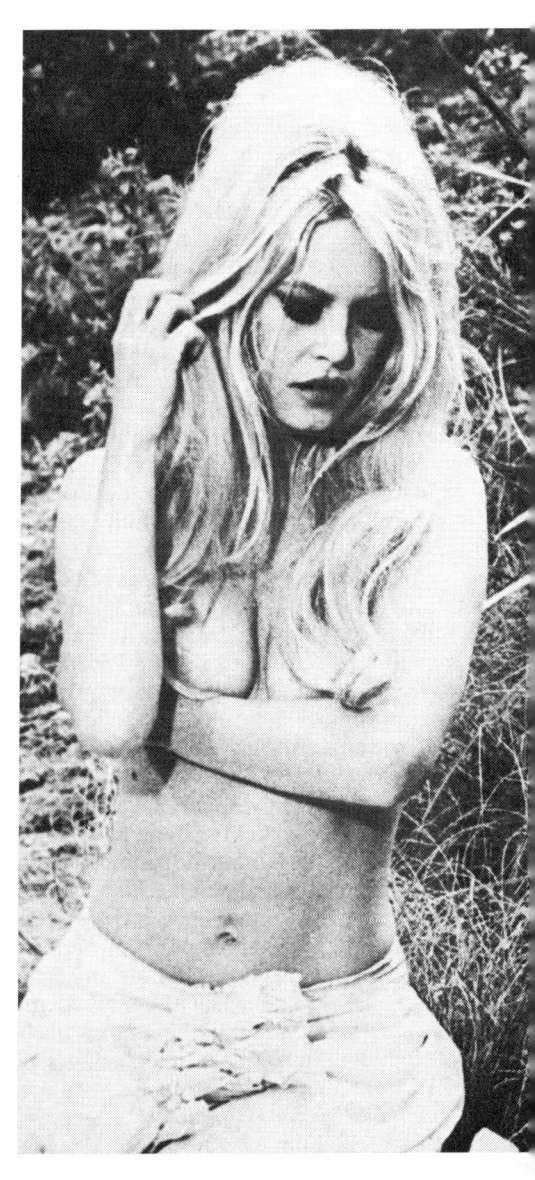

Brigitte in einer Szene
aus ›Shalako‹ (1968).

erklärte, sie fände die beiden *boches* so sympathisch, daß sie ohne Gage bereit sei, in ihrem Film *Poker* eine Gastrolle zu übernehmen. Da der Film auf Sardinien gedreht werden sollte, einigte man sich sofort auf ein Datum im August – da würde Brigitte mit einer Yacht nach Carbonia kommen (das ist der Südzipfel der Insel), um bei *Poker* mitzuwirken. Berling und Lemke waren Feuer und Flamme und zu guter Letzt sehr zufrieden, konnte man doch schließlich sagen, man hatte die Bardot für einen Film gewonnen, wenn auch nur für eine klitzekleine Rolle.

Beglückt flogen die beiden wieder zurück nach München, fanden auch prompt noch auf dem Rückflug in Madrid einen amerikanischen »Producer«, der sich (seine Frau für Lemke) für das Projekt interessierte und gleich in *Variety* eine Verlautbarung erscheinen ließ, daß er *Poker* zu einem internationalen Hit machen würde. Lemke war vollkommen aus dem Häuschen, schielte mit einem Auge nach Hollywood und schalt den etwas mißtrauischen Berling einen defätistischen Bremsklotz am Wagen zum Ruhm und zu den Fußstapfen vor Grauman's Chinese Theater.

Voller Glauben und Eifer begaben die Filmemacher sich auf Motivsuche nach Sardinien und fanden auch die geeigneten Schauplätze – beim Filmfestival in Cannes stellte sich allerdings heraus, daß der amerikanische Producer ein Gauner gewesen war, so daß das Filmprojekt zerplatzte wie eine Seifenblase. *Poker* war gestorben – niemand dachte daran, Brigitte über den Stand der Dinge zu informieren …

Am 26. September 1968 fand in München die Premiere von *Shalako* statt, und vor dem kleinlauten Peter Berling und dem verdutzten Klaus Lemke stand plötzlich im »Simpl« eine zornbebende Brigitte Bardot, die dann aber doch lachen mußte, als die Filmemacher ihr erklären konnten, daß ihr amerikanischer Co-Produzent abgesprungen war. Brigitte war doch tatsächlich termingerecht von St. Tropez nach Sardinien gesegelt und hatte dort von einem deutschen Filmteam keine Spur gefunden. »Das nennt man Professionalität!«, sagte Lemke. »Das nennt man Freundschaft!«, sagte Berling. *Poker* blieb ein Traum, und das blieb dieser Film bis heute. Geblieben ist den beiden Deutschen die Erinnerung an ein verrücktes Pokerspiel in »All-merdia«.

Als *Les femmes* (Oh, diese Frauen, 1969) in die Kinos kam, Brigittes 42. Film, war sie fünfunddreißig Jahre alt, hatte drei

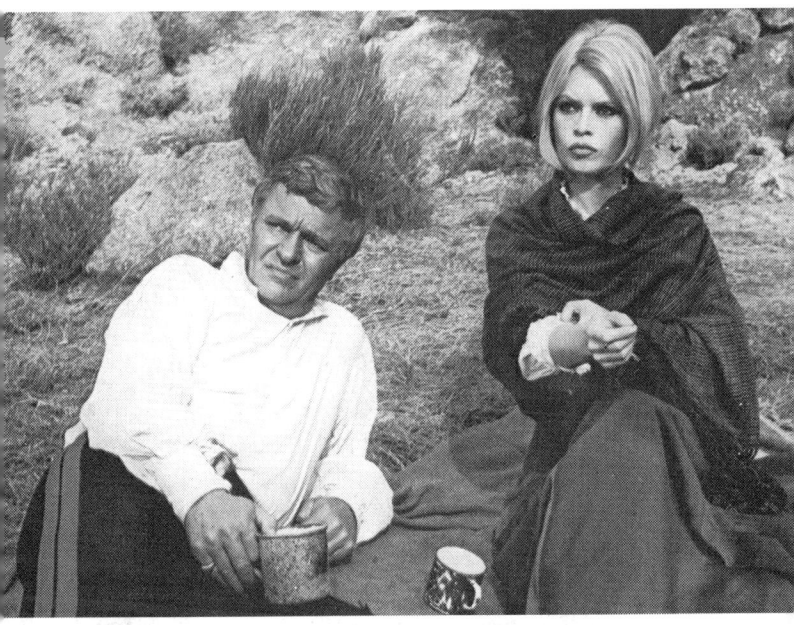

Europäischer Hochadel auf Safari im »Wilden Westen«: Peter van Eyck und Brigitte Bardot in ›Shalako‹ (Shalako, 1968), einem britischen Film von Edward Dmytryk.

gescheiterte Ehen hinter sich (von Gunther Sachs wurde sie am 1. Oktober 1969 geschieden) und unzählige Liebschaften, denen sie nach Sachs noch Eric Tabarly, Christopher Wedow, Patrick Gilles, Warren Beatty, Michael Engel, Christian Kalt und Laurent Vergez hinzufügte, aber sie war noch immer bezaubernd schön, und ihr ganzes bewegtes Leben hatte ihrem Äußeren kaum geschadet.

Für diesen Film und den nächsten, *L'ours et la poupée* (1970), sah sich Brigitte in der Rolle der Gönnerin, denn Patrick Gilles, ihr derzeitiger »ständiger Begleiter« erhielt in beiden Filmen einen Part. Brigitte wiederholte dieses Vorgehen noch einmal mit Laurent Vergez bei *Don Juan 1973* und *L'Histoire très joyeuse de Colinot Trousse-Chemise.*

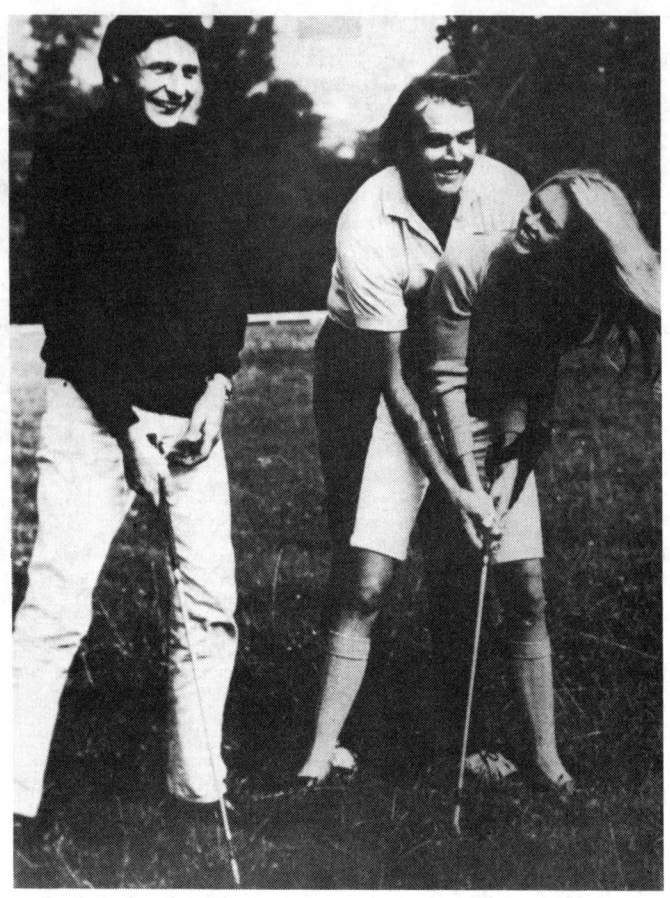

Gunther Sachs (Brigittes dritter Ehemann), Sean Connery und Brigitte beim Golfspielen während einer Drehpause für ›Shalako‹ (1968).

Mit *Les femmes* ließ Brigittes internationale Zugkraft allmählich nach. Die ausländischen Verleihfirmen in den USA und in Großbritannien übernahmen diese Filme nur noch gelegentlich, während der amerikanische Markt fast vollständig (nach *L'ours et la poupée*) ungenutzt blieb.

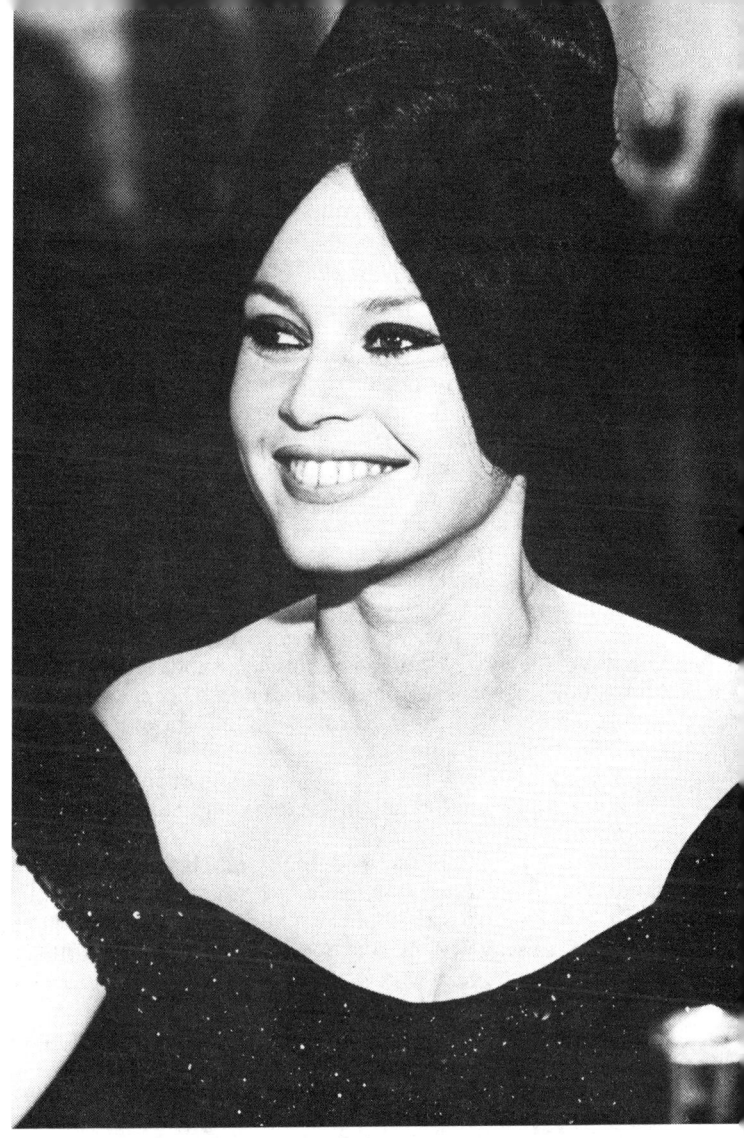

Brigitte als Giuseppina in ›Histoires extraordinaires/Tre passi dal delirio‹ (1967), einem aus drei Episoden bestehenden Film, für den gleich drei Regisseure arbeiteten: Louis Malle, Roger Vadim und Federico Fellini.

Die junge Sekretärin Clara (BB) lebt mit Raphaël (Patrick Gilles) zusammen, fühlt sich aber von ihm nicht genug geliebt. Jérôme (Maurice Ronet), ein fünfunddreißigjähriger Schriftsteller, von dessen Existenz Clara durch den Prix Goncourt weiß, sucht nach einer neuen Sekretärin. Er will ein neues Buch über seine zahlreichen Frauenbekanntschaften schreiben, aber außerhalb Paris, womit sein Verleger (Jean-Pierre Marielle) nicht einverstanden ist.

Jérômes neue Sekretärin wird Clara, die, laut Vertrag, ihrem Auftraggeber auch außerhalb der täglichen Arbeitsstunden zur Verfügung stehen muß, das heißt, also auch im Bett. Jérôme, der gleich zwei Frauen, Marianne (Christina Holm) und Hélène (Annie Duperey) die Ehe versprochen hat, tritt mit Clara die vorgesehene Bahnreise an. Clara fügt sich gelangweilt den vertraglichen Bedingungen, die zwischen sexuellen Verpflichtungen und der Arbeit am Diktat abwechseln.

Trotz dieser etwas sonderbaren vertraglichen Vereinbarung verliebt sich Clara in Jérôme, provoziert und kränkt ihn aber, weil sie glaubt, den sonst so eingebildeten Mann nur auf diese Weise gewinnen und die Rivalinnen ausstechen zu können. Durch Claras Verhalten wird Jérôme verunsichert und ist zum ersten Mal in einer Liebesbeziehung der Leidende. Aber er kann Clara nicht davon überzeugen, daß er sie liebt. In Rom verläßt sie ihn und reist nach Paris zurück.

Jérôme aber hat nur den einen Wunsch, sein Buch zu beenden. Er trifft auf eine neue Sekretärin, die ihm vom ersten Augenblick an gefällt ...

L'ours et la poupée (1970) führte Brigitte hinüber in die siebziger Jahre. Von Michel Deville inszeniert, war dieser zwar intelligent gemachten Komödie kein großer Erfolg beschieden. Paramount, die amerikanische Verleihfirma, zog ihn nach kurzer Zeit zurück. Brigitte als moderne Frau, weitab vom Image des Sexkätzchens, brachte kaum Geld in die Kinokassen.

Konfrontation zweier Geschlechter, Konfrontation zweier Weltanschauungen: Gaspard (Jean-Pierre Cassel), verheiratet, ein Kind, drei Nichten, ein Hund, lebt auf dem Lande und hat eine Vorliebe für Blumen – und für Rossini. Er ist Cellist von

Brigitte Bardot und Maurice Ronet in ›Les femmes‹ (Oh, diese Frauen, 1969).

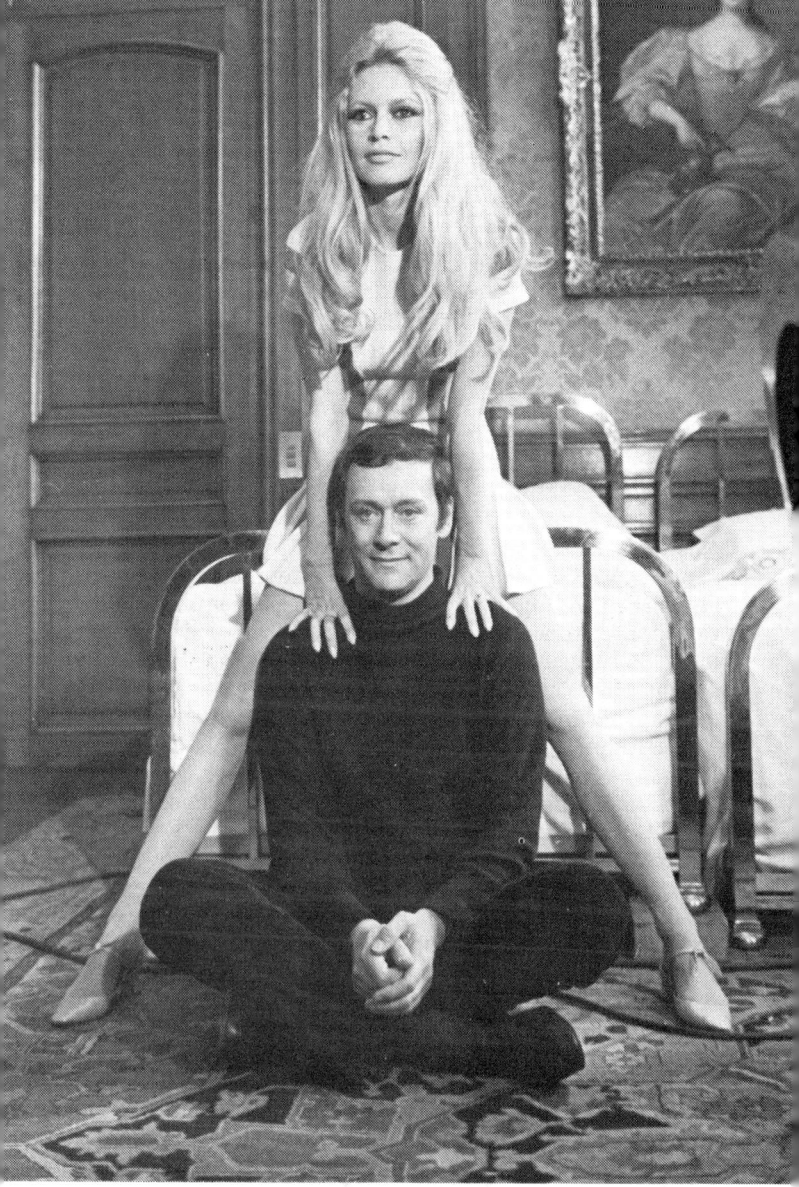

Beruf, leitet ein Rundfunkorchester, ist ständig mit den Gedanken woanders, speziell bei der Musik und fährt einen »deuxchevaux«. Félicia (BB) gehört als Snob einem versnobten Pariser Jet-Set an, ist bezaubernd schön, verführerisch, verwöhnt, kokett, unausstehlich, sehr, sehr reich und stets von einer Kohorte Playboys umgeben, mit denen sie spielt, die sie quält. Sie fährt einen Rolls Royce.

An einer Straßenkreuzung in der Nähe von Bougival treffen sie sich, Gaspard und Félicia. Nichts verbindet diese beiden Menschen, zumal sie sich gleich zu Beginn unsympathisch sind. Das geht so weit, daß sie sich noch einmal treffen müssen, um ihre Abneigung zu lokalisieren. Die verführerische und verwöhnte Félicia sieht in dem neuerlichen Treffen eine Art Herausforderung, obwohl sich beide halsstarrig verhalten. Der Kampf kann beginnen: Püppchen mit Rolls-Royce, Ehemann und einer ganzen Reihe snobistischer Freunde gegen den Bären vom Lande, der Kinder, Hunde und Blumen liebt (und natürlich Rossini) und einen 2CV fährt.

Bei *Les novices* (Die Novizinnen, 1970) konnte Brigitte auf ihre loyalen Fans in Großbritannien, Frankreich, Italien und der BRD zählen, aber Annie Girardot, ihre Partnerin, zu jenem Zeitpunkt international nicht sonderlich bekannt, stahl dem Star die Show, obwohl der gesamte Film über die Maßen langweilen kann. Hier die Handlung, soweit von einer Handlung die Rede sein kann:

Die Nonnen von Saint Opportune baden stets mit neuem Vergnügen am einsamen Strand. Bei einer solchen Gelegenheit flieht Agnès (BB), stiehlt ein Fahrrad und macht sich auf den Weg nach Paris.

Dort lernt Agnès das Straßenmädchen Mona Lisa (Annie Girardot) kennen und zieht zu ihr. Da Agnès im Kloster nichts Bestimmtes gelernt hat, übt auch sie die Profession von Mona Lisa aus, allerdings mit solch umwerfendem Charme, daß die Freier die Flucht ergreifen.

Mona Lisa besorgt der neuen Kollegin falsche Papiere, mit denen es Agnès möglich ist, eine Stelle als Fahrerin eines Krankenwagens zu bekommen. Schon bald wird der Krankenwagen als rollende Arbeitsstätte der beiden Frauen benutzt.

Aber die Sache fliegt auf, Mona Lisa und Agnès fliehen aus Paris. Als ihnen das Geld knapp wird, gelangen sie just an jene Stelle, wo die fröhlichen Nonnen von Saint Opportune ihr Bad

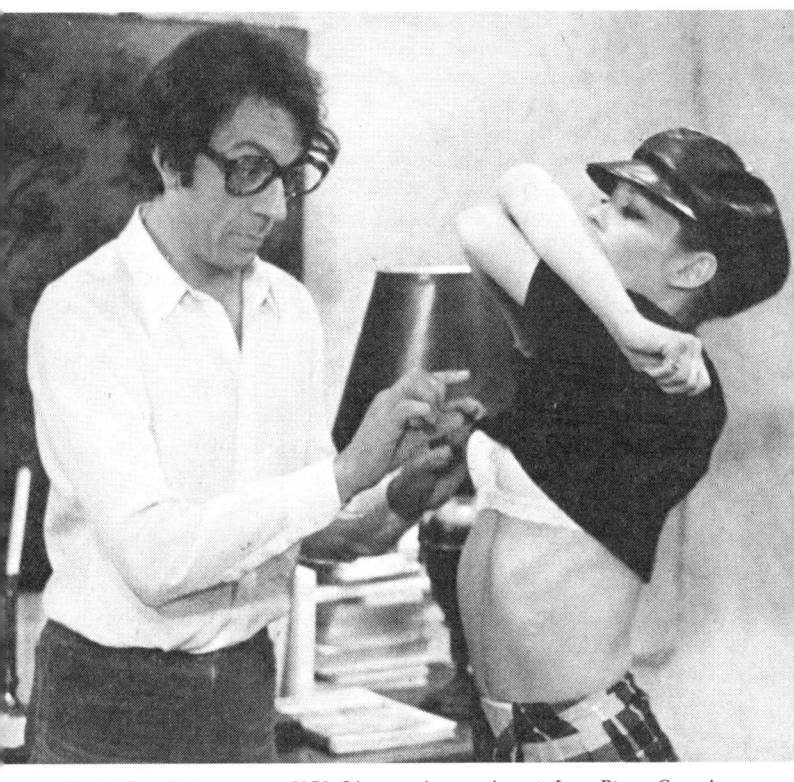

Michel Deville inszenierte 1970 ›L'ours et la poupée‹ mit Jean-Pierre Cassel und Brigitte Bardot in den Hauptrollen.

nehmen. Diese fallen auf die Knie und schicken ein Dankgebet gen Himmel, denn nicht nur Schwester Agnès ist zurückgekehrt, nein, sie hat auch noch eine neue Novizin mitgebracht: Mona Lisa.

Brigittes Karriere neigte sich dem Ende zu, zumindest mußte es international so aussehen, obwohl *Boulevard du rhum* (Die Rum-Straße, 1970) ein gelungener und unterhaltender Abenteuerfilm ist, vom Regisseur, Robert Enrico, lebendig inszeniert, der es bereits in *Les Aventuriers* (Die Abenteurer) vier Jahre zuvor verstand, Charaktere lebendig zu zeichnen. Die Franzosen sprachen diesem Film lebhaft zu, während ausländische Verleiher möglicherweise kaum etwas von seiner Existenz zu wissen scheinen.

In den USA herrscht Alkoholverbot. Man schreibt das Jahr 1920. Cornélius von Zeeling (Lino Ventura), fünfundvierzig Jahre alt, ein stattlicher Mann mit dem unbeholfenen und schüchternen Auftreten eines Bären, ist einer dieser »Rumschmuggler«, die trotz des Verbots Alkohol in die USA schmuggeln und dabei nicht schlecht verdienen. Von der Küstenwache wird sein Boot allerdings beschlagnahmt, der Kapitän selbst aber kann nach Mexiko entfliehen.

Dort angelangt, wieder einmal pleite, wettet er beim russischen Roulette, wobei 10 Spieler mit den Revolvern ihn als Zielscheibe benutzen. Beim sechsten Einsatz wird Cornélius verletzt, beim elften gibt er auf, denn er ist reich genug, um sich das Schiff seiner Träume, die »Queen of Hearts« zu kaufen.

Als Cornélius eines Tages ins Kino geht, verliebt er sich in die bezaubernde und atemberaubend schöne Leinwanddiva Linda LaRue (BB), Stummfilmstar jener Zeit. Von nun an versäumt er keinen Film der Schönen, reist von Mexiko nach Jamaika, um Linda LaRue persönlich kennenzulernen. In Havanna, wohin ihn Commodore Sanderson (Bill Travers) geschickt hat, steigt eines Tages der Gegenstand seiner Leidenschaft leibhaftig aus dem Wasser. Cornélius ist der Meinung, ein Weltwunder vor sich zu haben, aber nachdem er die Angebetete angesprochen hat, läuft sie ihm lachend davon, schlank, groß, blond und verführerisch.

Als Cornélius schon vermeint, Linda verloren zu haben, bevor er sie überhaupt kennengelernt hat, meldet sie sich bei ihm und lädt ihn zu einer Party ein. Von nun an bleiben Cornélius und Linda LaRue zusammen.

Mit der »Queen of Hearts« gehen die beiden Liebenden auf Kreuzfahrt, aber was Commodore Sanderson gefürchtet hatte, wird Realität: Die Küstenwache beginnt, das Boot von Cornélius zu jagen. Auf See entbrennt ein mörderischer Kampf. Lord Hammond (Clive Revill) kommt mit seinem Schiff zur Rettung. Ein paar Tage später ist Linda LaRue Lady Hammond. Cornélius gibt allerdings seinen Kampf um Linda nicht auf.

Wieder einmal kommt es zum russischen Roulette. Lord Hammond und Cornélius stehen sich gegenüber, während Linda

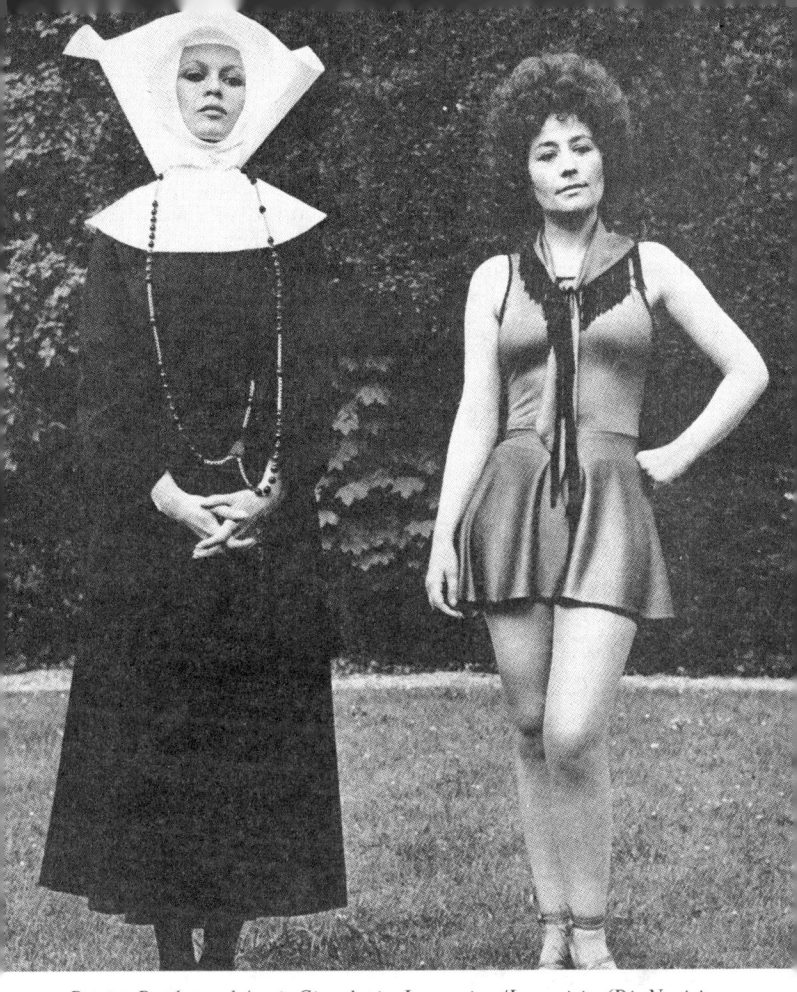

Brigitte Bardot und Annie Girardot in ›Les novices/Le novizie‹ (Die Novizin-nen, 1970) von Guy Casaril.

mit Freunden vom Film durchbrennt, um ihr Leben verfilmen zu lassen. Das Alkoholverbot wird aufgehoben, die Rum-schmuggler werden amnestiert. In einem Kino erscheint Linda auf der Leinwand. Im Zuschauerraum sitzt Cornélius Von Zeeling, schaut zu und – wartet.

Die Dreharbeiten zu *Boulevard du rhum* führten Brigitte wieder einmal nach Mexiko, nach Britisch Honduras und Spanien. In Spanien entstand auch ihr nächster Film, *Les pétroleuses* (Petroleum-Miezen/Die Brandstifterinnen), der ein Jahr später, 1971, von Christian-Jaque, der die Regie von Guy Casaril übernommen hatte, in Burgos und Madrid in Szene gesetzt wurde. Sehenswert sind hier die Kämpfe zwischen Brigitte und Claudia Cardinale, aber *Les pétroleuses* wurde kein neuer *Viva Maria*.

Brigitte Bardot und Claudia Cardinale, BB und CC, soviel diese Initialen auch zu versprechen schienen, dazu Altmeister Christian-Jaque, der bereits Italiens »Gina Nazionale«, Gina Lollobrigida inszeniert hatte, der Martine Carol zu neuem Leinwandruhm geführt hatte und die Gesetze der Komödie ebenso

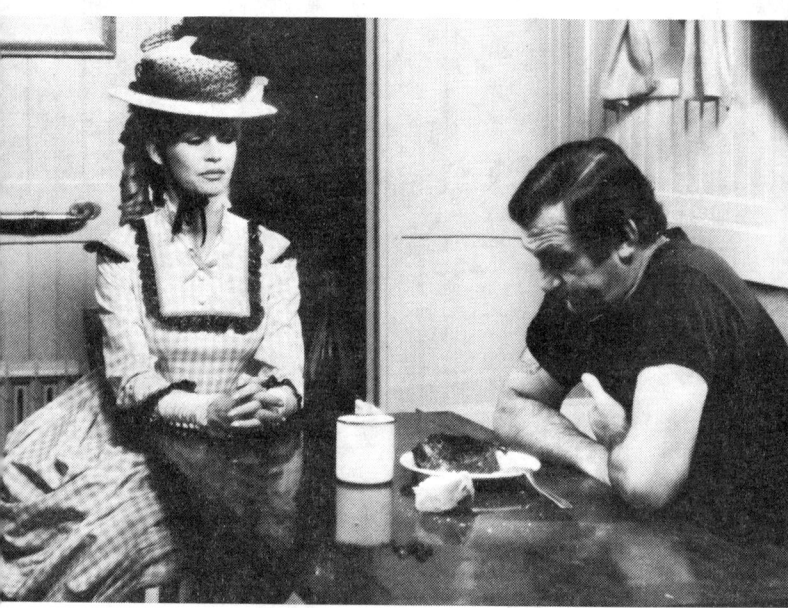

Ein köstlicher Abenteuerfilm: ›Boulevard du rhum‹ (Die Rum-Straße, 1970) von Robert Enrico. Das Foto zeigt die beiden Hauptdarsteller Brigitte Bardot und Lino Ventura.

172

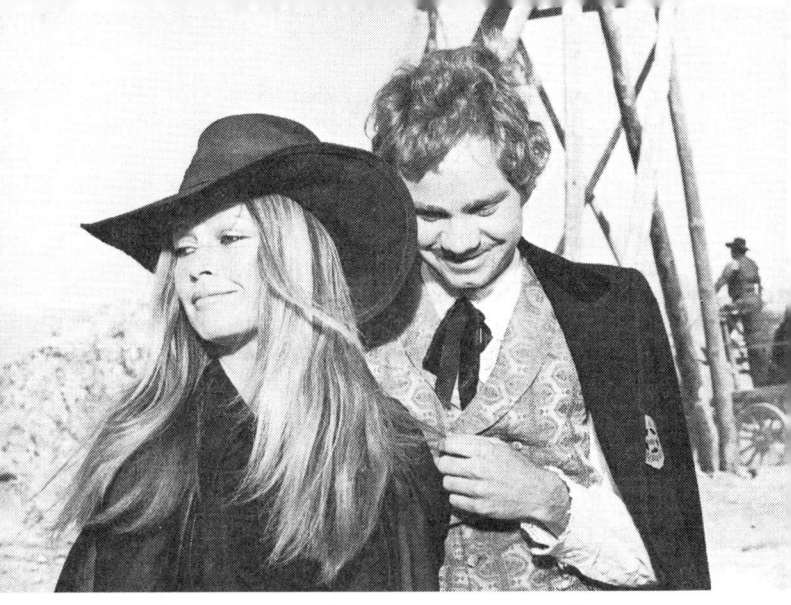

Der Sheriff (Michael J. Pollard) und eine der »Petroleum-Miezen«, Louise King (Brigitte Bardot), in ›Les pétroleuses/Le pistolere‹ (Die Brandstifterinnen/Petroleum-Miezen, 1971).

kannte wie jene der Erotik, dieses Trio erbrachte nur ein äußerst mageres Ergebnis.

Die Damen hätten sich jede in ihren wartenden Rolls-Royce setzen sollen, um auf den staubigen Straßen vor Madrid ein privates Rennen zu veranstalten. Es wäre spannender geworden als *Les pétroleuses*.

Erdölvorkommen in Texas. Ort der Handlung: New Mexico. Das Jahr: 1880. Louise (BB) ist die Tochter des legendären Outlaws Frenchie King, die die Legende dieses Kriminellen aufrecht hält.

Maria Sarrazin (Claudia Cardinale) zieht mit ihren vier Brüdern raubend und plündernd durch das Land. Ebenso wie Louise mit ihren vier Schwestern. Ein gewisser Mr. Miller reist mit der Eisenbahn nach Texas, wo der Zug unterwegs von Maria und ihren Brüdern überfallen und ausgeraubt wird. Einer von Marias Brüdern findet in Mr. Millers Aktentasche den Plan eines geheimgehaltenen Erdölvorkommens. Doch das Land, wo diese Erdölvorkommen unter der Erde lagern sollen, hat sich bereits Louise unter den Nagel gerissen. Die beiden Banden treffen nun aufeinander, die ersten Auseinandersetzungen finden statt, wobei die Fetzen fliegen und ein geplagter Sheriff (Michael J. Pollard) nicht mehr ein noch aus weiß. Mit allen Mitteln kämpfen die beiden Petroleum-Miezen um die Macht und um das Erdöl.

Aber die Auseinandersetzung kann offensichtlich nur endgültig geklärt werden, wenn die beiden Anführerinnen das unter sich ausmachen: Man gerät sich also buchstäblich in die Haare. Das Erdöl schießt aus der Erde, aber mit großem Militäraufgebot werden die Banden überwältigt. Die Anführerinnen jedoch können entkommen. Im Gefängnis heiraten Marias Brüder die Schwestern von Louise, man wird mit vereinten Kräften befreit und zieht gemeinsam durchs Land auf der Suche nach neuen Abenteuern.

Christian-Jaque hätte die Regeln der Western-Komödie kennen müssen, wo man sich mehr Freiheiten erlauben darf, als würde man einen Western drehen, der ein geschichtliches Geschehen authentisch und wirklichkeitsnah wiedergeben sollte.

Zehn Jahre nach *Le repos du guerrier* taten sich Roger Vadim und Brigitte Bardot wieder zusammen, um einen Film zu machen, er als Regisseur, sie als Hauptdarstellerin. Das Ergebnis war *Don Juan 1973 ou Et si Don Juan était une femme* (Don Juan 73, 1973).

Jeanne (BB) beschließt, ihrem Cousin Paul (Mathieu Carrière), einem Priester, einen Mord und ihren unmoralischen Lebenswandel zu beichten. Jeanne, das ist Donna Juana, ein weiblicher Don Juan also, deren Lebensaufgabe darin besteht, Männer, die ihr widerstehen, zu zerstören.

Pierre (Maurice Ronet), ein respektabler achtundvierzigjähriger Mann, für Jeanne normalerweise unerreichbar, wird von ihr verführt und zugrunde gerichtet; Prévost (Robert Hossein), ein herrschsüchtiger Millionär, wird ebenfalls von Jeanne zerstört, indem sie sich dessen Frau Clara (Jane Birkin) untertan macht und das Bild, das diese von ihrem Manne hatte, auslöscht.

Die Liste von Jeannes Missetaten ist lang: Das Glück eines jungen Ehepaares wird an dessen Hochzeitstag zerstört, ein andermal verführt Jeanne, als Mann verkleidet, zum Spaß ein junges Mädchen. Ein junger, spanischer Musiker (Robert Walker Jr.), gibt sich voller Leidenschaft Jeanne hin, obwohl sie von ihm als Gegenleistung den Tod verlangt.

Auch Paul, der Priester, kann den Verlockungen von Jeanne nicht widerstehen: Er erliegt dem Charme seiner teuflischen Cousine.

Diese weiß, daß sie ihrem unausweichlichen Ende nicht entgehen kann. Sie muß das Schicksal und den Tod herausfordern. Wieder trifft sie sich mit Pierre, der dem Wahnsinn verfallen ist. Ein einziger Akt der Sympathie bringt ihr den Tod: Das Haus, das Pierre für sich und Jeanne gebaut hatte, um darin gemeinsam zu sterben, geht in Flammen auf. Jeanne rettet Pierre, aber sie selbst kommt in den Flammen um.

Frauen nahmen in Brigittes (bislang) letzten Filmen einen ganz besonderen Stellenwert ein. Diese Filme kamen fast vollständig ohne irgendeinen männlichen Hauptdarsteller aus. In *Viva Maria* war es die Gegenüberstellung von Jeanne Moreau und Brigitte Bardot, in *Les pétroleuses* jene zwischen Brigitte und Claudia Cardinale, in *Dear Brigitte* präsentiert sie nur sich selbst

Brigitte Bardot und Jane Birkin in ›Don Juan 1973 ou Et si Don Juan était une femme/Una donna come me‹ (Don Juan 73, 1973). Roger Vadim führte erneut Regie.

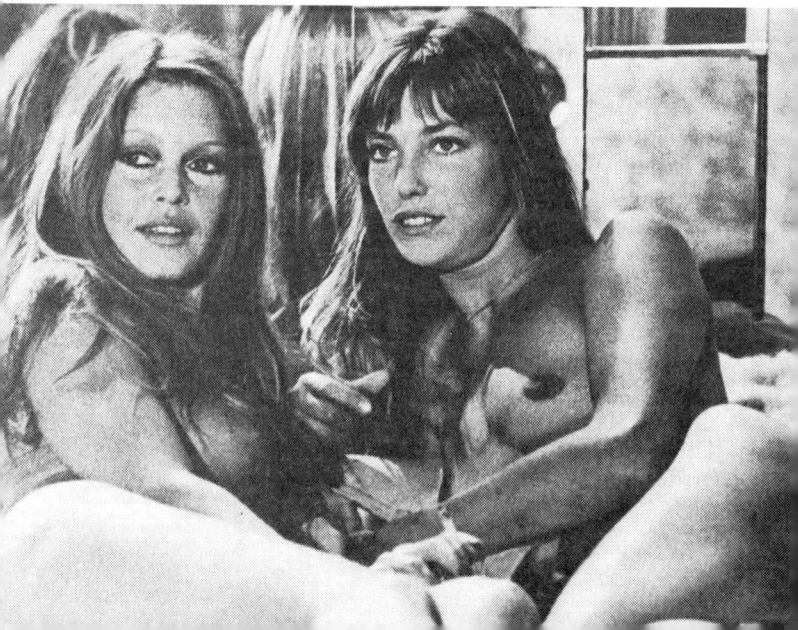

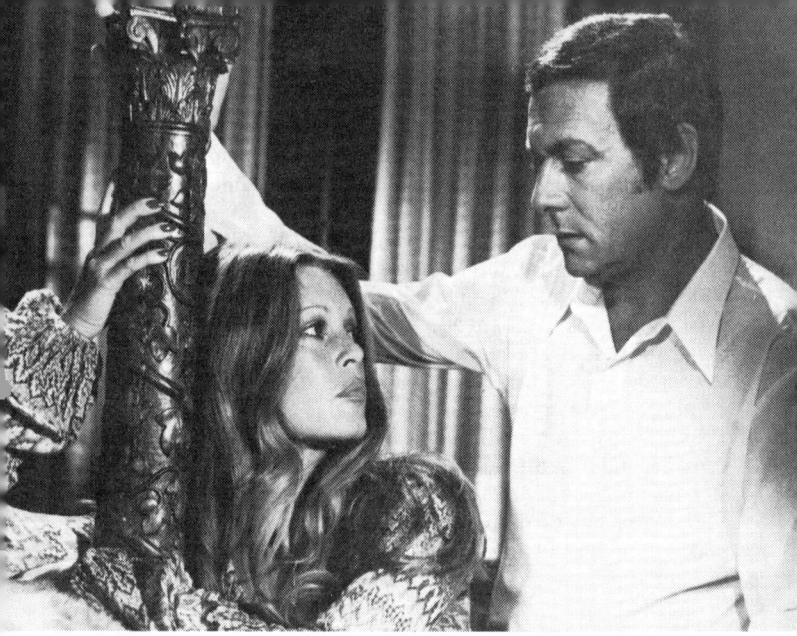

Der unwiderstehliche Verführer Don Juan tritt in der Gestalt einer Frau, Jeanne (Brigitte Bardot), auf. Ein Szenenfoto mit Maurice Ronet aus ›Don Juan 1973 ou Et si Don Juan était une femme/Una donna come me‹ (1973).

und hat keinen Bezug zu James Stewart, dem männlichen Hauptdarsteller, in *Les novices* trifft sie auf Annie Girardot, und all die auftauchenden Männer werden zu Marionetten, zu Randfiguren. In *Don Juan 1973* liegt es nahe, daß sie als weiblicher Don Juan auch eine Frau (Jane Birkin) verführt, in ihrem letzten Film, *L'Histoire très bonne et très joyeuse de Colinot Trousse-Chemise* (1973), der außer in Frankreich und Italien nicht gezeigt wurde, wird sie selber zur Randfigur, denn dort treibt wieder ein männlicher Don Juan sein Unwesen, den man getrost als Casanova bezeichnen kann, aber bei dem weiblichen Don Juan von *Don Juan 73* drängt sich sehr leicht das Wort »Hure« auf. Die Tage des Patriarchats sind also keineswegs gezählt, auch wenn Brigitte Bardot als eine Art Gallionsfigur der Emanzipation der Frauen in die Geschichte eingehen wird. Sie selbst sah den Zeitpunkt für gekommen, dem Film den Rücken zu kehren, wo platte Pornografie die Leinwand der siebziger Jahre zu beherrschen trachtete.

Nachspiel: 1974–1982

Was macht ein ehemaliger Filmstar, der zum Idol der einen Hälfte der Menschheit wurde und den die andere Hälfte verfluchte, was macht er, wenn er nicht mehr filmt?

Was macht er, wenn das Altwerden Spuren hinterläßt, die das Altwerden nach außen hin verkünden?

Brigitte Bardot wird bald fünfzig Jahre alt sein – man möchte es nicht glauben. Ob sie sich wohl des Altwerdens erfreuen kann? Wohl kaum, denn sie haßt diesen menschlichen Prozeß, auf den sie keinen Einfluß nehmen kann: Brigitte, die Inkarnation der Jugend.

Wie wird sie mit der Vergangenheit fertig, die drohend hinter diesem Menschen steht, die Vergangenheit, die ihre Protagonisten so gern einholt, um sie zu vernichten?

Wird Brigitte Bardot wieder in das Licht der Studioscheinwerfer treten, nachdem sie nahezu zehn Jahre lang jegliche Aktivität in dieser Beziehung vermissen ließ?

Angebote zum Filmen erreichen sie ständig, auch von namhaften Personen, aber an Brigittes »*non*« war nicht zu rütteln. Sie wird wiederkommen, wenn das Geld knapp werden wird, das bekennt sie freimütig. Ihren weißen Rolls-Royce hat sie verkauft, auf Parties geht sie schon lange nicht mehr.

Die Fotografen aber sind immer noch da: Rund um La Madrague in St. Tropez sitzen sie, wie überreife Früchte, in den Bäumen. Sie warten auf den Star, auf daß er sich im Freien zeige, nach Möglichkeit unbekleidet. Eines Tages aber werden auch diese »überreifen Früchte« von St. Tropez' Bäumen fallen, weil ihre Fotos den Mann nicht mehr ernähren können.

Langsam aber sicher, traurig aber wahr, entschwindet das Interesse an Brigitte Bardot, deren Existenz vom Staub des Vergessens bedeckt werden wird.

Gleichsam, um mit ihrer Vergangenheit abzurechnen, verließ sie ihr Apartment in der Pariser Avenue Paul Doumer, nachdem sie alles, was dieses Apartment beinhaltete, zum Verkauf angeboten hatte. An die Stelle dieser Wohnung trat eine neue auf dem Lannes-Boulevard.

Auch ihr Haus La Madrague in St. Tropez wurde einer Verjüngungskur unterzogen.

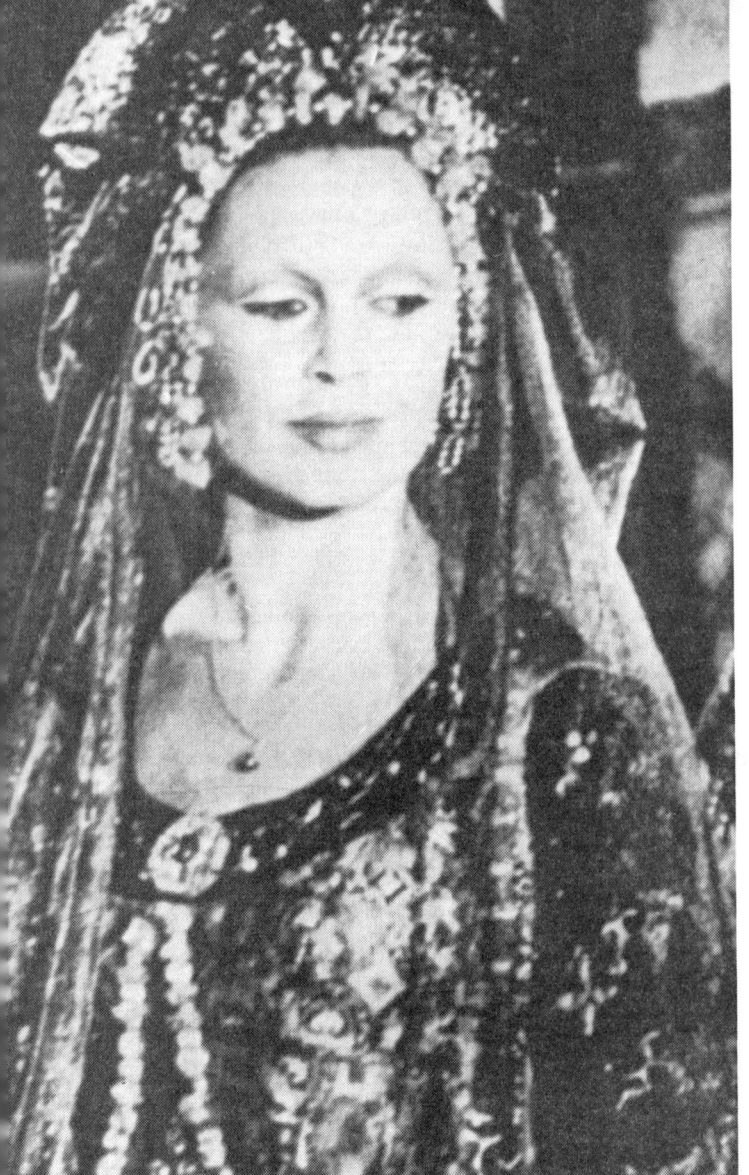

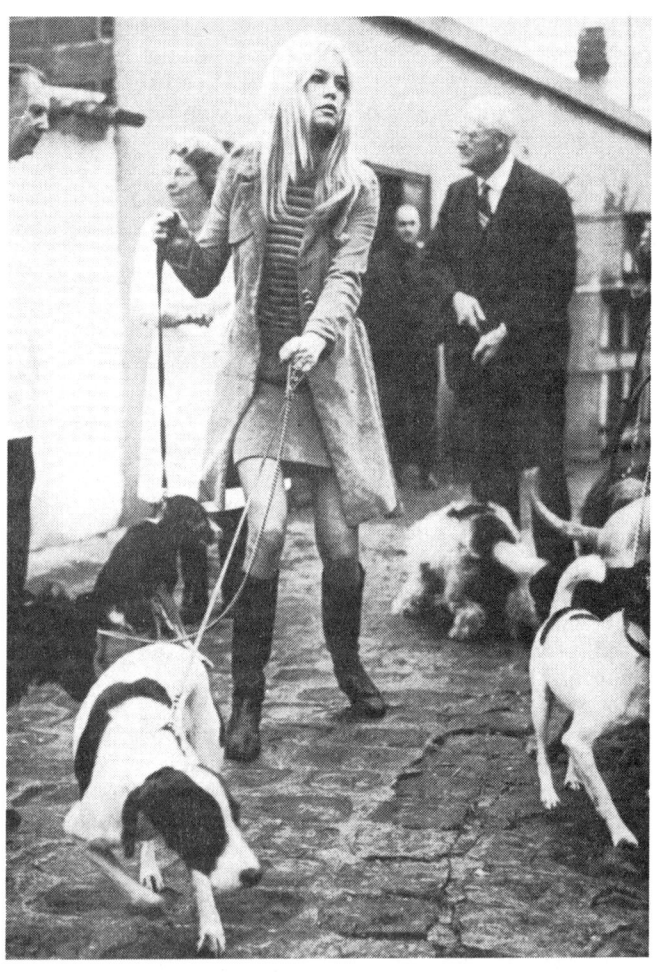

Auch streunenden Hunden gehört Brigittes Herz. Nicht selten tummeln sich derer fünfzehn in ihrer näheren Umgebung. Hier ein Foto aus St. Tropez.

Links: Brigittes bislang letzter Film: ›L'Histoire très bonne et très joyeuse de Colinot Trousse-Chemise‹ (1973), hier in der Rolle der Arabelle.

Laurent Vergez, ihr ständiger Begleiter, ging im Frühjahr 1975 den Weg all seiner Vorgänger: Er mußte La Madrague verlassen.

An seine Stelle trat Miroslav Brozeck, ein erfolgreicher Bildhauer, den Brigitte in Meribel entdeckte, wo sie sich jedes Jahr den Freuden des Wintersport hingibt. Auch er ist, wie viele von Brigittes Begleitern, um einige Jahre jünger als sie.

Mit Mijanou, ihrer jüngeren Schwester, überwarf sie sich.

Nicolas, ihr Sohn, ist in der Nähe seines Vaters herangewachsen.

Ihren vierzigsten Geburtstag feierte Brigitte in St. Tropez. Mit Freunden, unter ihnen Françoise Sagan, die »Happy Birthday« sang. Auf Englisch.

Pilou, Brigittes Vater, verstarb mittlerweile im Alter von neunundsiebzig Jahren.

Dann aber war Brigitte doch wieder einmal in einem Studio, in einem Fernsehstudio, um einen Werbefilm zu machen, der die Schönheiten ihres Heimatlandes zur Schau stellte.

Gelegentlich gibt sie Fernseh-Interviews. Einmal akzeptierte sie ein Angebot von 100 000 Dollar, um im Fernsehen für ein Männerparfum die Werbeltrommel zu rühren.

Dann aber erregte ein anderes Ereignis den Unwillen und die Aufmerksamkeit jener Frau, der Tiere mehr bedeuten als Menschen: Das gnadenlose Abschlachten junger Robben in Neufundland.

Im April des Jahres 1976 befaßte sie sich mit einem Drehbuch für einen Dokumentarfilm, den sie gegen jene Regierungen richten wollte, die das Töten junger Robben erlauben. Sie rief eine Vereinigung ins Leben, mit der sie als engagierte Tierschützerin zum Kampf gegen Tierquälerei und Ausrottung bedrohter Tierarten aufrief. Jacques Cousteau, der Dokumentarfilmer und nicht nur in Frankreich eine durch das Fernsehen bekannte Persönlichkeit des öffentlichen Lebens, unterstützte Brigitte Bardots Kampagne mit seinem Namen und seiner Popularität. Sie reiste nach Kanada und richtete ihren Protest unmittelbar an die kanadische Regierung. Sie war in Straßburg zugegen, als am 24. Januar 1978 im Europäischen Parlament über die gnadenlose Robbenjagd diskutiert wurde und war überrascht, welches Gewicht ihr Name immer noch hatte.

Als sie aber erfuhr, daß ihre Kampagne nicht zum gewünschten Erfolg führte und man ihr vorwarf, sie benutze ihr Engage-

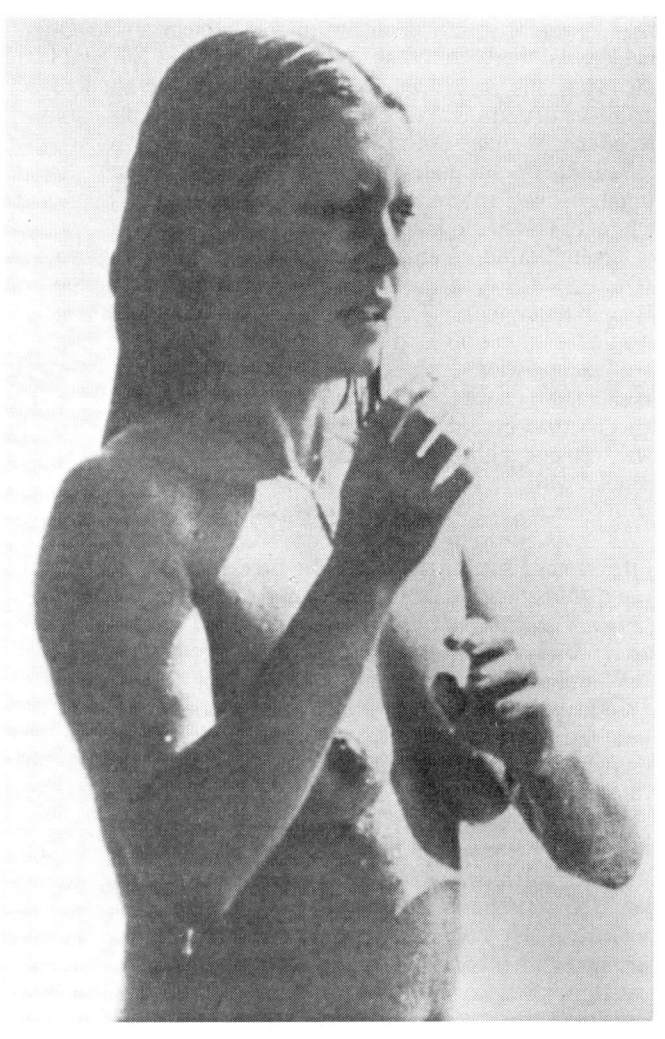

Die Fotografen ließen Brigitte kaum Ruhe. Das Foto zeigt die Schauspielerin am Strand von St. Tropez.

ment gegen bedrohte Tierarten, um für sich selbst in der Öffentlichkeit die Werbetrommel zu rühren, gab sie auf. Sie liquidierte die von ihr gegründete Vereinigung und verkündete abschließend (und auch resignierend): »Für das Geld, das ich aufgewendet habe, um gegen die Robbenjäger ins Feld zu ziehen, hätte ich fünfundzwanzigtausend Dosen Hundefutter kaufen sollen, um den Inhalt an streunende Hunde zu verfüttern. Damit hätte ich mehr Gutes tun können.«

Brigitte Bardots Leben ist seitdem beschaulicher geworden, ruhiger. Sie teilt es mit einem halben Dutzend Hunden, mit Katzen und anderen Tieren, die ihr bereitwillig dorthin folgen, wohin sie ihren Fuß setzt.

Vielleicht wird sie eines Tages doch wieder auf die Leinwand zurückkehren, die der Schaukasten ihrer großen und unvergleichlichen Filmkarriere gewesen ist. Sicherlich wohl dann, wenn einer der großen Filmemacher unserer Zeit ein Signal aussenden wird.

Brigitte Bardot wird dieses Signal vernehmen.

1973, nach ihrem bislang letzten Film, beantwortete sie die Frage eines Journalisten, wann mit ihrer Rückkehr auf die Leinwand zu rechnen sei: »Lassen Sie mir zehn Jahre Zeit!«

»Alors Brigitte, les dix ans sont passé!«

Während dieses Buch entstand (Frühjahr 1982), erklärte ein Freund von Brigitte, der französische Fernsehreporter Alain Bougrain-Dubourg: »Brigitte hat das Bedürfnis, über ihre Filmkarriere und ihr Leben Bilanz zu ziehen.« Mit der jetzt 47jährigen BB dreht er über sie eine dreiteilige Serie für das zweite französische Fernsehprogramm. Brigitte wird die jeweils einstündigen Folgen selbst kommentieren. Sie enthalten Filmausschnitte, Reportagen, Interviews und sollen erstmals zu Weihnachten 1982 vom französischen Fernsehen ausgestrahlt werden.

Brigitte selbst verbringt die meiste Zeit auf dem Land in Bazoches. »Ich komme nur noch selten nach Paris«, verkündet sie. »Ich hab' es sowieso nie sonderlich geliebt, dieses Paris, mit all den Empfängen, Partys und all dem Schnickschnack. Auf dem Land zu leben, das ist etwas ganz anderes. Ich beschäftige mich mit meinen acht Hunden und zwölf Katzen. Dann gehe ich auf den Markt, kaufe Gemüse und Obst, rede mit den Leuten und nehme mir Zeit für das Leben. Ich koche auch häufig für mich,

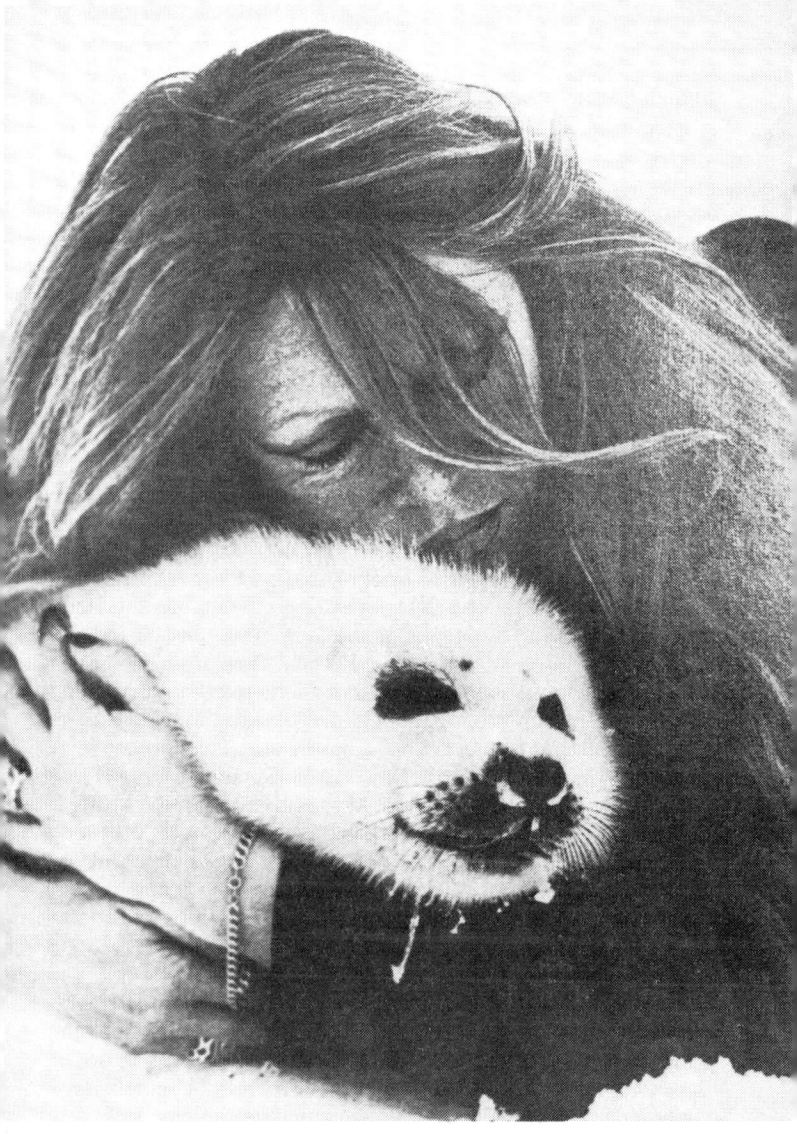

Brigitte, die Tierschützerin. Ihre Kampagne gegen das grausame Abschlach-
ten von Robbenbabys konnte das systematische Vorgehen der Robbenjäger in
der Arktis nicht beeinträchtigen.

meine Sekretärin Michèle und Freunde, falls welche da sind.«

Brigitte fühlt sich prächtig, und auf Film angesprochen, antwortet sie: »Die B.B. der sechziger Jahre hat ihre Arbeit getan. Sie hat Filme gemacht und alles akzeptiert, was dazugehört. Doch sie hat ihre Persönlichkeit verraten. Das war nicht wirklich ich. Der Film ist kein Thema mehr. Das ist ein für allemal beendet… Wenn ich heute einen Film sehe, in dem ich mitgespielt habe, hab' ich das Gefühl, eine Tochter zu sehen. Eine Frau, die mir ähnelt. Und manchmal sage ich sogar: Schau mal, die ist gar nicht schlecht, die Kleine.«

Findet man Brigitte nicht in Bazoches, dann trifft man sie in ihrem Haus im 16. Arrondissement von Paris an, das ohne jeglichen Pomp ausgestattet ist. Fotos findet man dort wohl, Fotos von Hunden, Katzen und Robben. Brigitte, die Tierschützerin, ist ihrem mit Leidenschaft geführten Kampf gegen die bedrängte Tierwelt treu geblieben. »Haben Sie schon mal gesehen«, sagt sie mit funkelnden Augen, »wie man Hunde oder Katzen tötet? Oder wie jämmerlich diese Geschöpfe aussehen, wenn sie vor den Ferien einfach ausgesetzt werden? Sie sind verdammt dazu zu krepieren, wenn sich niemand ihrer annimmt. Sie haben keine Amnesty International. Es sind ja nur Tiere… Wissen Sie, wie die eleganten Damen zu ihren Nerzen kommen? Man schiebt den armen Viechern ein glühendes Eisen in den Anus oder tötet sie mit Elektroschocks, nur damit das Fell nicht zerstört wird. Wenn sie Glück haben, werden sie nur vergast. Oder nehmen sie die kleinen Robben. Man nimmt ihnen die Mutter weg, damit diese sie nicht verteidigen kann. Dann schlägt man den Jungen die Köpfe mit Knüppeln ein, um ja die Felle nicht zu beschädigen. Und wenn ich mit meinem Namen und mit meiner Arbeit helfen kann, nur ein paar hundert Tiere zu retten, so ist das großartig. Ich habe erst neulich auf der Straße eine Frau in einem Leopardenmantel gesehen. Ich habe sie beschimpft, an den Haaren gezogen, sie angeschrien, warum sie einen ›Tierfriedhof‹ trage. Sie wußte gar nicht, wie sie sich retten sollte. Ich habe einfach kein Verständnis dafür. Die Frauen können doch Synthetik-Pelze tragen. Die Kopien sind schlecht, aber ich sage das auch nur für Frauen, die noch nachdenken können. Nicht für diese Luxus-Hühnchen, die nichts im Kopf haben und für die der Pelz die einzige Möglichkeit ist, Eindruck zu hinterlassen.«

1975 hat Brigitte damit begonnen, ihre Memoiren zu schreiben. Sicherlich hat diese Frau eine Menge zu erzählen, die ein leidenschaftliches Leben geführt hat und noch immer führt, wenn auch die Schlagzeilen um diesen Menschen anderen Inhalts sind als in den fünfziger und sechziger Jahren.

In Paris trifft sich Brigitte oft mit ihrem mittlerweile 21jährigen Sohn Nicolas, den man leicht für einen neuen Liebhaber halten könnte. Und wenn Brigitte in ihren Memoiren, die wohl nach ihren Angaben noch fünf oder sechs Jahre zur Fertigstellung benötigen, auf ihren Sohn Nicolas zu sprechen kommen wird, dann dürfte dieser Nicolas seine Mutter wohl zur Großmutter gemacht haben.

Brigitte: »Ich werde mich wohl langsam mit diesem Gedanken vertraut machen müssen. Das ist überhaupt großartig – Brigitte Bardot als Großmutter...«

Man wird es zur Kenntnis nehmen.

Die Filme von Brigitte Bardot

Von Brigitte Bardots 49 Filmen sind 47 Spielfilmproduktionen und 2 Dokumentarfilme. Ihre Gast- bzw. Kurzauftritte in den Spielfilmen anderer Stars sind Bestandteil dieser Filmographie.

1. **Le trou Normand**
   Frankreich, 1952
   Titel in den USA: *Crazy for Love/Ti Ta To*
   Produktion: Jacques Bar/Cité Film
   Regie: *Jean Boyer*
   Drehbuch: Arlette de Pitray
   Kamera: Charles Suin (Monochrome)
   Schnitt: Franchette Mazin
   Musik: Paul Misraki
   Liedertexte: Jean Boyer
   Ton: William Robert Sivel
   Produktionsleitung: Walter Rupp
   Bauten: Robert Giordani
   Regieassistenz: Jean Bastia, Gilbert Guez
   Originallaufzeit: 85 Minuten
   Besetzung: André Bourvil (Hypolite), Jeanne Marken (Augustine Lemoine), *Brigitte Bardot* (Javotte Lemoine), Nadine Basile (Madeleine), Jeanne Fusier-Gir (Maria), Noël Roquevert (Bürgermeister), Georges Baconnet (Pichet) sowie in weiteren Rollen Pierre Larquey, Roger Pierre, Florence Michaël.
   Premiere: 7. November 1952 (Paris)
   Dreharbeiten: ab 12. Mai 1952 (Außenaufnahmen: Conches)
   Verleih in den USA: Ellis
   Verleihstart in den USA: 1960
   Laufzeit in den USA: 80 Minuten.

2. **Manina, la fille sans voile**
   Frankreich, 1952
   Titel in der BRD: *Sommernächte mit Manina/Liebesnächte mit Manina*
   Titel in den USA: *The Girl in the Bikini*
   Titel in Großbritannien: *The Lighthouse-Keeper's Daughter*
   Produktion: Willy Rozier/Sport Films
   Regie: *Willy Rozier*
   Drehbuch: Xavier Vallier

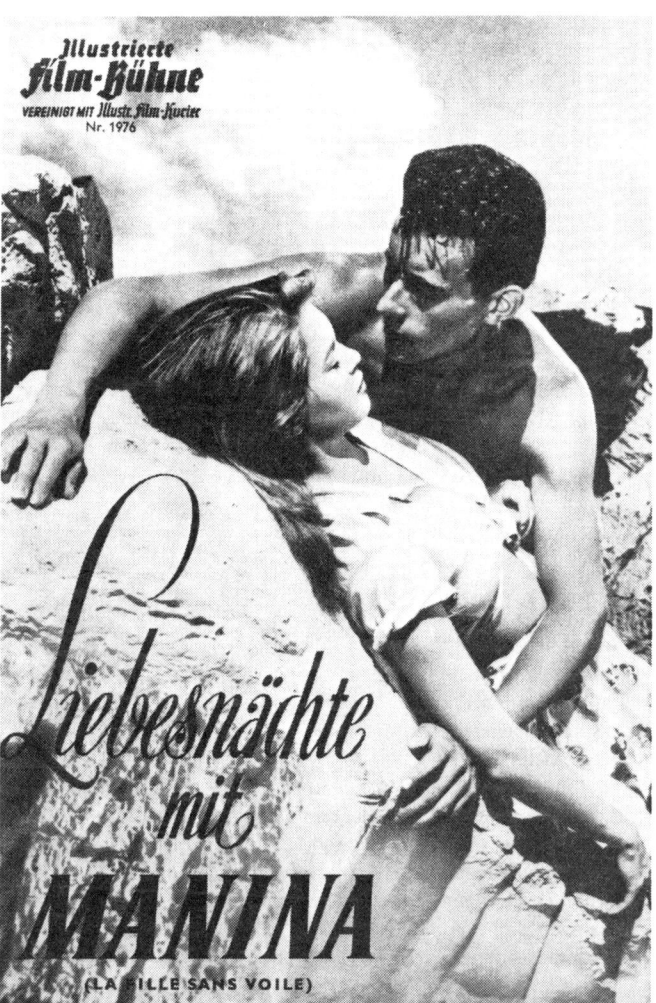

›Manina, la fille sans voile‹ (1952) – Film Nr. 2: Brigitte Bardot und Jean-François Calvé.

Adaptation und Dialoge: Willy Rozier
Kamera: Michel Rocca (Monochrome)
Schnitt: Suzanne Baron
Musik: Jean Yatove und M. Bianchi
Liedertexte: Xavier Vallier
Ton: André Le Baut
Produktionsleitung: René Jaspard
Regieassistenz: Louis Pascal
Originallaufzeit: 86 Minuten
Besetzung: *Brigitte Bardot* (Manina), Jean-François Calvé (Gérard),
Howard Vernon (Eric), Espanita Cortez (Franchucha), Raymond
Cordy (Francis Barkeeper), Robert Arnoux (Purzel).
Deutsche Bearbeitung: Schongerfilm Hubert Schonger
Dreharbeiten: ab 30. Juni 1952; Außenaufnahmen: Golfe Juan,
Cannes, Nizza, Paris, Bonifacio, Ile de Lavesi und Tanger
Verleih in der BRD: Brunswick-Film/Jugend/Mercator
Laufzeit in der BRD: 85 Minuten
Freigabevermerk in der BRD: ab 18
Verleih in Großbritannien: Gala Films
Verleihstart in Großbritannien: 1959
Laufzeit in Großbritannien: 57 Minuten
Zertifikat in Großbritannien: U
Verleih in den USA: Atlantic Films
Verleihstart in den USA: 1958
Laufzeit in den USA: 76 Minuten.

3. **Les dents longues**
Frankreich, 1952
Titel in der BRD: *Von Sensationen gehetzt*
Produktion: Jacques Roitfeld/Roitfeld Productions/Sirius
Regie: *Daniel Gélin*
Drehbuch: Michel Audiard, Marcel Camus, Daniel Gélin, Jacques
Robert (nach einem Roman von Jacques Robert)
Dialoge: Michel Audiard
Kamera: Robert Juillard (Monochrome)
Musik: Paul Misraki
Bauten: Robert Clavel
Technische Leitung: Marcel Camus
Produktionsleitung: Georges Roitfeld
Originallaufzeit: 108 Minuten

Besetzung: Danièle Delorme (Eva), Daniel Gélin (Louis), Jean Chevrier (Walter), Louis Seigner (Josserand), Jean Debucourt (Goudal), Olivier Hussenot (Maurienne), Gaby Bruyère (Maud) sowie Collette Mars, Bugette, *Brigitte Bardot,* Roger Vadim
Verleih in der BRD: Brunswick (mit Untertiteln)
Laufzeit in der BRD: 108 Minuten
Freigabevermerk in der BRD: ab 16.

4. **Le portrait de son père**
Frankreich, 1953
Produktion: Bertho-Films/Orsay Films/André Berthomieu
Regie: *André Berthomieu*
Drehbuch: André Berthomieu, Roger Pierre
Kamera: Georges Million (Monochrome)
Schnitt: G. Natot
Musik: Henri Betti
Ton: L. Lacharmoise
Bauten: Raymond Negre
Produktionsleitung: G. Cohen-Beat
Originallaufzeit: 90 Minuten
Besetzung: Jean Richard (Paul), Michèle Philippe (Marie), *Brigitte Bardot* (Domino), Mona Goya (Mutter), Duvallès (Direktor) sowie M. Nasil, P. Faivre, Charles Bouillaud, Maurice Biraud, Philippe Mareuil, A. Tanguy
Premiere: 29. Oktober 1953 (Paris).

5. **Act of Love**
USA/Frankreich, 1953
Titel in Frankreich: *Quelque part dans le monde*
Titel in der BRD: *Ein Akt der Liebe/Das Mädchen von der Seine*
Produktion: Anatole Litvak für United Artists/Benagoss Productions
Regie: *Anatole Litvak*
Drehbuch: Irwin Shaw, Joseph Kessel (nach dem Roman »The Girl on the Via Flaminia« von Alfred Hayes/deutsch: »Das Mädchen von der Via Flamminia«)
Kamera: Armand Thirard (Monochrome)
Schnitt: Léonide Azar, William Hornbeck
Musik: Michel Emer, Joe Hajos
Songs: Michel Emer
Bauten: Alexandre Trauner
Ton: Jean de Bretagne

Produktionsleiter: Pierre Laurent
Co-Producer: Georges Maurer
Regieassistenz: Michel Boisrond, Serge Vallin
Make-up: Roger Chanteau
Originallaufzeit: 108 Minuten
Besetzung: Kirk Douglas (Robert Teller), Dany Robin (Lisa), Barbara Laage (Nina), Robert Strauss (Blackwood), Gabirelle Dorziat (Adèle), Grégoire Aslan (Commissaire), Marthe Mercadier (junge Frau), Fernand Ledoux (Fernand), Serge Reggiani (Claude), *Brigitte Bardot* (Mimi), Gilberte Géniat (Mme. Henderson), George Mathews (Henderson), Leslie Dwyer (englischer Sergeant), Richard Benedict (Pete)
Verleih in der BRD: United Artists
Dreharbeiten: vom 5. Januar bis 7. Mai 1953; Innenaufnahmen: Studios La Victorine (Nizza), Studios Saint-Maurice und Joinville (Paris); Außenaufnahmen: Paris und Villefranche-sur-Mer (Alpes-Maritimes)
Laufzeit in der BRD: 108 Minuten
Freigabevermerk in der BRD: ab 16
Verleih in den USA und Großbritannien: United Artists
Verleihstart in Großbritannien: 1954
Zertifikat in Großbritannien: A

6. **Si Versailles m'était conté**
Frankreich: 1953/54
Titel in der BRD: *Versailles – Könige und Frauen*
Titel in Großbritannien: *Versailles*
Produktion: CLM/Mondial Films/Cosinor/Cocinex
Regie: *Sacha Guitry*
Drehbuch: Sacha Guitry
Dialoge: Sacha Guitry
Kamera: Pierre Montazel (Eastman Color)
Schnitt: Raymond Lamy
Musik: Jean Françaix
Ton: Jo (Jean) de Bretagne
Bauten: René Renoux
Kostüme: Monique Dumas
Produktionsleitung: Clément Duhour
Regieassistenz: François Gir
Originallaufzeit: 165 Minuten
Besetzung: Sacha Guitry (Louis XIV/Ludwig XIV.), Georges Mar-

chal (der junge Louis XIV/Ludwig XIV.), Jean Marais (Louis XV/ Ludwig XV.), Claudette Colbert (Madame de Montespan), Micheline Presle (Madame de Pompadour), Giselle Pascal (Louise de la Vallière), Lena Marconi (Marie-Antoinette/Nicole Leguay), Fernand Gravey (Molière), Jean Desailly (Marivaux), Bernard Dhéran (Beaumarchais), Jean-Claude Pascal (Axel de Fersen), Orson Welles (Benjamin Franklin), Charles Vanel (de Vergennes), Gaby Morlay (Comtesse de la Motte), Gino Cervi (Cagliostro), Jean-Jacques Delbo (Comte de la Motte), Jean-Pierre Aumont (Kardinal de Rohan), Gérard Philipe (d'Artagnan), Jean-Louis Barrault (Fénelon), Maurice Teynac (Monsieur de Montespan), Edith Piaf (eine Trikoteuse), Yves Deniaud (Bauer), Jean Tissier, Pierre Larques und André Bourvil (Museumswärter), Gaston Rey (Henri IV/Heinrich IV.), Louis Arbessier (Louis XIII/Ludwig XIII.), Jean-Louis Alibert (Le Vau), Pierre Lord (Mansart), Nicole Maurey (Madame de Fontanges), Mary Marquet (Madame de Maintenon), Liliane Bert (Armande Béjart), Georges Chamarat (La Fontaine), Samson Fainsilber (Mazarin), Jeanne Boitel (Madame de Sévigné), Olivier Mathot (Boileau), Jacques Varennes (Colbert), Gilbert Gil (Jean-Jacques Rousseau), Lucien Nat (Montesquieu), Gilbert Boka (Louis XVI/Ludwig XVI.), Jacques Berthier (Robespierre), Louis Seigner (Lavoisier), René Worms (Bassange), Jacques Morel (Böhmer), Danièle Delorme (Louison Chabray), Philippe Richard (Louis-Philippe), Michel Auclair (Jacques Damiens), *Brigitte Bardot* (Mademoiselle de Rosille, eine Kurtisane), Pauline Carton (eine Nachbarin), Jean Chevrier (Turenne), Aimé Clariond (Rivarol), Nicole Courcel (Madame de Chalis), Daniel Gélin (Jean Collinet), Jean Murat (Louvois), Jean Richard (Du Croisy), Tino Rossi (Gondoliere), Germaine Rouer (Mademoiselle Molière), Raymond Souplex (Kommissar), sowie Renée Devillers, Claude Nollier, Paul Colline, Annie Cordy, Duvaleix, Tania Fédor, Jacques François, Jeanne Fusier-Gir, Constant Rémy, Howard Vernon, Emile Drain, Gilles Quéant.

Dreharbeiten: ab 6. Juli 1953 (Außenaufnahmen in Versailles)

Verleih in der BRD: Pallas-Film

Laufzeit in der BRD: 138 Minuten

Freigabevermerk in der BRD: Originalfassung ab 16, deutsche Fassung ab 12

Verleih in Großbritannien: Mondial Films (mit Untertiteln)

Verleihstart in Großbritannien: 1960

Laufzeit in Großbritannien: 158 Minuten
Zertifikat in Großbritannien: A.

7. **Tradità**
Italien, 1954
Titel in Frankreich: *Haine, amour et trahison*
Titel in den USA: *Night of Love*
Titel in der BRD: *Verrat*
Produktion: Gaston Hakim für Flora Films (Rom)
Regie: *Mario Bonnard*
Drehbuch: Nino Novarese und Mario Bonnard (nach einer musika-
lischen Komödie von Jules Daccar)
Ausstattung: Fulvio Barsotti
Ton: Mario Morigi
Kostüme: Nino Novarese
Aufnahmeleitung: Raoul Rodi
Musik und musikalische Leitung: Jules Daccar
Gesamtleitung: Leo Cevenini und Vittorio Martino
Kamera: Tonio Delli Colli, Sergio Bergamini
Bauten: Piero Filippone
Produktionsleitung: Folco Laudati
Originallaufzeit: 98 Minuten
Besetzung: *Brigitte Bardot* (Anna), Pierre Cressoy (Franco), Lucia
Bose (Elisabeth), Giorgio Albertazzi (Enrico), Camillo Pilotto (Pfar-
rer), Henri Vidon (Leutnant Schumann), Tonio Selwart (General
Renner)
Verleih in der BRD: Unionfilm
Laufzeit in der BRD: 90 Minuten
Freigabevermerk in der BRD: ab 12
Verleih in den USA: Howco-International
Laufzeit in den USA: 93 Minuten
Verleihstart in den USA: 1960.

8. **Helen of Troy**
USA, 1954
Titel in der BRD: *Die schöne Helena/Der Untergang von Troja*
Produktion: Warner Brothers
Regie: *Robert Wise*
Drehbuch: John Twist, Hugh Gray, N. Richard Nash
Kamera: Harry Stradling (Warner Color, CinemaScope)
Schnitt: Thomas Reilly
Musik: Max Steiner

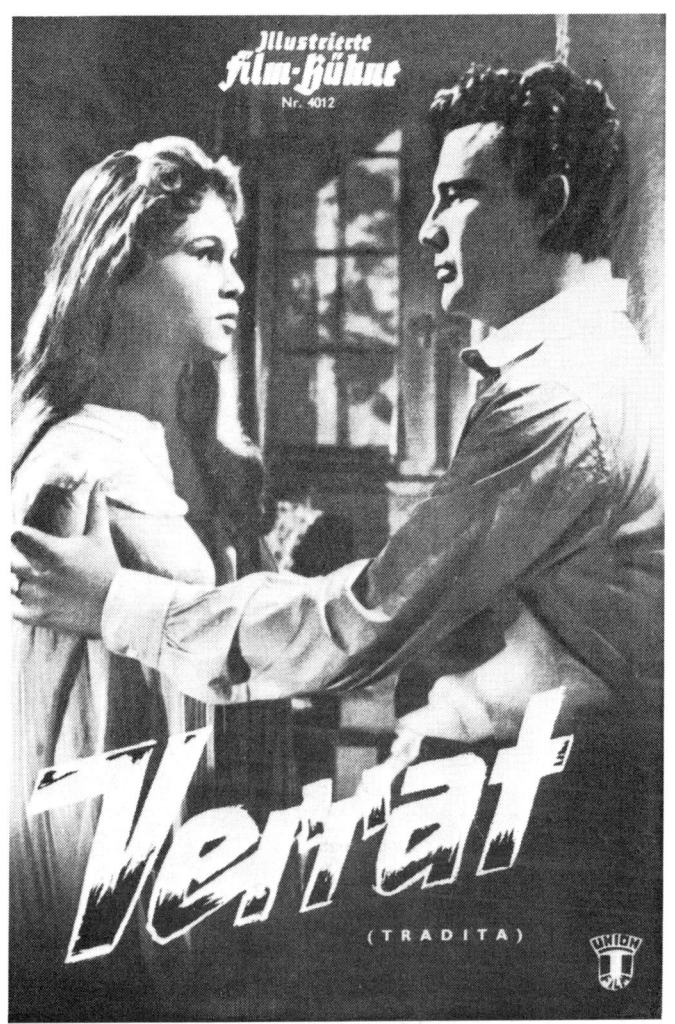

Film Nr. 7: ›Tradità‹ (1954) – Brigitte Bardot und Giorgio Albertazzi.

Ton: Charles B. Lang
Bauten: Edward Carrere
Originallaufzeit: 118 Minuten
Besetzung: Rossana Podesta (Helena), Jacques Sernas (Paris), Sir
Cedric Hardwicke (Priamus), Stanley Baker (Achilles), Niall Mac-
Ginnis (Menelaus), Robert Douglas (Agamemnon), Torin Thatcher
(Odysseus), Harry Andrews (Hector), Jeanette Scott (Kassandra),
Ronald Lewis (Aeneas), *Brigitte Bardot* (Andraste), Eduardo Cianelli
(Andros), Marc Lawrence (Diomedes), Maxwell Reed (Ajax),
Barbara Cavan (Cora), Terence Longdon (Patroclus), Patricia
Marmont (Andromache), Guido Notari (Nestor), Tonino (Tonio),
Selwart (Alephous), Georges Zavitch (Tänzer), Esmond Knight
(Hoher Priester), Nora Swinburne (Hekuba).
Dreharbeiten: ab Frühling 1954 in Rom.
Verleih in der BRD: Warner
Laufzeit in der BRD: 111 Minuten
Freigabevermerk in der BRD: ab 12
Verleih in Großbritannien: Warner Brothers
Verleihstart in Großbritannien: 1956
Laufzeit in Großbritannien: 114 Minuten
Zertifikat in Großbritannien: U.

9. **Le fils de Caroline Chérie**
Frankreich, 1954
Titel in der BRD: *Dunkelroter Venusstern*
Produktion: François Chavane für Cinéphonic/SNEG/Gaumont/
Gamma (Paris)
Regie: *Jean Devaivre*
Drehbuch: Jean Devaivre (nach einem Roman von Cécil Saint-
Laurent/deutsch: »Dunkelrot leuchtet der Venusstern«)
Kamera: Maurice Berry und Jean Lalier (Technicolor)
Schnitt: Germaine Artus
Musik: Georges Van Parys
Ton: Jean Rieul
Bauten: Jacques Krauss
Produktionsleitung: Robert Sussfeld
Originallaufzeit: 110 Minuten
Besetzung: Jean-Claude Pascal (Juan d'Arandra), Jacques Dacqmine
(Sallanches), *Brigitte Bardot* (Pilar), Magali Noël (Térèsa), Micheline
Gary (Conchita), Sophie Desmarets (Herzogin von Albuquerque),
Germaine Dermoz (Gräfin d'Arandra), Georges Descrières (Tinte-

ville), sowie Bernard Lajarrige, Daniel Ceccaldi, Alfred Adam, Robert Manuel, Marcel Perès, Maurice Escande, Sylvia Pelayo, Michel Etcheverry, Dinan, Robert Manuel, Robert Le Béal, Robert Dalban, André Dumas, David Maxwell.

Dreharbeiten: vom 24. Juni bis 5. September 1954 (Außenaufnahmen: Roussillon; Innenaufnahmen: Studios Saint-Maurice)

Premiere: 11. März 1955 (Paris)

Verleih in der BRD: Unionfilm

Laufzeit in der BRD: 108 Minuten

Freigabevermerk in der BRD: ab 18.

10. **Futures vedettes**

Frankreich, 1954/55

Titel in der BRD: *Reif auf junge Blüten*

Titel in Großbritannien: *Sweet Sixteen*

Produktion: Régie du Film/Del Duca Films

Regie: *Marc Allégret*

Drehbuch: Roger Vadim, Marc Allégret (nach dem Roman von Vicky Baum: »Eingang zur Bühne«)

Dialoge: Roger Vadim, France Roche, *Brigitte Bardot*

Kamera: Robert Juillard, Jean Lalier (Monochrome)

Schnitt: Suzanne de Troeye

Musik: Jean Wiener

Ton: Robert (Bob) Biart

Bauten: Raymond Nègre

Choreografie: Georges Reich

Produktionsleitung: Claude Ganz

Regieassistenz: P. Boursaus

Originallaufzeit: 96 Minuten

Besetzung: Jean Marais (Eric Walter), *Brigitte Bardot* (Sophie), Denise Noël (Marie), Mischa Auer (Berger), Isabelle Pia (Elis), Yves Robert (Clément), Anne Collette (Marion), Odile Rodin (Erika), Lila Kedrova (die Mutter von Sophie und Marion), Yvette Etievant (die Mutter von Elis), Edmond Beauchamp (der Vater von Elis), Georges Reich (Dick), Guy Bedos (Rudi).

Dreharbeiten: ab 10. Dezember 1954 (Innenaufnahmen: Studios Saint-Maurice, Paris)

Verleih in der BRD: Pallas-Film

Laufzeit in der BRD: 89 Minuten

Freigabevermerk in der BRD: ab 16

Verleih in Großbritannien: Gala Films (mit Untertiteln)

Laufzeit in Großbritannien: 96 Minuten
Verleihstart in Großbritannien: 1958
Zertifikat in Großbritannien: A.

11. **Doctor at Sea**
Großbritannien, 1955
Titel in der BRD: *Doktor Ahoi!*
Titel in Frankreich: *Rendez-vous à Rio*
Titel in den USA: *Doctor at Sea*
Produktion: Betty E. Box für Group Film Production/J. Arthur Rank
Regie: *Ralph Thomas*
Produktionsleitung: Earl St. John
Drehbuch: Nicholas Phipps, Jack Davies, Richard Gordon (nach einem Roman von Richard Gordon)
Kamera: Ernest Steward (Technicolor, VistaVision)
Schnitt: Frederick Wilson
Musik: Bruce Montgomery
Lied: »Je ne sais pas« von Hubert Gregg
Musikalische Leitung: Muir Mathieson
Ton: Jon W. Mitchell, Gordon K. McCallum
Bauten: Carmen Dillon
Kostüme: Joan Ellacott
Make-up: Geoffrey Rodway
Farbberatung: Joan Bridge
Regieassistenz: David Orton
Originallaufzeit: 93 Minuten
Besetzung: Dirk Bogarde (Dr. Simon Sparrow), *Brigitte Bardot* (Hélène Colbert), Brenda de Banzie (Muriel Mallet), James Robertson Justice (Captain Hogg), Maurice Denham (Easter), Michael Medwin (Trail), Hubert Gregg (Archer), James Kenney (Fellowes), Raymond Huntley (Captain Beamish) sowie Geoffrey Keen (Hornbeam), George Coulouris (Carpenter), Noël Purcell (Corbell), Jill Adams (Jill), Joan Sims, Cyril Chamberlain, Abe Barker, Toke Townley, Thomas Heathcote, Frederick Piper, Felix Felton, Stuart Sanders, Harold Kasket, Martin Benson, Ekali Sokou, Mary Laura Wood, Eugene Deckers, Joan Hickson, Michael Shepley.
Herstellung der deutschen Fassung: J. Arthur Rank Film, Synchronproduktion Hamburg-Rahlstedt; deutsches Dialogbuch: Erwin Bootz; Synchronregie: Edgar Flatau; Synchron-Ton: Friedrich Albrecht; Synchron-Schnitt: Else Wieger.
Deutsche Synchronsprecher: Sebastian Fischer (Bogarde), Ruth

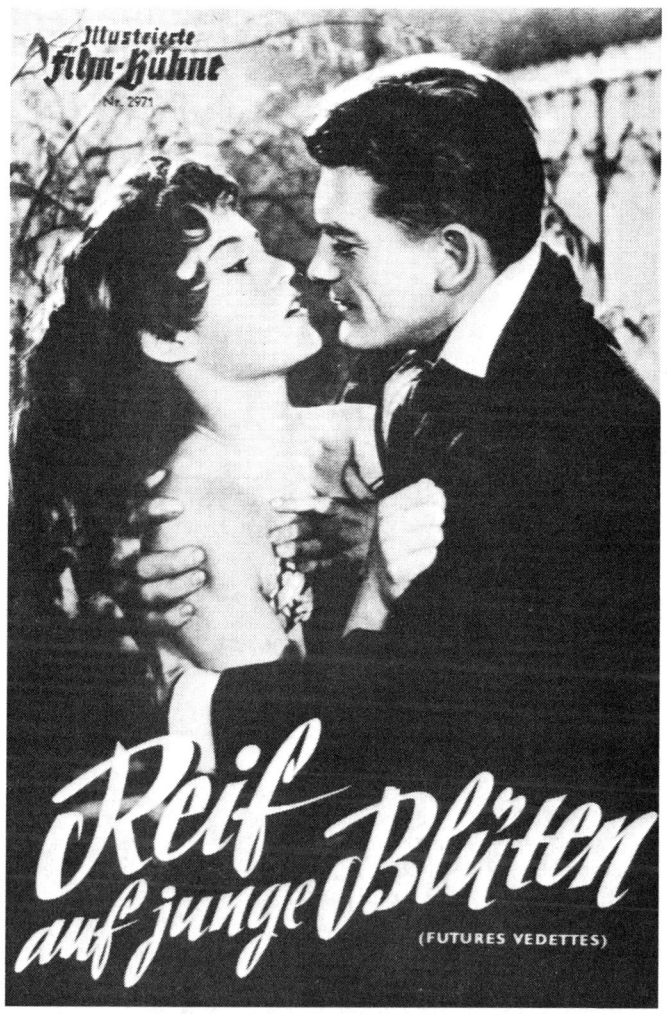

Film Nr. 10: ›Futures vedettes‹ (1955) – Brigitte Bardot und Jean Marais.

Siegmeier (Bardot), Marlene Riphahn (de Banzie), Carl Voscherau (Justice), Gert Niemitz (Denham), Werner Dahms (Medwin), Axel Monjé (Gregg), Hans Irle (Kenney), Rolf Mamero (Huntley), Hans Paetsch (Keen), Hermann Menschel (Purcell), Helmut Peine (Coulouris).
Verleih in der BRD: Rank
Laufzeit in der BRD: 94 Minuten
Freigabevermerk in der BRD: ab 12
Verleih in Großbritannien: JARFID (J. Arthur Rank Film Distributors)
Zertifikat in Großbritannien: U
Verleih in den USA: Republic Pictures
Verleihstart in den USA: 1956.

12. **Les grandes manœuvres**
Frankreich/Italien, 1955
Titel in der BRD: *Das große Manöver*
Titel in Großbritannien: *Summer Manœuvres*
Titel in den USA: *Summer Manœuvres*
Produktion: Filmsonor (Paris)/Cinedes/Rizzoli Film (Rom)
Regie: *René Clair*
Drehbuch: René Clair, Jérome Géronimi, Jean Marsan (nach einem Roman von Courteline)
Dialoge: René Clair, Jérome Géronimi, Jean Marsan
Kamera: Robert Le Fèbvre, Robert Juillard (Eastman Color)
Schnitt: Louise Hautecœur und Denise Natot
Musik: Georges Van Parys
Ton: Antoine Petitjean
Bauten: Léon Barsacq
Kostüme: Rosine Delamare
Produktionsleitung: Jacques Plante
Second-Unit-Regie: Michel Boisrond
Regieassistenz: Serge Vallin
Originallaufzeit: 109 Minuten
Verleih in der BRD: Deutsche Cosmopol und Allianz-Film
Besetzung: Michèle Morgan (Marie-Louise Rivière), Gérard Philipe (Leutnant Armand a la Verne), *Brigitte Bardot* (Lucie), Yves Robert (Félix), Simone Valère (Gisèle), Jean Desailly (Victor Duverger), Jacques François (Rodolphe), Pierre Dux (Colonel), Lise Delamare (Jeanne Duverger), Jacqueline Maillan (Juliette Duverger), Magali Noël (Thérèse, Sängerin), Catherine Anouilh (Alice, die Braut),

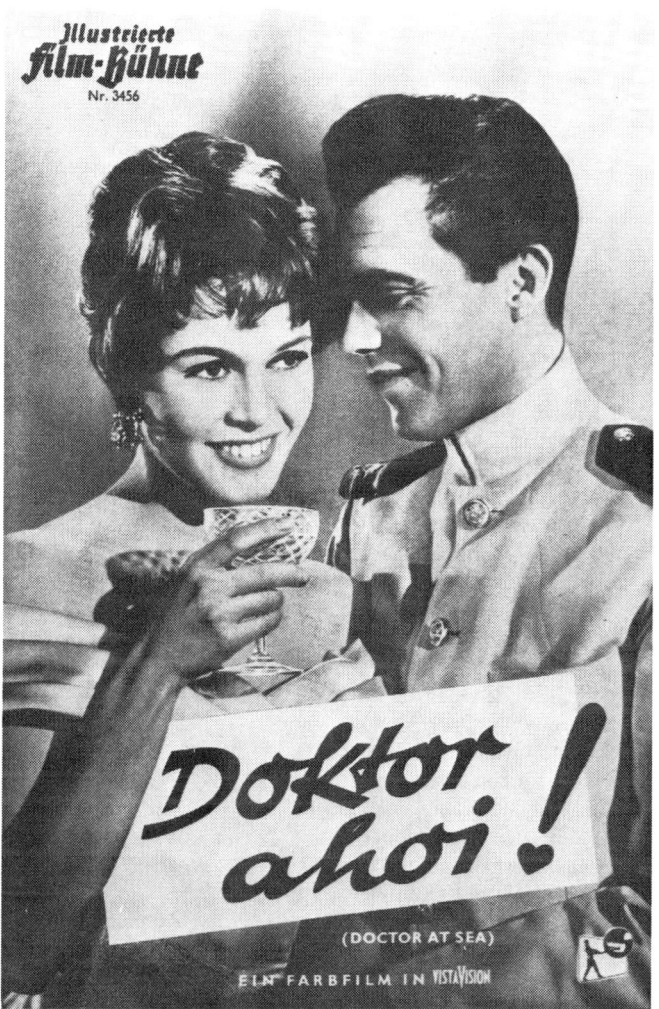

Film Nr. 11: ›Doctor at Sea‹ (1955) – Brigitte Bardot und Dirk Bogarde.

Olivier Hussenot (Präfekt), Jacques Fabbri (der Bursche von Armand), Raymond Cordy (Fotograf).
Gesamtleitung: André Daven
Dreharbeiten: 28. April bis 8. Juli 1955 (Innenaufnahmen: Studios Boulogne, Paris)
Premiere: 1955, Filmfestival Venedig
Lied: »Si Tu M'Aimais« von Georges Van Parys
Laufzeit in der BRD: 109 Minuten
Freigabevermerk in der BRD: ab 16
Verleih in Großbritannien: Films de France
Verleihstart in Großbritannien: 1956
Zertifikat in Großbritannien: A
Verleih in den USA: United Motion Picture Organisation
Verleihstart in den USA: 1956.

13. **La lumière d'en face**
Frankreich, 1955
Titel in der BRD: *Gier nach Liebe*
Titel in Großbritannien: *The Light Across the Street*
Titel in den USA: *The Light Across the Street*
Produktion: Jacques Gauthier für Entreprise Générale Cinématographique (EGC)/Fernand Rives
Regie: *Georges Lacombe*
Drehbuch: Louis Chavance, René Masson (nach einer Erzählung von Jean-Claude Aurel)
Dialoge: René Lefèbvre
Kamera: Louis Page (Monochrome)
Schnitt: Raymond Leboursier
Musik: Norbert Glanzberg
Ton: Antoine Archimbaud
Bauten: Alexandre Trauner
Produktionsleitung: Fred Surin
Originallaufzeit: 100 Minuten
Besetzung: *Brigitte Bardot* (Olivia Marceau), Raymond Pellegrin (Georges Marceau), Roger Pigaut (Pietri), Claude Romain (Barbette), Guy Pierraud (Antoine), Lucien Hubert (Gaspard), Berval (Albert), Hennery (Ernest), Jean Debucourt (Arzt), sowie Jacques Gauthier und Christine Gouze-Renal.
Dreharbeiten: ab 11. Juli 1955; Außenaufnahmen: Saint-Jean, Cap Ferrat, Col d'Eze und Nizza; Innenaufnahmen: Studios de la Victorine (Nizza).

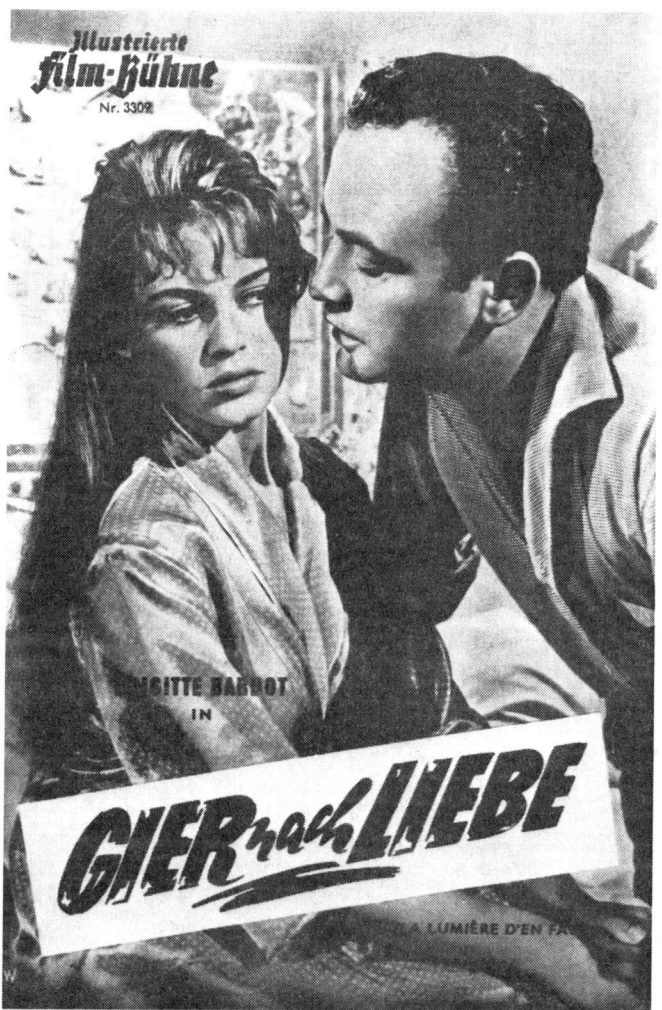

Film Nr. 13: ›La lumière d'en face‹ *(1955) – Brigitte Bardot und Raymond Pellegrin.*

Deutsche Fassung: Hans Grimm-Film München; Dialogbuch: Edith
Schultze-Westrum; Dialogregie: Hans Grimm
Verleih in der BRD: Constantin-Film
Laufzeit in der BRD: 94 Minuten
Freigabevermerk in der BRD: ab 18
Verleih in Großbritannien (mit Untertiteln): Miracle Films
Laufzeit in Großbritannien: 97 Minuten
Verleihstart in Großbritannien: 1956
Zertifikat in Großbritannien: X
Verleih in den USA: United Motion Picture Corporation
Laufzeit in den USA: 98 Minuten.

14. **Cette sacrée gamine/Mademoiselle Pigalle**
Frankreich, 1955
Titel in der BRD: *Pariser Luft/Montmartre*
Titel in Großbritannien/USA: *Mam'zelle Pigalle*
Produktion: Lutétia/SLPF/Sonodis/SELB (Paris)
Regie: *Michel Boisrond*
Drehbuch: Roger Vadim, Michel Boisrond (nach einer Idee von Jean
Périne)
Dialoge: Roger Vadim, Michel Boisrond
Schnitt: Jacques Mavel
Musik: Hubert Rostaing, Henri Crolla
Ton: Norbert Gernolle
Bauten: Jacques Chalvet
Choreographie: Georges Reich
Produktionsleiter: Georges Sénamaud
Regieassistenz: Jean Poitrenaud
Originallaufzeit: 86 Minuten
Besetzung: *Brigitte Bardot* (Brigitte Latour), Jean Bretonnière (Jean
Cléry), Bernard Lancret (Paul Latour), Mischa Auer (Igor, Ballett-
meister), Raymond Bussières (Jérôme), Darry Cowl (Mann mit
Koffer), Françoise Fabian (Dr. Lili Villedieu), Lucien Raillebourg
(Inspektor Dupuis), Marcel Charvey (Louis Dubreuil).
Kamera: Joseph (Jo) Brun und Robert Schneider (Eastman Color,
CinemaScope)
Chansons: Henri Crolla, Hubert Rostaing und René Denoncin
Dreharbeiten: ab 6. September 1955 (Innenaufnahmen: Franstudio,
Studios Saint-Maurice)
Verleih in der BRD: Pallas-Film
Laufzeit in der BRD: 84 Minuten

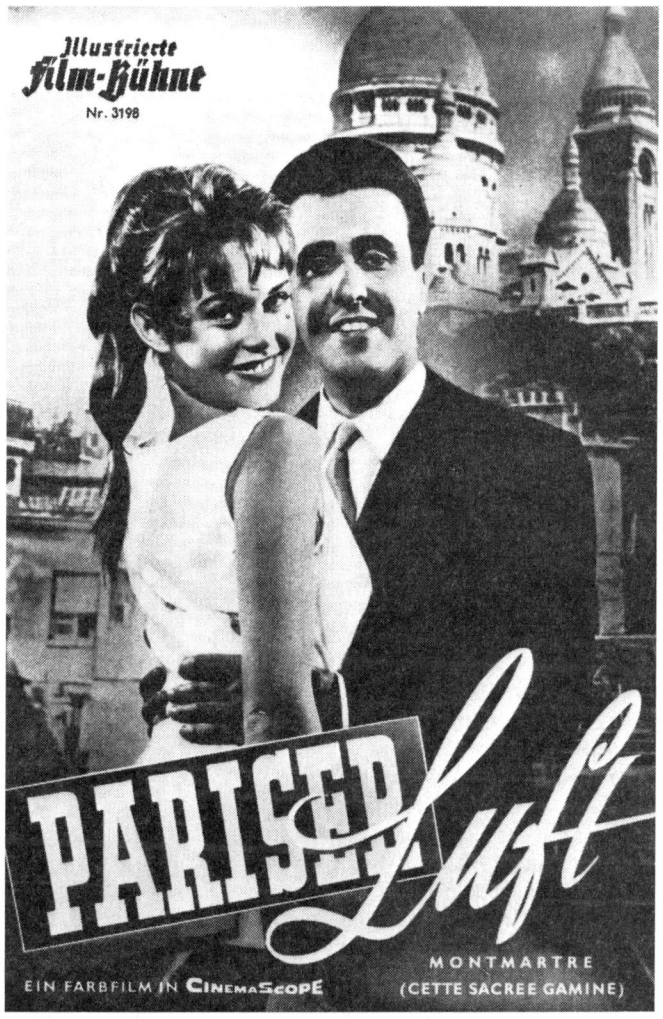

Film Nr. 14: ›Cette sacrée gamine‹ (1955): Brigitte Bardot und Jean Breton-nière.

Freigabevermerk in der BRD: ab 12
Laufzeit in Großbritannien: 86 Minuten
Verleih in Großbritannien (mit Untertiteln): Films de France
Verleihstart in Großbritannien: 1957
Zertifikat in Großbritannien: U
Laufzeit in Großbritannien: 77 Minuten
Verleih in den USA: Films-Around-the-World.

15. **Mio figlio Nerono/Il mio figlio Nerone**
Italien/Frankreich, 1956
Titel in Frankreich: *Les Week-ends de Néron*
Titel in der BRD: *Nero's tolle Nächte/Zustände wie im alten Rom*
Titel in Großbritannien: *Nero's Weekend*
Produktion: Titanus-Vides (Rom)/Les Films Marceau (Paris)
Regie: *Steno* (Stefano Vanzina)
Drehbuch: Rodolfo Sonego, Alessandro Continenza, Diego Fabbri,
Ugo Guerra (nach einer Erzählung von Stefano Vanzina)
Kamera: Mario Bava (Eastman Color, CinemaScope)
Musik: A. F. Lavagnino
Bauten: Pietro Filippone
Produktionsleitung: Franco Cristaldi
Kostüme: Veniero Colasanti
Ton: Mario Messina
Besetzung: Alberto Sordi (Nero), Gloria Swanson (Agrippina),
Vittorio De Sica (Seneca), *Brigitte Bardot* (Poppea), Giorgia Moll
(Lydia), Cicco Barbi (Anicetus), Mario Carotenuto (Creperius),
Mino Doro (Corbulo), Maria Pellegrini (Acceronis), Furlanetto
(Segimarius).
Originallaufzeit: 105 Minuten
Dreharbeiten: 1956 in Rom
Verleih in der BRD: Union-Film
Laufzeit in der BRD: 88 Minuten
Freigabevermerk in der BRD: ab 16
Verleih in Großbritannien (mit Untertiteln): Gala Films
Verleihstart in Großbritannien: 1957
Laufzeit in Großbritannien: 90 Minuten
Zertifikat in Großbritannien: A.

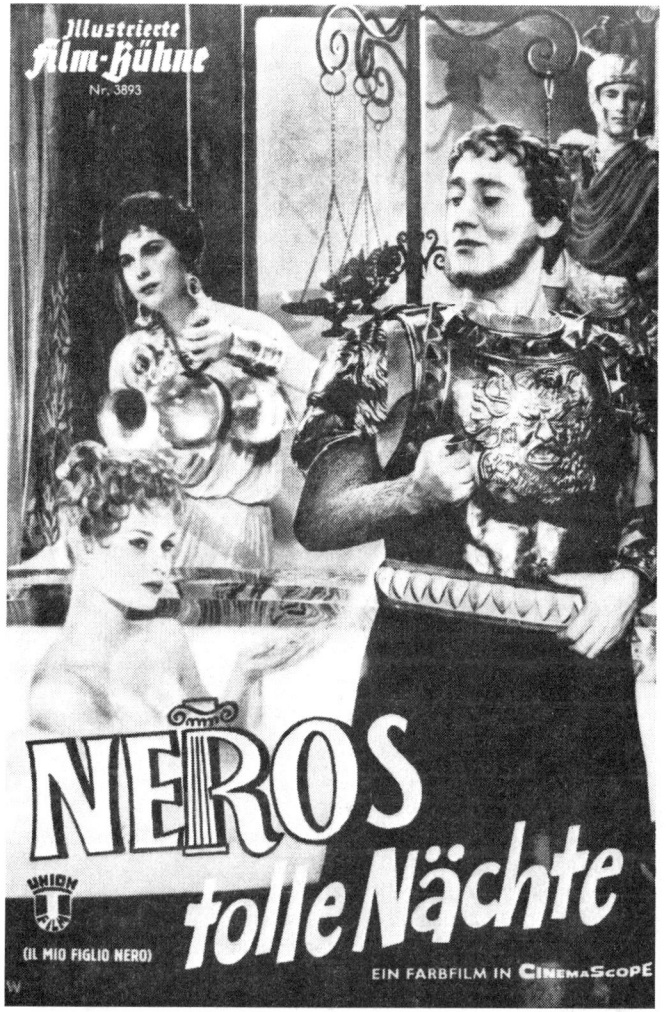

Film Nr. 15: ›Mio figlio Nerone/Les Week-ends de Néron‹ (1956): Brigitte Bardot und Alberto Sordi.

16. **En effeuillant la marguerite**
Frankreich, 1956
Titel in der BRD: *Das Gänseblümchen wird entblättert*
Titel in Großbritannien: *Mam'selle Striptease*
Titel in den USA: *Please Mr. Balzac*
Produktion: Pierre Schwab für Les Films EGE/Hoche Productions
Regie: *Marc Allégret*
Drehbuch: Roger Vadim, Marc Allégret (nach einer Idee von William Benjamin)
Dialoge: Roger Vadim
Kamera: Louis Page (Monochrome)
Schnitt: Suzanne de Troeye
Musik: Paul Misraki
Ton: Jacques Carrère
Bauten: Alexandre Trauner, Auguste Capelier
Produktionsleitung: Claude Ganz
Herstellungsleitung: Raymond Eger
Originallaufzeit: 101 Minuten
Besetzung: *Brigitte Bardot* (Agnès Dumont), Daniel Gélin (Daniel), Robert Hirsch (Roger), Darry Cowl (Hubert Dumont), Jacques Dumesnil (General Dumont), Nadine Tallier (Magali), Luciana Paoluzzi (Sophie), Mischa Auer (Taxifahrer), sowie Jacques Bouillaud, Mauricet, Gabrielle Fontan, Georges Chamarat, Anne Colette, Jacques Fervil, Jacques Jouanneau, Madeleine Barbulée, Yves-Marie Maurin, Françoise Arnoul.
Dreharbeiten: ab 13. Februar 1956 in den Studios Eclair (Paris).
Premiere: 5. Oktober 1956 (Paris).
Verleih in der BRD: Pallas
Deutsche Dialoge: Paula Lepa
Deutsche Dialogregie: Manfred R. Köhler
Laufzeit in der BRD: 101 Minuten
Freigabevermerk in der BRD: ab 18
Laufzeit in Großbritannien: 100 Minuten
Verleih in Großbritannien (mit Untertiteln): Miracle Films
Verleihstart in Großbritannien: 1956
Zweiter Verleihstart in Großbritannien: 1962
Laufzeit beim zweiten Verleihstart in Großbritannien: 94 Minuten
Zertifikat in Großbritannien: A
Verleih in den USA: Distributors' Corporation of America
Verleihstart in den USA: 1957.

206

17. ...et Dieu créa la femme

Frankreich/Italien, 1956

Titel in Italien: *Piace a troppi*

Titel in der BRD: *Und immer lockt das Weib*

Titel in Großbritannien: *And Woman... Was Created/And God Created Woman*

Titel in den USA: *And God Created Woman*

Produktion: Raoul J. Lévy für Iéna/Cocinor/UCIL/Cocinex

Regie: *Roger Vadim*

Drehbuch: Roger Vadim, Raoul J. Lévy

Adaptation der Dialoge: Roger Vadim

Kamera: Armand Thirard (Eastman Color, CinemaScope)

Schnitt: Victoria Mercanton

Musik: Paul Misraki

Ton: Pierre-Louis Calvet

Bauten: Jean André

Produktionsleitung: Claude Ganz

Regieassistenz: Paul Feyder, Pierre Boursaus

Standfotografien: Léo Mirkine

Originallaufzeit: 95 Minuten

Besetzung: *Brigitte Bardot* (Juliette Hardy), Curd Jürgens (Eric Carradine), Jean-Louis Trintignant (Michel Tardieu), Christian Marquand (Antoine Tardieu), Georges Poujouly (Christian Tardieu), Jeanne Marken (Madame Morin), Isabelle Corey (Lucienne), Jean Lefèbvre (René), Philippe Grenier (Perri), Jacqueline Ventura (Madame Vigier-Lefranc), Jean Tissier (Monsieur Vigier-Lefranc), Jany Mourey (schöne Frau), Marie Glory (Madame Tardieu), Jacques Giron (Roger), Paul Faivre (Monsieur Morin), Leopoldo Frances (Tänzer), Toscano (René), sowie Claude Vega.

Make-up: Arakellian

Produktionsüberwachung: Jacqueline Cabuis

Dreharbeiten: von 23. April 1956; Außenaufnahmen: Saint-Tropéz; Innenaufnahmen: Studios La Victorine (Nizza).

Premiere: 28. November 1956 (Paris).

Verleih in der BRD: Columbia

Laufzeit in der BRD: 89 Minuten

Freigabevermerk in der BRD: ab 18

Laufzeit in Großbritannien: 91 Minuten

Verleih in Großbritannien (mit Untertiteln): Miracle Films

Zertifikat in Großbritannien: X

Erster Verleihstart in Großbritannien: 1957
Zweiter Verleihstart in Großbritannien: 1967 (Titel: *And God Created Woman;* Laufzeit: 93 Minuten)
Laufzeit in den USA: 92 Minuten
Verleih in den USA: Kingsley International
Verleihstart in den USA: 1957.

18. **La mariée est trop belle**
Frankreich, 1956
Titel in der BRD: *Die Braut war viel zu schön*
Titel in Großbritannien: *The Bride is Too Beautiful*
Titel in den USA: *The Bride is Much Too Beautiful*
Produktion: Christine Gouze-Renal für Production Général de Films/SN Pathé-Cinéma
Regie: *Pierre Gaspard-Huit*
Drehbuch: Philippe Agostini und Juliette Saint-Giniez (nach einem Roman von Odette Joyeux)
Dialoge: Odette Joyeux
Kamera: Louis Page (Monochrome)
Schnitt: Louisette Hautecœur
Bauten: Jean d'Eaubonne und Pierre Duquesne
Musik: Norbert Glanzberg
Ton: Antoine Archimbaud
Produktionsleitung: Fred Surin
Regieassistenz: P. Lary und Serge Vallin
Originallaufzeit: 95 Minuten
Besetzung: *Brigitte Bardot* (Chouchou), Micheline Presle (Judith), Louis Jourdan (Michel), Jean-François Calvé (Patrice), Marcel Amont (Toni), Roger Dumas (Marc), Madeleine Lambert (Tante Anges), Marcelle Arnold (Madame Victoire), Colette Régis (Tante Yvonne), Roger Tréville (Designy), Nicole Guden (Juliette).
Dreharbeiten: ab 15. Juli 1956 in den Studios Paris und ab 6. August 1956 in den Studios Boulogne.
Verleih in der BRD: NF
Laufzeit in der BRD: 92 Minuten
Freigabevermerk in der BRD: ab 18
Laufzeit in Großbritannien: 93 Minuten
Verleih in Großbritannien (mit Untertiteln): Renown Pictures
Zertifikat in Großbritannien: A
Laufzeit in den USA: 90 Minuten
Verleih in den USA: Ellis-Lax Films

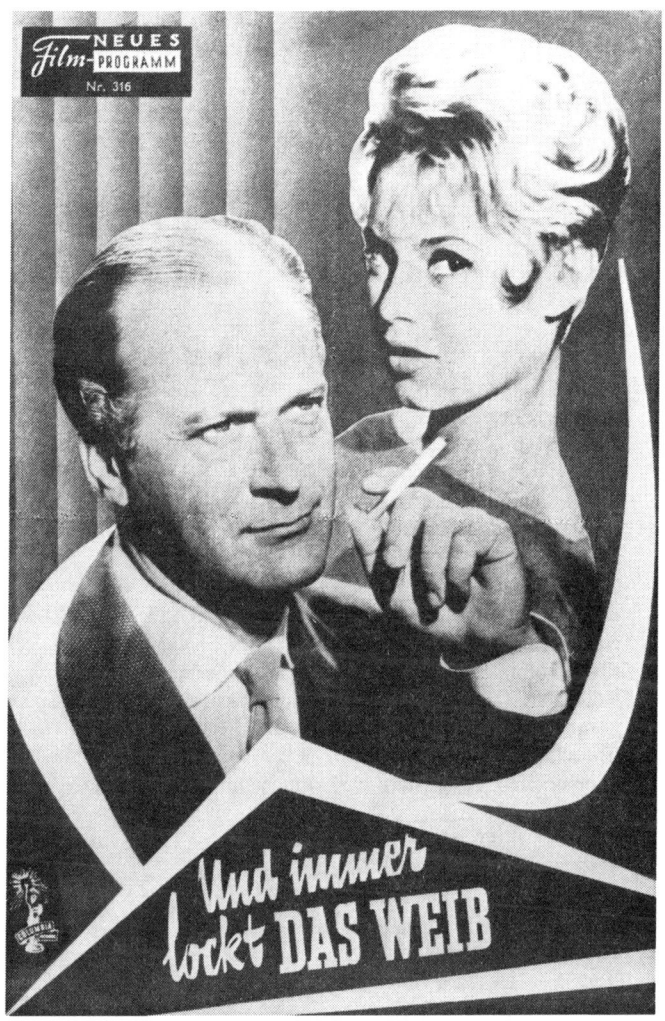

Film Nr. 17 bringt durchschlagenden Erfolg: ›... et Dieu créa la femme/Piace a troppi‹ (1956): Brigitte Bardot und Curd Jürgens.

Verleihstart in Großbritannien: 1957
Verleihstart in den USA: 1958.

19. **Une Parisienne**

Frankreich/Italien, 1957
Titel in der BRD: *Die Pariserin*
Titel in Großbritannien: *Parisienne*
Produktion: Francis Cosne für Les Films Ariane (Paris)/Cinétel (Paris)/Filmsonor (Paris)/Rizzoli Film (Rom)
Regie: *Michel Boisrond*
Drehbuch: Annette Wademant, Jean Aurel, Jacques Emmanuel und Michel Boisrond
Dialoge: Annette Wademant
Kamera: Marcel Grignon (Eastman Color, Technicolor)
Schnitt: Claudine Bouché
Bauten: Jean André
Musik: Henri Crolla, Hubert Rostaing und André Hodeir
Ton: Antoine Petitjean
Produktionsleitung: Francis Cosne
Regieassistenz: Jacques Poitrenaud
Masken: Odette, Pierre Berroyer
Originallaufzeit: 86 Minuten
Besetzung: *Brigitte Bardot* (Brigitte Laurier), Henri Vidal (Kabinettchef Michel Legrand), Charles Boyer (Prinz Charles), André Luguet (Premierminister Laurier), Nadia Gray (Königin Greta), Noël Roquevert (Herblay, der Führer der Oppositionspartei), Claire Maurier (Caroline), Madeleine Lebeau (Monique), Robert Pizani (Botschafter), Guy Tréjean (Colonel), Marcel Pérès (General).
Dreharbeiten: ab 8. März 1957 (Innenaufnahmen. Studios Billancourt)
Premiere: 16. Dezember 1957
Verleih in der BRD: Pallas-Film
Laufzeit in der BRD: 86 Minuten
Freigabevermerk in der BRD: ab 16
Laufzeit in Großbritannien: 87 Minuten
Verleih in Großbritannien (mit Untertiteln): International Films/Rank Film Distributors
Zertifikat in Großbritannien: A
Laufzeit in den USA: 85 Minuten
Verleih in den USA: Lopert Films
Verleihstart in Großbritannien: 1959

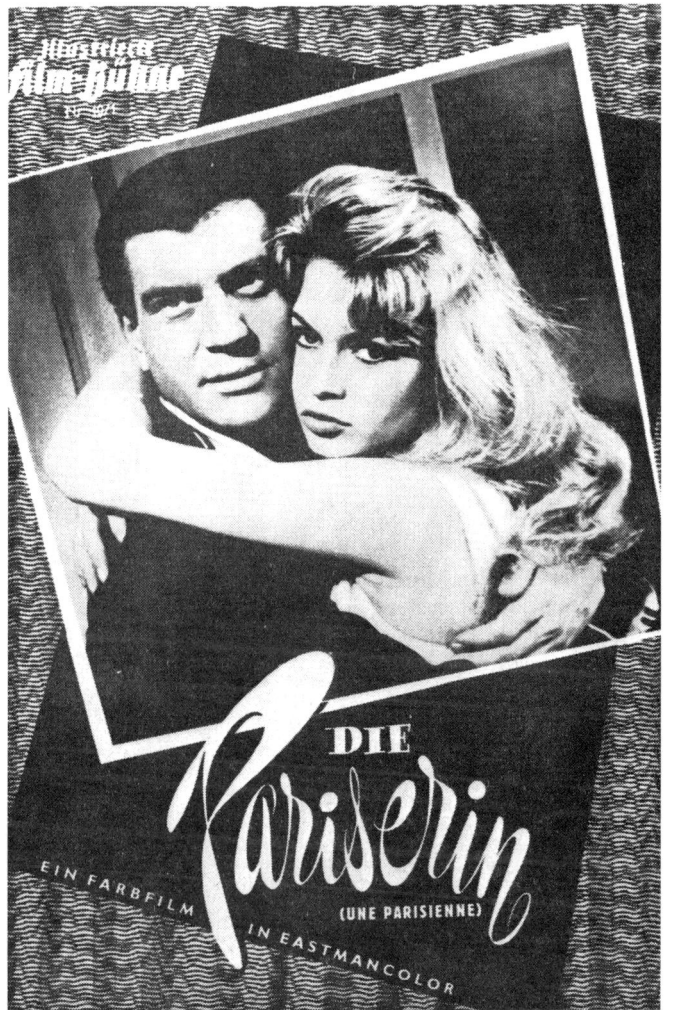

Film Nr. 19: ›Une parisienne‹ (1957): Brigitte Bardot und Henry Vidal.

Verleihstart in den USA: 1958.

20. **Les bijoutiers du clair de lune**

Frankreich/Italien, 1957

Titel in der BRD: *In ihreh Augen ist immer Nacht*

Titel in Großbritannien: *Heaven Fell That Night*

Titel in den USA: *The Night Heaven Fell*

Produktion: Raoul J. Lévy für Ièna Productions (Paris)/UCIL (Paris)/CEIAP (Rom)

Regie: *Roger Vadim*

Drehbuch: Roger Vadim und Peter Viertel (nach einem Roman von Albert Vidalie)

Filmische Bearbeitung: Roger Vadim, Maurice Aubergé, Jacques Rémy

Kamera: Armand Thirard (Eastman-Color, CinemaScope)

Schnitt: Victoria Mercanton

Bauten: Jean André

Musik: Georges Auric

Ton: Robert Biard

Produktionsleitung: Roger Debelmas

Originallaufzeit: 95 Minuten

Besetzung: *Brigitte Bardot* (Ursula Desfontaines), Alida Valli (Tante Florentine), Stephen Boyd (Lambert), Pépé Nieto (Graf Ribera), Maruchi Fresno (Conchita), Adriano Dominguez (Fernando), José Marco Davo (Polizeichef), Antonio Vico (Chauffeur des Grafen Ribera).

Dreharbeiten: ab 18. Juni 1957 (Außenaufnahmen: Spanien)

Premiere: 16. April 1958 (Paris)

Verleih in der BRD: Columbia und Constantin-Film

Laufzeit in der BRD: 90 Minuten

Laufzeit in Großbritannien: 90 Minuten

Laufzeit in den USA: 90 Minuten

Verleih in Großbritannien: Columbia Pictures

Verleih in den USA: Kingsley International

Freigabevermerk in der BRD: ab 18

Zertifikat in Großbritannien: X

Verleihstart in Großbritannien: 1958.

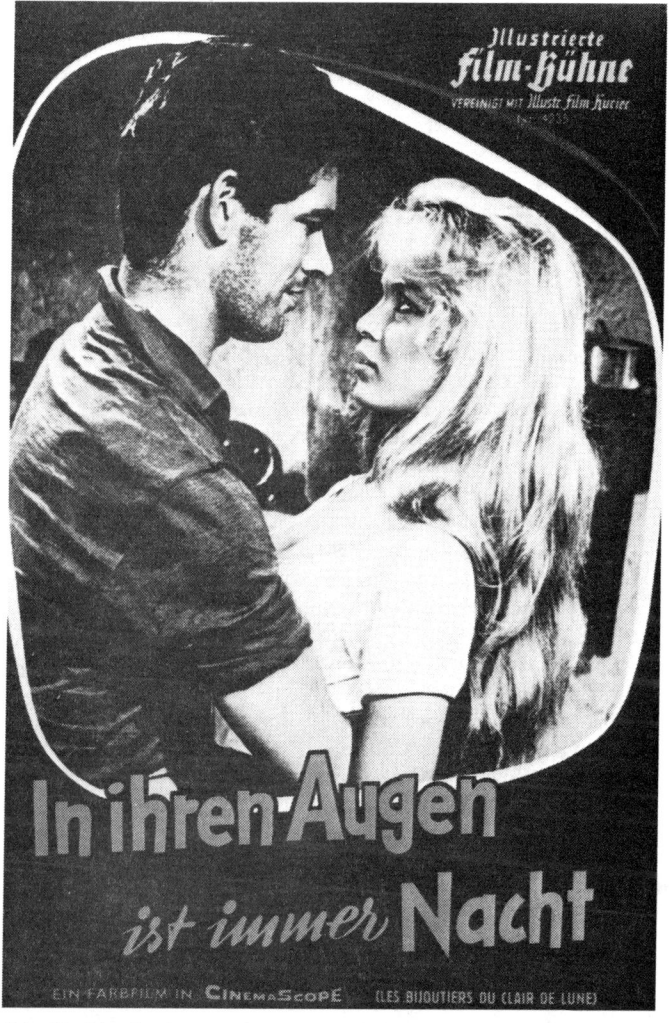

Film Nr. 20: ›Les bijoutiers du clair de lune‹ (1957): Brigitte Bardot und Stephen Boyd.

21. En cas de malheur

Frankreich/Italien, 1957/58
Titel in der BRD: *Mit den Waffen einer Frau*
Titel in Großbritannien: *Love Is My Profession*
Titel in den USA: *Love Is My Profession*
Produktion: Raoul J. Lévy für Iéna/UCIL (Paris)/CEI/Incom (Rom)
Regie: *Claude Autant-Lara*
Drehbuch: Jean Aurenche und Pierre Bost (nach einem Roman von
Georges Simenon); Dialoge: Jean Aurenche, Pierre Bost
Kamera: Jacques Natteau (Monochrome)
Dekorationen: Max Douy
Ton: René C. Forget
Schnitt: Madeleine Gug
Musik: René Cloërec
Produktionsleitung: Roger Delbemas, Yves Laplanche
Regieassistenz: Ghislaine Auboin-Autant-Lara, Michel Pazin
Originallaufzeit: 125 Minuten
Besetzung: Jean Gabin (Maitre André Gobillot), *Brigitte Bardot*
(Yvette Maudet), Edwige Feuillère (Viviane Gobillot), Nicole Berger
(Jeannine), Franco Interlenghi (Mazetti), Julien Bertheau (Der Kom-
missar), Mathilde Casadesus (Anna), Madeleine Barbulée (Borde-
nave), Jacques Clancy (Duret), Annick Allières (Noémie), Gabrielle
Fontan (die Flickerin), Claude Magnier (Gaston).
Dreharbeiten: ab 4. November 1957 (Innenaufnahmen: Studios Join-
ville; Außenaufnahmen: Paris)
Deutsche Bearbeitung: Aura-Film, Berlin
Deutsche Dialogregie: Conrad von Molo
Britische Untertitel: Mai Harris
Verleih in der BRD: Columbia
Laufzeit in der BRD: 101 Minuten
Deutsche Erstaufführung: 17. 1. 1959
Laufzeit in Großbritannien: 105 Minuten
Verleih in Großbritannien: Miracle Films
Laufzeit in den USA: 111 Minuten
Verleih in den USA: Kingsley International
Verleih in Frankreich: Cinédis
Freigabevermerk in der BRD: ab 18
Verleihstart in Großbritannien: 1958
Zertifikat in Großbritannien: X.

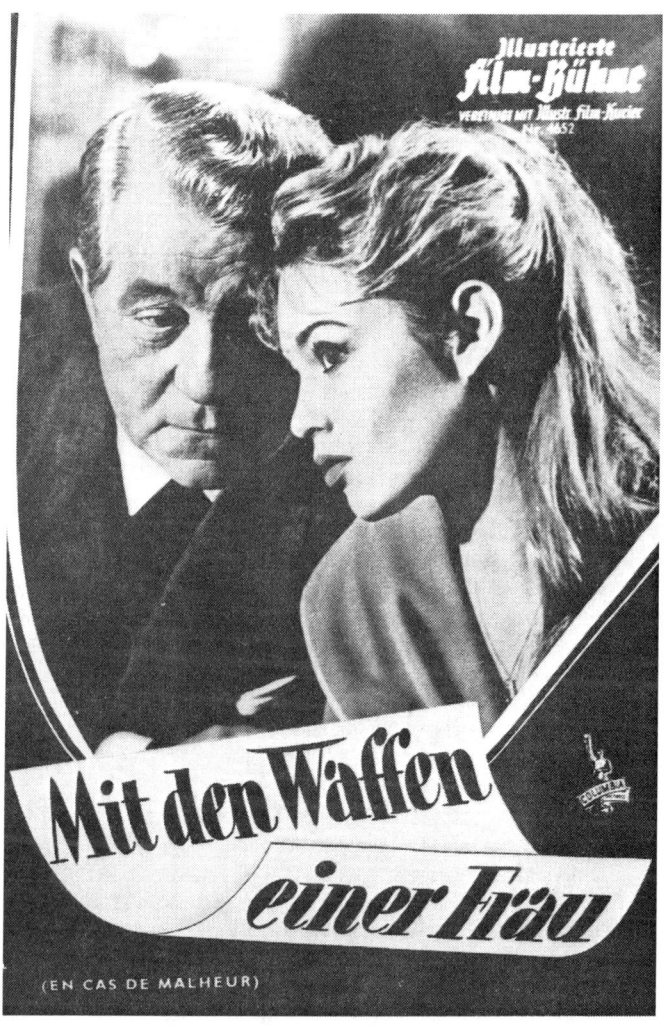

Film Nr. 21: ›En cas de malheur‹ (1957): Brigitte Bardot und Jean Gabin.

22. **La femme et le pantin**
Frankreich/Italien, 1958
Titel in der BRD: *Ein Weib wie der Satan*
Titel in Großbritannien: *A Woman Like Satan*
Titel in den USA: *The Female*
Produktion: Christine Gouze-Renal für PRO-GE-FI/Société nou-velle/SN Pathé-Cinéma/Gray-Film (Paris)/DEAR-Films (Rom)
Regie: *Julien Duvivier*
Drehbuch: Jean Aurenche, Julien Duvivier, Marcel Achard und Albert Valentin (nach einem Roman von Pierre Louys)
Dialoge: Marcel Achard
Kamera Roger Hubert (Technicolor, Dyaliscope)
Ton William Robert Sivel
Schnitt: Jacqueline Sadoul-Douarinou
Bauten: Georges Wakhévitch
Masken: Anatole Paris
Produktionsleitung: Fred Surin
Musik: Jean Wiener und José Rocca
Originallaufzeit: 101 Minuten
Besetzung: *Brigitte Bardot* (Eva), Antonio Vilar (Don Matéo Diaz), Españita Cortez (Maria-Térésa), Michel Roux (Albert), Lila Kedrova (Manuela), Jacques Mauclair (Stanislas Marchand), Dario Moreno (Arabadjian), Jess Hahn (Sydney), Claude Goddard (Mercédès), Germaine Michel (Dame im Auto), Rivers Cadet (Mann im Auto).
Verleih in der BRD: Constantin-Film
Laufzeit in der BRD: 92 Minuten
Freigabevermerk in der BRD: ab 18
Deutsche Erstaufführung: 10. 2. 1959
Dreharbeiten: ab 8. April 1958 (Außenaufnahmen in Spanien und der Camargue; Innenaufnahmen: Studios Boulogne, Paris)
Premiere: 13. Februar 1959
Verleih in Großbritannien: United Artists (Synchronfassung)
Verleihstart in Großbritannien: 1960
Laufzeit in Großbritannien: 90 bzw. 85 Minuten
Zertifikat in Großbritannien: X
Verleih in den USA: Lopert Films/United Artists
Laufzeit in den USA: 86 Minuten
Verleihstart in den USA: 1960 (in CinemaScope und Technicolor).

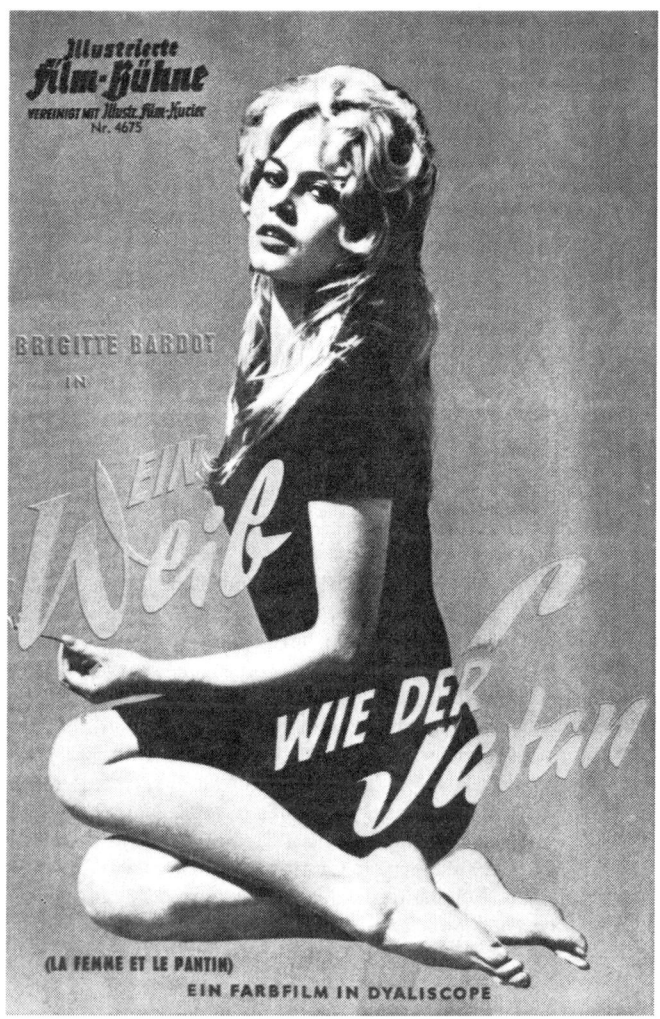

Film Nr. 22: ›La femme et le pantin‹ (1958).

23. **Babette s'en va-t-en guerre**
Frankreich, 1959
Titel in der BRD: *Babette zieht in den Krieg*
Titel in Großbritannien: *Babette Goes to War*
Titel in den USA: *Babette Goes to War*
Produktion: Raoul J. Lévy für Ièna/Les Films Ariane (Paris)
Regie: *Christian-Jacque*
Drehbuch: Raoul J. Lévy, Gérard Oury, Jean Ferry, Jacques
Emmanuel (nach einer Filmnovelle von Raoul J. Lévy und Gérard
Oury)
Adaptation: Jean Ferry, Jacques Emmanuel
Dialoge: Michel Audiard
Kamera: Armand Thirard (Eastman Color, CinemaScope)
Schnitt: Jacques Desagneaux
Bauten: Jean André
Musik: Gilbert Bécaud
Ton: William Robert Sivel
Produktionsleitung: Louis Wipf
Herstellungsleitung: Roger Debelmas
Originallaufzeit: 103 Minuten
Dreharbeiten: ab 14. Januar 1959; Außenaufnahmen: London;
Innenaufnahmen: Studios Joinville (Paris)
Besetzung: *Brigitte Bardot* (Babette), Jacques Charrier (Leutnant
Gérard), Hannes Messemer (General von Arenberg), Yves Vincent
(Hauptmann d'Arcy), Ronald Howard (Major Fitzpatrick), Francis
Blanche (Obersturmführer Schulz), René Havard (Louis), Jacques
Hilling (Captain), Alain Bouvette (Emile), Charles Bouillaud
(Pierrot), Max Elloy (Firmin), Pierre Bertin (de Crézy, der Herzog),
Viviane Gosset (die Herzogin), Mona Goya (Madame Fernande),
Noël Roquevert (Gustave), Michael Cramer (Leutnant Heinrich),
Françoise Belin (Mado), Jean Carmet (Antoine), Robert Berri (Ser-
geant Bill), Roland Bartrop (Bote).
Deutsche Synchronisation: Aura Film, Berlin
Dialogregie (deutsch): Conrad von Molo
Verleih in der BRD: Columbia Pictures
Laufzeit in der BRD: 105 Minuten
Freigabevermerk in der BRD: ab 16
Weltpremiere: 18. September 1959 (Paris)
Deutsche Erstaufführung: 2. 10. 1959
Verleih in Großbritannien: Columbia Pictures

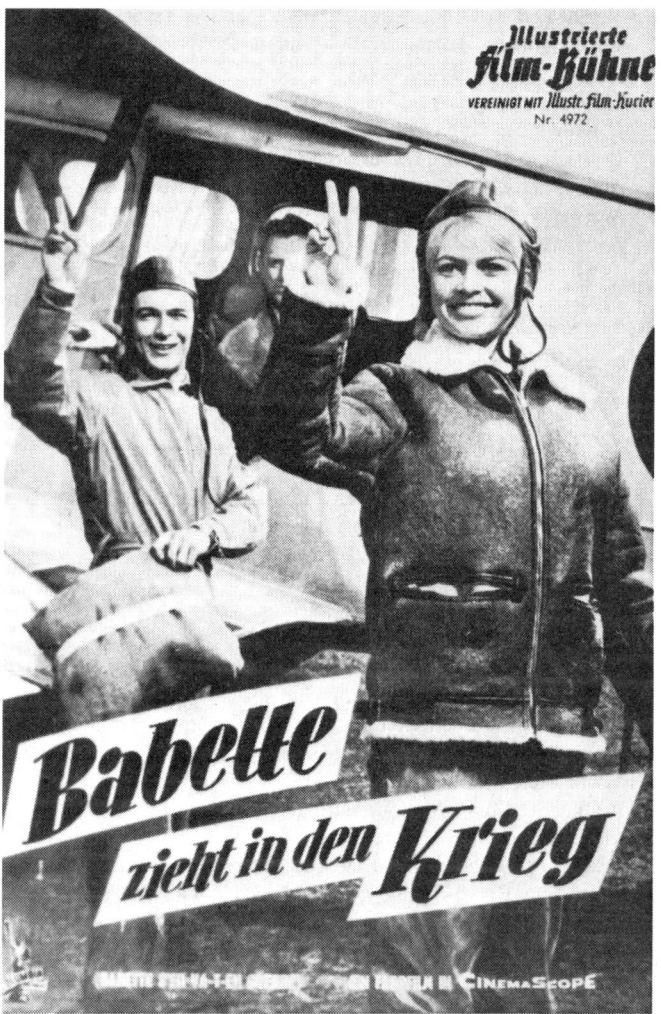

Film Nr. 23: › Babette s'en va-t-en guerre‹ (1959): Brigitte Bardot und Jacques Charrier.

Verleihstart in Großbritannien: 11. Januar 1960 (synchr. Fassung)
Laufzeit in Großbritannien: 98 Minuten
Zertifikat in Großbritannien: A
Laufzeit in den USA: 103 Minuten
Verleih in den USA: Columbia Pictures
Deutsche Synchronsprecher: Margot Leonhard (Bardot), Eckhardt
Dux (Charrier), Axel Monjé (Vincent), Georg Kassube (Howard),
Werner Peters (Blanche), Hans Weisbach (Bertin), Ursula Krieg
(Gosset). Hannes Messemer und Michael Cramer synchronisierten
sich selbst.

24. **Voulez-vous danser avec moi?**

Frankreich/Italien, 1959
Titel in der BRD: *Wollen Sie mit mir tanzen?*
Titel in Großbritannien und den USA: *Come Dance With Me*
Produktion: Francis Cosne für Francos Films (Paris)/Vides Films
(Rom)
Regie: *Michel Boisrond*
Drehbuch: Annette Wademant, Louis C. Thomas, Gérard Oury,
Jean-Charles Tacchella, Michel Boisrond, Francis Cosne (nach dem
Roman »The Blonde Died Dancing« von Kelley Roos)
Dialoge: Annette Wademant
Kamera: Robert Lefèbvre (Technicolor)
Schnitt: Claudine Bouché
Bauten: Jean André
Musik: Henri Crolla und André Hodeir
Ton: William Robert Sivel
Regieassistenz: Jacques Poitrenaud
Kameraführung: Delpuech
Aufnahmeleitung: Maurice Hartwig
Originallaufzeit: 91 Minuten
Besetzung: *Brigitte Bardot* (Virginie Decauville-Lachenée), Henri
Vidal (Dr. Hervé Dandier), Dawn Addams (Anita Flores), Noël
Roquevert (Albert Decauville-Lachenée), Dario Moreno (Flores),
Philippe Nicaud (Daniel), Paul Frankeur (Kriminalkommissar Mar-
chal), Serge Gainsbourg (Léon), Pascal Mazotti (Barmann), François
Chaumette (Kriminalassistent), Maria Pacôme (Hélène), Joyce
Johnson (Daisy), sowie Georges Descrières, Madeleine Beruber und
M. T. Orain.
Dreharbeiten: ab 15. Juli 1959 (Innenaufnahmen: Studios La Victo-
rine, Nizza)

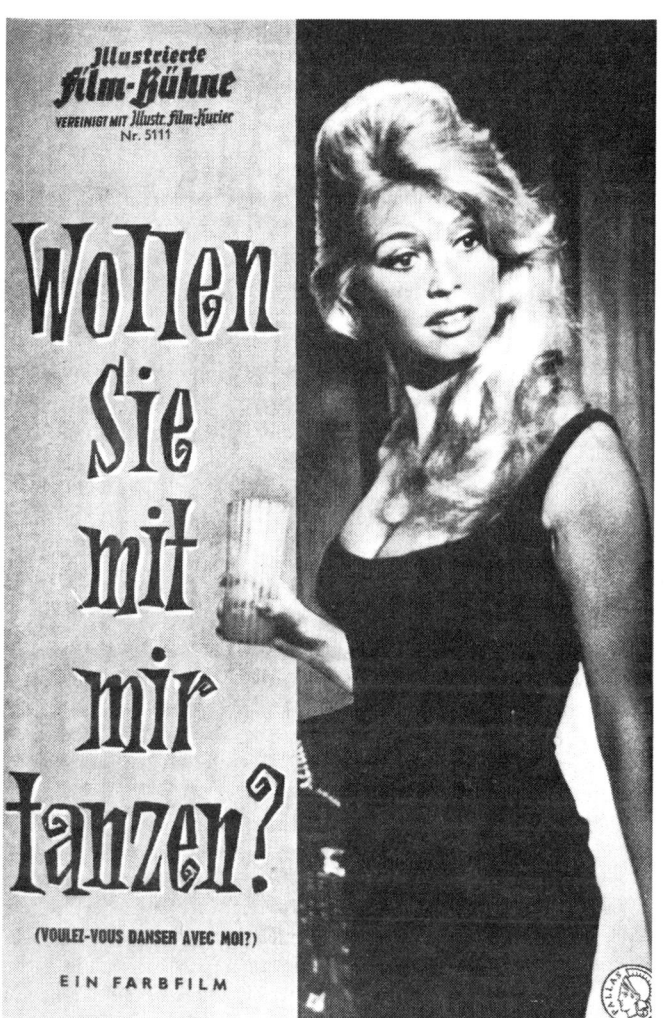

Film Nr. 24: ›Voulez-vous danser avec moi?‹ (1959).

Weltpremiere: 18. Dezember 1959 (Paris)
Verleih in der BRD: Pallas-Film
Laufzeit in der BRD: 89 Minuten
Freigabevermerk in der BRD: ab 18
Deutsche Erstaufführung: 22. 12. 1959
Verleih in Großbritannien: Columbia Pictures (m. Untertiteln)
Verleihstart in Großbritannien: 26. September 1960
Zertifikat in Großbritannien: X
Laufzeit in Großbritannien: 91 Minuten
Verleih in den USA: Columbia Pictures
Verleihstart in den USA: 1960
Laufzeit in den USA: 91 Minuten
Deutsche Synchronisation: Internationale Film-Union, Remagen.

25. Le testament d'Orphée
Frankreich, 1959
Titel in der BRD: *Das Testament des Orpheus*
Produktion: Jean Thuillier für Les Editions Cinématographiques/
Films du Carosse (Paris)
Regie: *Jean Cocteau*
Drehbuch: Jean Cocteau
Kamera: Roland Pontoizeau
Schnitt: Marie Josephe Voyotte
Kostüme und Skulpturen: Janine Janet
Musik: Georges Auric, Martial Solal, Christoph Willibald Gluck,
Richard Wagner, Georg Friedrich Händel
Ton: Pierre Bertrand
Produktionsleitung: Irénée Leriche
Originallaufzeit: 83 Minuten
Besetzung: Jean Cocteau (der Dichter), Maria Casares (die Prin-
zessin), Edouard Dhermite (Cégeste), François Périer (Heurtebise),
Henri Crémieux (der Wissenschaftler), Jean-Pierre Léaud (das
Kind), Jean Marais (Ödipus), Yul Brynner (der Türsteher), Nicole
Courcel (das Kindermädchen), Daniel Gélin (der Assistent), Clau-
dine Auger (Minerva), Georges Chrételain, Michèle Lemoigne (die
Liebenden), sowie Jacqueline Roque, Charles Aznavour, Françoise
Christophe, Lucia Bosé, Henri Torrès, Pablo Picasso, Luis-Miguel
Dominguin, Serge Lifar, Françoise Arnoul, Françoise Sagan, *Brigitte
Bardot,* Roger Vadim, Annette Stroyberg, Madame Weisweiler.
Weltpremiere: 18. Februar 1960 (Paris)
Verleih in der BRD: Pallas-Film

Laufzeit in der BRD: 79 Minuten
Freigabevermerk in der BRD: ab 16
Deutsche Erstaufführung: 26.10.1961
Verleih in Großbritannien: Gala Films
Verleihstart in Großbritannien: 1960 (unterlegt mit der Stimme von Michael Goodliffe)
Zertifikat in Großbritannien: A.

26. L'Affaire d'une nuit

Frankreich, 1960
Titel in der BRD: *Affaire einer Nacht/Affäre einer Nacht*
Titel in Großbritannien: *It Happened at Night*
Produktion: Christine Gouze-Renal für Pro-ge-fi/Générale de Films (Paris)
Regie: *Henri Verneuil*
Drehbuch: Jean Aurenche, Henri Jeanson (nach einem Roman von Alain Moury)
Kamera: Robert Lefèbvre (Monochrome)
Ton: Antoine Archimbaud
Bauten: Robert Clavel
Schnitt: Léonide Azar
Musik: Martial Solal
Regieassistenz: Michel Wyn, Armand Vélin
Originallaufzeit: 95 Minuten
Besetzung: Pascale Petit (Christine), Roger Hanin (Michel Ferréol), Pierre Mondy (Antoine Fiesco), sowie (in Gastauftritten) *Brigitte Bardot,* Felix Marten, Dario Moreno, Jacques Charrier, Christine Gouze-Renal, Robert Dalban.
Verleih in der BRD: NF
Laufzeit in der BRD: 95 Minuten
Freigabevermerk in der BRD: ab 18
Deutsche Erstaufführung: 25.11.1960
Verleih in Großbritannien: Bargate
Verleihstart in Großbritannien: 1962
Laufzeit in Großbritannien: 95 Minuten.

27. La vérité

Frankreich/Italien, 1960
Titel in der BRD: *Die Wahrheit*
Titel in Großbritannien: *The Truth*
Titel in den USA: *The Truth*
Produktion: Raoul J. Lévy/Roger Debelmas/Han/CEIAP (Rom)/

Iéna (Paris)
Regie: *Henri-Georges Clouzot*
Drehbuch: Henri-Georges Clouzot, Jérôme Geronimi, Simone Drieu, Michèle Perrein, Christiane Rochefort
Kamera: Armand Thirard, Louis Née (Monochrome)
Ton: William Robert Sivel
Bauten: Jean André
Produktionsleitung: Louis Wipf
Schnitt: Albert Jurgenson
Musik: Stravinski (»Feuervogel-Suite«), Ludwig van Beethoven
Regieassistenz: Serge Vallin
Originallaufzeit: 130 Minuten
Besetzung: *Brigitte Bardot* (Dominique Marceau), Marie-José Nat (Annie Marceau), Sami Frey (Gilbert Tellier), Charles Vanel (Maitre Guérin, Verteidiger), Paul Meurisse (Ankläger), Jacqueline Porel (Verteidigungsgehilfin), Louis Seigner (Vorsitzender des Gerichts), René Blancard (Generalstaatsanwalt), Jean-Louis Reynolds (Michel), André Oumansky (Ludovic), Fernand Ledoux (Gerichtsarzt), Louis Arbessier (Professor am Konservatorium), Christian Lude (der Oberst), Suzy Willy (Madame Marceau), Barbara Sohmers (Daisy) und Jacques Perrin, Claude Berri, Jacques Hilling, Colette Castel, M. Cavalier.
Verleih in der BRD: Columbia
Laufzeit in der BRD: 128 Minuten
Freigabevermerk in der BRD: ab 18
Deutsche Erstaufführung: 21. Dezember 1960
Verleih in Großbritannien: BLC (Columbia Pictures)
Verleihstart in Großbritannien: 1962
Laufzeit in Großbritannien: 125 Minuten
Zertifikat in Großbritannien X
Verleih in den USA Kingsley International
Laufzeit in den USA: 127 Minuten
Weltpremiere: 2. November 1960 (Paris)
Dreharbeiten: ab 2. Mai 1960 in den Joinville-Studios.

28. **La bride sur le cou**
Frankreich/Italien, 1961
Titel in der BRD: *In Freiheit dressiert*
Titel in Großbritannien: *Please Not Now!*
Titel in den USA: *Only for Love*
Produktion: Jacques Roitfeld, Francis Cosne/Francos (Paris)/Vides

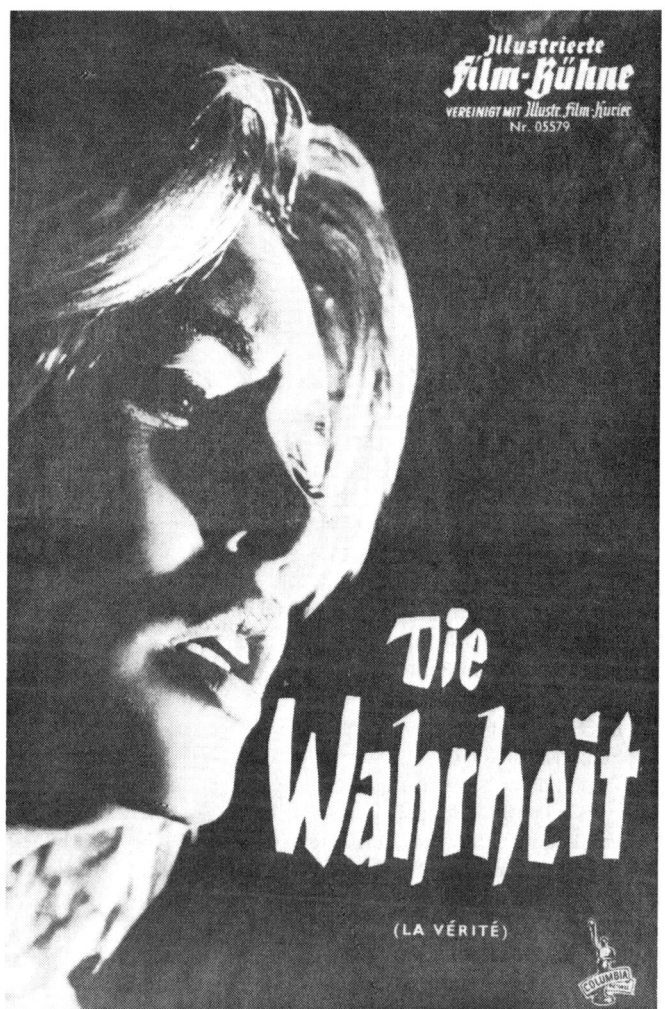

Illustrierte
film-Bühne
VEREINIGT MIT Illustr. Film-Kurier
Nr. 05579

Die
Wahrheit

(LA VÉRITÉ)

Film Nr. 27: ›La vérité‹ (1960).

(Rom)
Regie (Künstlerische Oberleitung): *Roger Vadim, Jean Aurel*
Drehbuch: Jean Aurel
Adaptation des Drehbuches: Claude Brule, Roger Vadim
Dialoge: Claude Brule
Kamera: Robert Lefèbvre (Monochrome, CinemaScope)
Ton: William Robert Sivel
Bauten: Robert Clavel
Choreografie: Michel Renaud
Musik: James Campbell
Schnitt: Albert Jurgenson
Produktionsleitung: Louis Wipf
Originallaufzeit: 85 Minuten
Besetzung: *Brigitte Bardot* (Sophie), Michel Subor (Alain), Jacques Riberolles (Philippe), Josephine James (Barbara), Claude Brasseur (er selbst), Mireille Darc (Marie-Jeanne), Edith Zetline (Josette), Serge Marquand (Prinz), Jean Tissier (Hausmeister), Bernard Fresson (Serge), Claude Berri (Bernard).
Verleih in der BRD: UFH (Ufa Film Hansa)
Laufzeit in der BRD: 88 Minuten
Freigabevermerk in der BRD: ab 18
Deutsche Erstaufführung: 23. Juni 1961
Verleih in Großbritannien: 20th Century-Fox
Verleihstart in Großbritannien: 1963
Dreharbeiten: ab Januar 1961.

29. **Les amours célèbres/Amours célèbres**
Frankreich/Italien, 1961
Titel in Italien: *Amori celebri*
Titel in der Bundesrepublik: *Galante Liebesgeschichten*
Produktion: Gilbert Bokanovski für Générale Européenne de Films/ Unidex Productions (Paris)/Cosmos Films (Rome)
Regie: *Michel Boisrond* (Episodenfilm mit 4 Episoden)
Kamera: Robert Lefèbvre (Farbe, Dyaliscope)
Schnitt: Raymond Lamy
Musik: Maurice Jarre
Ton: William Robert Sivel
Bauten: Georges Wakhevitch, Lila de Nobili
Produktionsleitung: Armand Bécué
Episode 1: *Lauzun*
Drehbuch: France Roche

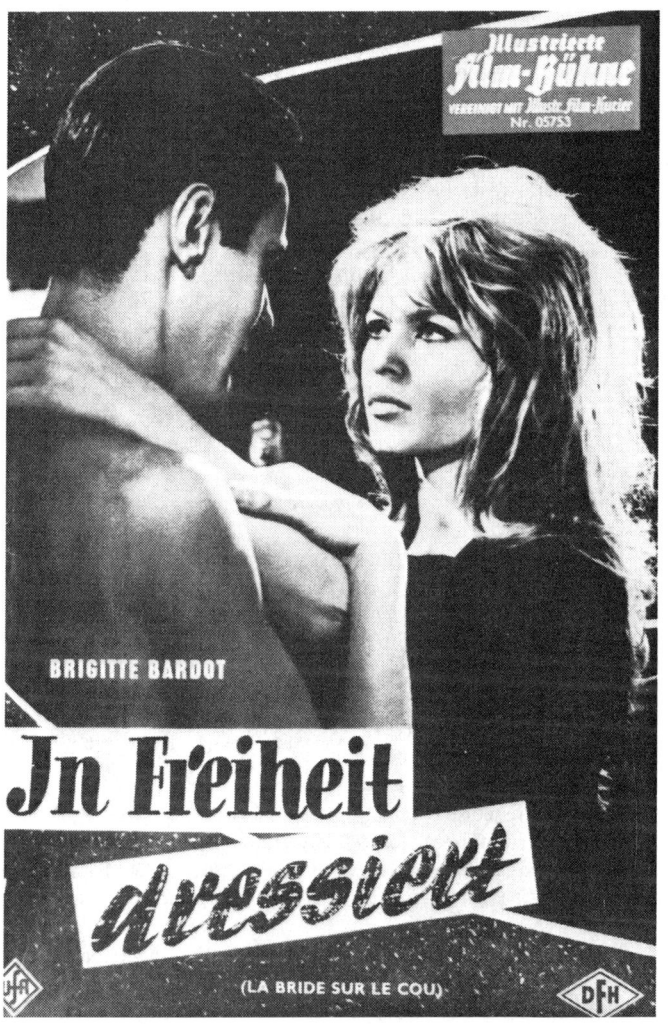

Film Nr. 28: ›La bride sur le cou‹ (1961): Brigitte Bardot und Michel Subor.

Drehbuchbearbeitung: Pascal Jardin
Dialoge: Marcel Achard
Besetzung: Jean-Paul Belmondo (Lauzun), Dany Robin (Madame de Monaco), Philippe Noiret (Ludwig XIV./Ludwig XIV.), Liliane Brousse (Madame de Montespan), Noelle Leiris (Madame de la Vallière), Agnès Laurent (die Frau des Gouverneurs), Michel Galabru (Champagne), Pailette (die Gouvernante), Maurice Varny (Saint Aignan), Zanie Campan (Marton), Pierre Palau (Saint-Simon), Guy Tréjean (der Gouverneur).
Episode 2: *Les comédiennes/Die Komödiantinnen*
Drehbuch: France Roche
Drehbuchbearbeitung: France Roche und Michel Audiard
Dialoge: Michel Audiard
Besetzung: Edwige Feuillère (Fräulein Raucourt), Annie Girardot (Fräulein Duchesnois), Marie Laforêt (Fräulein George), Pierre Dux (Talma), Jean Desailly (Baron de la Jonchère), Daniel Ceccaldi (Antonio Villa).
Episode 3: *Agnès Bernauer/Agnes Bernauer*
Drehbuch: France Roche
Drechbuchbearbeitung: France Roche
Dialoge: Jacques Prévert
Besetzung: *Brigitte Bardot* (Agnès Bernauer), Alain Delon (Prinz Albert, Herzog von Wittelsbach), Pierre Brasseur (Großherzog Ernst), Jean-Claude Brialy (Torring), Suzanne Flon (Ursula), Michel Etcheverry (Gaspard Bernauer), Jacques Dumesnil (Meister Hans).
Episode 4: *Jenny de Lacour*
Drehbuch: France Roche
Drehbuchbearbeitung: Françoise Giroud
Dialoge: Françoise Giroud
Besetzung: Simone Signoret (Jenny de Lacour), Pierre Vaneck (René de la Roche), Colette Castel (Martine), François Maistre (Kommissar Massot), François Bouillaud (Polizist), Antoine Bourseiller (Gaudry).
Aufnahmeleitung (bei allen Episoden): André Chabrol, Paul Dufour, Michel Bonnay
Regieassistenz: Georges Casati
Kameraassistenz: Roger Delpuech
Kostüme: Monique Dunan
Originallaufzeit: 130 Minuten
Weltpremiere: 3. November 1961

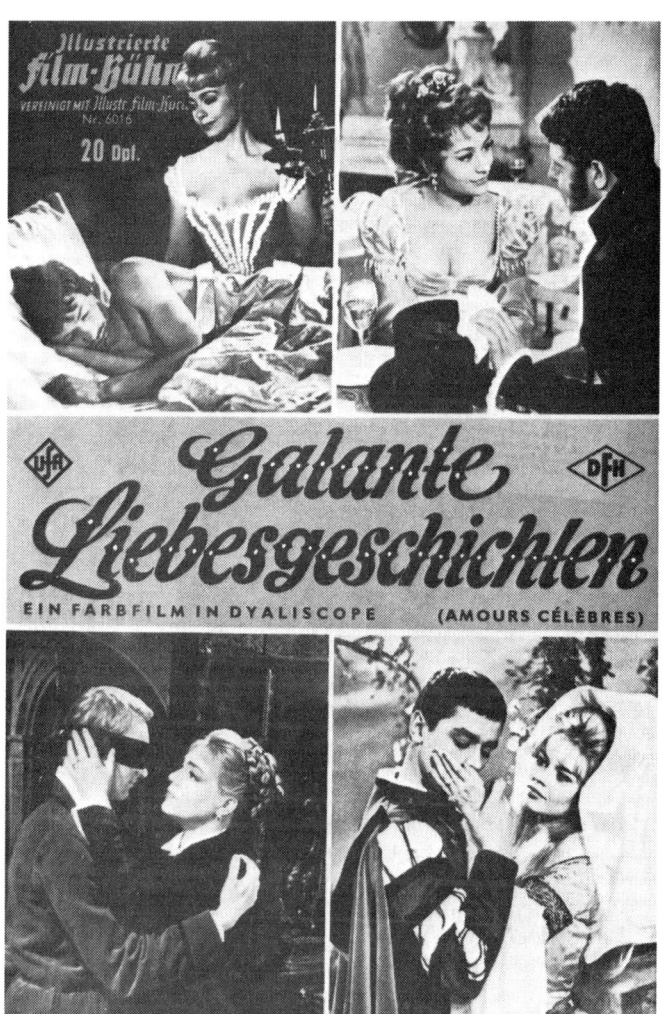

Film Nr. 29: ›Les amours célèbres/Amori celebri‹ (1961): Jean-Paul Belmon-
do und Dany Robin (o. l.), Annie Girardot (o. r.), Simone Signoret und Pierre
Vaneck (u. l.), Brigitte Bardot und Alain Delon (u. r.).

Verleih in der BRD: Columbia-Bavaria/Ufa Film Hansa
Laufzeit in der BRD: 109 Minuten
Deutsche Erstaufführung: 31. August 1962
Freigabevermerk in der BRD: ab 16
USA/Großbritannien: in beiden Ländern nicht gelaufen.

30. **Vie privée/La vie privée**
Frankreich/Italien, 1961
Titel in Italien: *Vita privata*
Titel in der BRD: *Privatleben*
Titel in Großbritannien und in den USA: *A Very Private Affair*
Produktion: Christine Gouze-Renal für Générale/Artistiques/
Progefi/Cipra (Paris)/CCM-Mondiale (Rom)
Regie: *Louis Malle*
Drehbuch: Louis Malle, Jean-Paul Rappeneau, Jean Ferry
Dialoge: Jean-Paul Rappeneau
Kamera: Henri Decaë (Farbe, Breitwand)
Schnitt: Kenout Peltier
Produktionsleitung: Fred Surin
Musik: Fiorenzo Carpi
Ton: William Robert Sivel
Bauten: Bernard Evein
Kostüme: Les Maisons Marie-Martine und Real (für Brigitte Bardot)
Hüte: Jean Barthet
Make-up: Maud Begon
Frisuren: Jean-Pierre und Odette Berroyer
Regie-Assistenz: Philippe Gollin, Alain Gouze, Volker Schlöndorff
Standfotograf: Paul Apoteker
Originallaufzeit: 103 Minuten
Besetzung: *Brigitte Bardot* (Jill), Marcello Mastroianni (Fabio),
Grégoire (Gregor) von Rezzori (Gricha), Eléanore Hirt (Cécile),
Ursula Kübler (Carla), Jacqueline Doyen (Juliette), Jeanne Allard
(Haushälterin), Dirk Sanders (Dick), Nicolas Bataille (Edmond),
Paul Sorèze (Maxime), Antoine Roblot (Alain), Mario Naldi (italieni-
scher Lebensmittelhändler), François Marié (François), Christian
de Tillière (Albert), Gilles Quéant (Tovar), Elie Presman (Olivier),
Fred Surin (Regisseur), Paul Apoteker (Kameramann), Claude Day
(Verleger), Louis Malle (Journalist).
Verleih in der BRD: MGM
Laufzeit in der BRD: 104 Minuten
Deutsche Erstaufführung: 19. April 1962

230

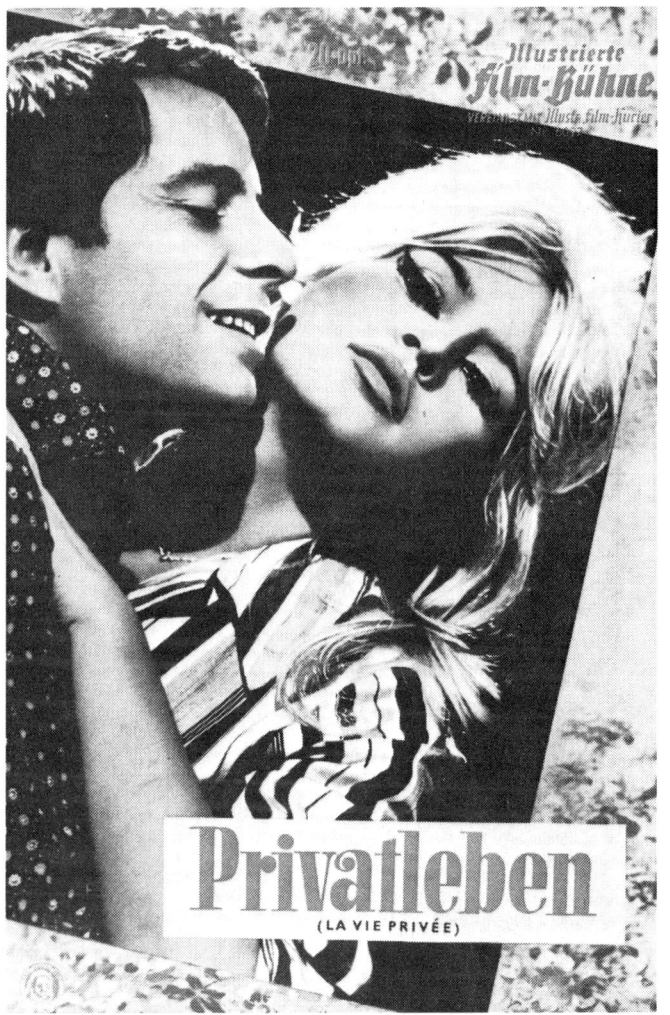

Film Nr. 30: ›*Vie privée/Vita privata*‹ *(1961).*

Freigabevermerk in der BRD: ab 16
Verleih in Großbritannien: MGM
Verleihstart in Großbritannien: 1962
Laufzeit in Großbritannien: 94 Minuten
Zertifikat in Großbritannien: A
Verleih in den USA: MGM
Verleihstart in den USA: 1962
Laufzeit in den USA: 95 Minuten

31. **Le repos du guerrier**
Frankreich/Italien, 1962
Titel in Italien: *Il riposo del guerriero*
Titel in der BRD: *Das Ruhekissen*
Titel in Großbritannien: *Warrior's Rest*
Titel in den USA: *Love on a Pillow*
Produktion: Francis Cosne für Francos-Film (Paris)/Incei Film (Rom)
Regie: *Roger Vadim*
Drehbuch: Claude Choublier, Roger Vadim (nach einem Roman von Christiane Rochefort; deutsch: »Das Ruhekissen«)
Dialoge: Roger Vadim
Kamera: Armand Thirard (Farbe, Franscope)
Schnitt: Victoria Mercanton
Musik: Michel Magne
Ton: Robert Biart
Bauten: Jean André
Herstellungsleitung: Paul Joly
Kameraführung: Louis Née
Originallaufzeit: 102 Minuten
Besetzung: *Brigitte Bardot* (Geneviève Le Theil), Robert Hossein (Renaud Sarti), James Robertson Justice (Katov), Macha Méril (Raphaële), Jacqueline Porel (Madame Le Theil, Genevièves Mutter), Jean-Marc Bory (Pierre), Jean-Marc Tennberg (Coco), Michel Serrault (Rechtsanwald Varange), Ursula Kübler (Krankenschwester), Robert Dalban (Polizeisergeant in Paris), Jean Tuscano (Jazzmusiker), Yves Barsacq (Hoteldirektor in Dijon), Christian Melsen (Polizeiinspektor in Dijon).
Verleih in der BRD: Columbia-Bavaria
Laufzeit in der BRD: 102 Minuten
Deutsche Erstaufführung: 28. September 1962
Freigabevermerk in der BRD: ab 18

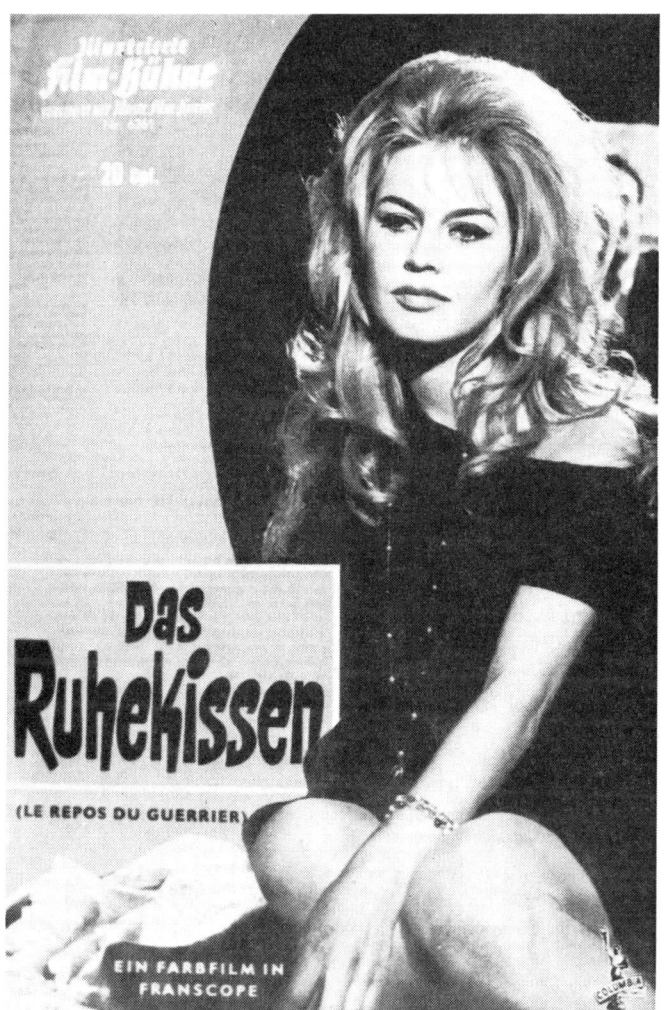

Film Nr. 31: ›Le repos du guerrier/Il riposo del guerriero‹ (1962).

Weltpremiere: 5. September 1962 (Paris)
Verleih in Großbritannien: Gala Films (mit Untertiteln)
Laufzeit in Großbritannien: 99 Minuten
Zertifikat in Großbritannien: X
Verleihstart in Großbritannien: 1963
Verleih in den USA: Royal Films International
Verleihstart in den USA: 1963
Laufzeit in den USA: 102 Minuten
Dreharbeiten: ab 5. Februar 1962 (Innenaufnahmen: Studios Billancourt).

32. **Le mépris**
    Frankreich/Italien, 1963
    Titel in Italien: *Il disprezzo*
    Titel in der BRD: *Die Verachtung*
    Titel in Großbritannien: *Contempt*
    Titel in den USA: *A Ghost At Noon*
    Produktion: Georges de Beauregard/Carlo Ponti/Joseph E. Levine
    für Les Films Concordia/Rome-Paris Film (Paris)/Compania Cinematografica Champion (Rom)
    Regie: *Jean-Luc Godard*
    Drehbuch: Jean-Luc Godard (nach der Erzählung »Il disprezzo« von
    Alberto Moravia)
    Dialoge: Jean-Luc Godard
    Kamera: Raoul Coutard (Farbe, Franscope)
    Schnitt: Agnès Guillemot, Lila Lakshmanan
    Kostüme: Tanine Autre
    Musik: Georges Delerue, Piero Piccioni
    Ton: William Robert Sivel
    Herstellungsleitung: Philippe Dussart, Carlo Lastricati
    Regie-Assistenz: Charles Bitsch
    Originallaufzeit: 103 Minuten
    Besetzung: *Brigitte Bardot* (Camille Javal), Jack Palance (Jeremy
    Prokosch), Michel Piccoli (Paul Javal), Giorgia Moll (Francesca
    Vanini), Fritz Lang (er selbst), Jean-Luc Godard (Regie-Assistent),
    Linda Véras (betörende Frau im Filmausschnitt).
    Verleih in der BRD: Interfilm
    Laufzeit in der BRD: 95 Minuten
    Deutsche Erstaufführung: 22. Januar 1965
    Freigabevermerk in der BRD: ab 18
    Verleih in Großbritannien: Avco Embassy (mit Untertiteln)

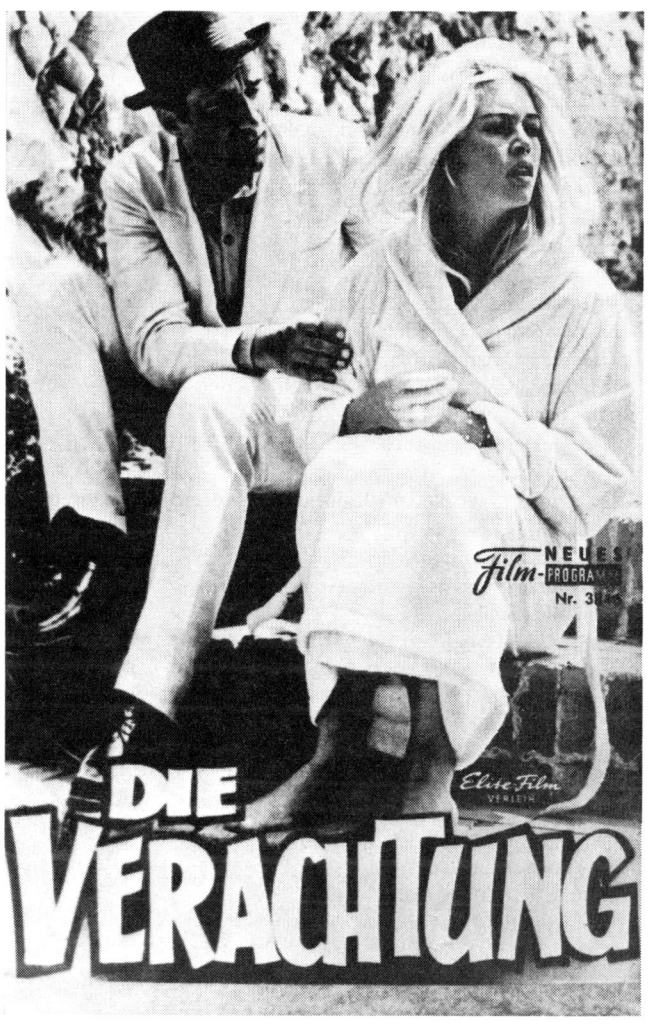

Film Nr. 32: ›Le mépris/Il disprezzo‹ (1963): Brigitte Bardot und Michel
Piccoli.

Verleihstart in Großbritannien: 1970
Zertifikat in Großbritannien: X
Verleih in den USA: Embassy Pictures
Verleihstart in den USA: 1964
Laufzeit in Großbritannien und in den USA: 103 Minuten
Weltpremiere: 20. Dezember 1963 (Paris)
Dreharbeiten: ab 22. April 1963 (Außenaufnahmen in Italien).

33. **Paparazzi/I paparazzi**
Frankreich, 1963
Produktion: Films du Colisée
Regie: *Jacques Rozier*
Kamera: Maurice Perrimond
Drehbuch: Jacques Rozier
Schnitt: Jacques Rozier
Musik: Antoine Duhamel
Kommentare gesprochen von: Michel Piccoli, Jean Lescot und David Tonelli
Besetzung: *Brigitte Bardot,* Jean-Luc Godard und Michel Piccoli (als sie selbst)
Laufzeit: 22 Minuten
Dokumentarfilm.

34. **Tentazioni proibite**
Italien, 1963
Produktion: Wonder Films
Verleih: Indipenti Regionali
Regie: *F. Oswaldo Civirani*
Kamera: (Farbe, Totalscope)
Verleihstart in Italien: 1965
Besetzung: *Brigitte Bardot*
Dokumentarfilm.

35. **Une ravissante idiote**
Frankreich/Italien, 1963
Titel in Italien: *Una adorabile idiota*
Titel in der BRD: *Die Verführerin*
Titel in Großbritannien: *A Ravishing Idiot/Adorable Idiot/Bewitching Scatterbrain*
Produktion: Michel Ardan für Belle Rives (Paris)/Flora Film (Rom)
Regie: *Edouard Molinaro*
Drehbuch: Edouard Molinaro, Georges-André Tabet (nach einem Roman von Charles Exbrayat)

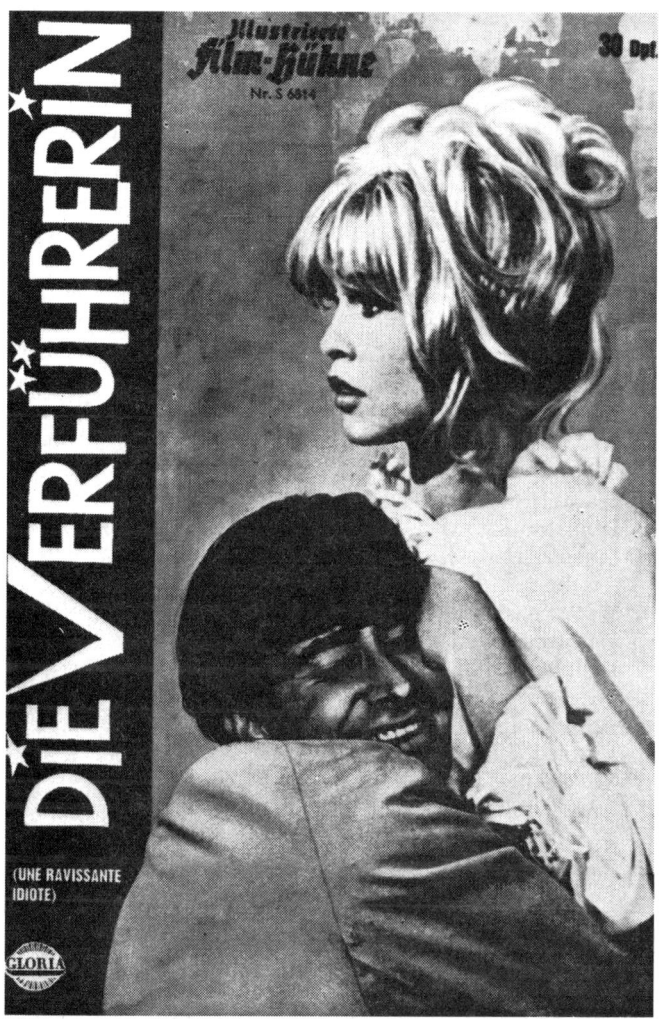

Film Nr. 35: ›Une ravissante idiote/Una adorabile idiota‹ (1963): Brigitte Bardot und Anthony Perkins.

Dialoge: Georges-André Tabet
Kamera: Andréas Winding (Monochrome)
Schnitt: Robert Isnardon, Monique Isnardon
Bauten: Jean André und Robert Clavel
Musik: Michel Legrand
Ton: Robert Biart
Regie-Assistenz: Pierre Cosson, Antoine Jacquet
Standfotograf: Paul Apoteker
Produktionsleitung: Michel Ardan
Herstellungsleitung: Robert Florat
Gesamtleitung: Michel Ardan
Originallaufzeit: 110 Minuten
Besetzung: *Brigitte Bardot* (Penelope Lightfeather), Anthony Perkins (Harry Compton/Nicholas Mukouline), Grégoire Aslan (Ter Bagdan), André Luguet (Sir Reginald Dumphreys), Denise Provence (Lady Barbara Dumphreys), Hans Verner (Farrington), Charles Millot (Balaniev), Jean-Marc Tennberg (Inspektor Cartwright), Hélène Dieudonné (Mamy), Jacques Monod (Butler Surgeon), Paul Demange (Bankleiter), Yvon Sarray (Thomas), Jacques Hilling (Admiral Norland), Frederika Layne (Maud), Robert Murzeau (Pearl).
Weltpremiere: 13. März 1964, Paris
Verleih in der BRD: Filmbörse/Gloria
Laufzeit in der BRD: 102 Minuten
Freigabevermerk in der BRD: ab 16
Deutsche Erstaufführung: 26. Mai 1964
Verleih in Großbritannien: Gala Films
Verleihstart in Großbritannien: 1966
Laufzeit in Großbritannien: 99 Minuten
Zertifikat in Großbritannien: U.

36. **Marie Soleil**
Frankreich, 1964
Produktion: De la Guerille
Regie: *Antoine Bourseiller*
Drehbuch: Antoine Bourseiller
Kamera: Claude Beausoleil (Monochrome)
Schnitt: Sylvie Blane
Musik: Francis Seyrig
Bauten: Bernard Daydé
Regie-Assistenz: Yves Boisset

Originallaufzeit: 85 Minuten

Besetzung: Danièle Delorme (Marie Soleil), Jacques Charrier (Axel), Chantal Darget (Kafka), Michel Piccoli (Raoul), Roger Blin (Kark), Daine Levrier (Elise), Geneviève Brunet (Putzfrau) und Christian Barbier, Michel Hulard, *Brigitte Bardot.*

37. Dear Brigitte

USA, 1964

Titel in der BRD: *Geliebte Brigitte*

Produktion: Fred Kohlmar Productions/20th Century-Fox/Henry Koster

Regie: *Henry Koster*

Drehbuch: Hal Kanter (nach dem Roman »Erasmus with Freckles« von John Haase; deutsch: »Erasmus und Brigitte«)

Kamera: Lucien Ballard (Farbe, CinemaScope)

Schnitt: Marjorie Fowler

Bauten: Jack Martin Smith, Malcolm Brown

Ton: Alfred Bruzlin, Elmer Raguse

Fotografische Effekte: L. B. Abbott, Emil Kosa Jr.

Regie-Assistenz: Fred R. Simpson

Musik: George Dunning

Originallaufzeit: 100 Minuten

Besetzung: James Stewart (Professor Robert Leaf), Fabian (Kenneth), Glynis Johns (Vina Leaf), Cindy Carol (Pandora Leaf), Billy Mumy (Erasmus Leaf), John Williams (Upjohn), Jack Kruschen (Dr. Volker), Charles Robinson (George), Howard Freeman (Rektor Dean Sawyer), Jane Wald (Terry), Alice Pearce (Beamtin), Jesse White (Argyle), Gene O'Donnell (Leutnant Rink), Ed Wynn (der Kapitän), Orville Sherman (von Scholgg), Maida Severn (Lehrerin), Pitt Herbert (Bankangestellter), Adair Jameson (Verkäuferin), Marcelle de la Brosse (Taxifahrerin) und *Brigitte Bardot* (als sie selbst).

Verleih in der BRD: Centfox

Laufzeit in der BRD: 100 Minuten

Freigabevermerk in der BRD: ab 12

Deutsche Erstaufführung: 23. April 1965

Verleih in den USA und Großbritannien: 20th Century-Fox

Verleihstart in Großbritannien: 1965

Zertifikat in Großbritannien: U.

38. Viva Maria

Frankreich/Italien, 1965

Titel in der BRD: *Viva Maria!*

Titel in Großbritannien und in den USA: *Viva Maria*
Produktion: N.E.F. (Nouvelle Editions de Films)/Productions Artistes Associés (Paris)/Vides (Rom)/Oscar Dancigers, Louis Malle
Regie: *Louis Malle*
Drehbuch: Louis Malle, Jean-Claude Carrière
Kamera: Henri Decaë (Farbe, Panavision)
Farbberatung: Ghislain Uhry
Kostüme: Ghislain Uhry
Schnitt: Kenout Peltier, Suzanne Baron
Musik: Georges Delerue
Liedertexte: Louis Malle, Jean-Claude Carrière
Ton: José B. Carles
Bauten: Bernard Evein
Spezialeffekte: Lee Zavitz
Herstellungsleitung: Alain Queffeléan, Pascal Aragones
Regie-Assistenz: Volker Schlöndorff, Manuel Muñoz, Juan-Luis Buñuel
Originallaufzeit: 120 Minuten
Besetzung: Jeanne Moreau (Maria I), *Brigitte Bardot* (Maria II), George Hamilton (Florès), Grégoire (Gregor) von Rezzori (Diogène), Paulette Dubost (Madame Diogène), Claudio Brook (Rodolfo), Carlos Lopez Moctezuma (Rodrigues), Poldo Bendandi (Werther), Francisco Reiguera (Klostervorsteher), Jonathan Eden (Juanito), Adriana Roel (Janine), José-Angel Espinoza (El Presidente), José Baviera (Don Alvaro), Fernando Wagner (Vater von Maria II), José Luis Campa, Roberto Campa, Eduardo Murillo, José Esqueda (die ›Turcos‹).
Verleih in der BRD: United Artists
Laufzeit in der BRD: 118 Minuten
Freigabevermerk in der BRD: ab 16
Deutsche Erstaufführung: 27. Januar 1966
Verleih in Großbritannien und in den USA: United Artists
Zertifikat in Großbritannien: A
Verleihstart in Großbritannien: 1966 (mit Untertiteln)
Verleihstart in den USA: 1966
Laufzeit in den USA und in Großbritannien: 120 Minuten
Dreharbeiten: ab 26. Januar 1965 (Außenaufnahmen in Mexiko, Cuautla, Cuernavaca).

39. **Masculin – Féminin**
    Frankreich/Schweden, 1965

Titel in der BRD: *Masculin – feminin oder: die Kinder von Marx und Coca-Cola*

Titel in Großbritannien und in den USA: *Masculine – Feminine*

Produktion: Anouchka Films/Argos Films (Paris)/AB Svensk Filmindustrie/AB Sandrews (Stockholm)

Regie: *Jean-Luc Godard*

Drehbuch: Jean-Luc Godard (nach den zwei Erzählungen »La femme de Paul« und »Le Signe« von Guy de Maupassant)

Kamera: Willy Kurant

Schnitt: Agnès Guillemot

Musik: Francis Lai, J. J. Debout

Ton: René Levert

Herstellungsleitung: Philippe Dussart

Regie-Assistenz: Bernard Toublanc-Michel

Originallaufzeit: 110 Minuten

Besetzung: Jean-Pierre Léaud (Paul), Chantal Goya (Madeleine), Cathérine-Isabelle Duport (Cathérine), Marlène Jobert (Elizabeth), Michel Debord (Robert), Birger Malmsten und Eva Britt Strandberg (Paar im Film), *Brigitte Bardot* und Antoine Bourseiller (Paar bei den Proben), Chantal Darget (Frau in der Métro), Elsa Leroy (Nr. 19 von der Zeitschrift »Mademoiselle Age Tendre«), Françoise Hardy (Freundin eines Amerikaners).

Verleih in der BRD: Neue Filmkunst

Laufzeit in der BRD: 104 Minuten

Freigabevermerk in der BRD: ab 18

Deutsche Erstaufführung: 9. Juni 1967

Verleih in Großbritannien: Gala Films Distributors

Verleihstart in Großbritannien: 1967

Laufzeit in Großbritannien und in den USA: 103 Minuten

Verleih in den USA: Royal Films International

Verleihstart in den USA: 1966

Dreharbeiten: ab November/Dezember 1965 in Paris.

40. **A cœur joie**

Frankreich/Großbritannien, 1966

Titel in Großbritannien: *Two Weeks in September*

Titel in der BRD: *Zwei Wochen im September/Drei Tage einer neuen Liebe*

Produktion: Francis Cosne/Kenneth Harper/Francos-Films/Les Films de Quadrangle/Les Films Pomereu (Paris)/Kenwood Films, Ltd. (London)

Regie: *Serge Bourguignon*
Drehbuch: Pascal Jardin, Vahé Katcha, Serge Bourguignon (nach einem Originalstoff von Vahé Katcha)
englische Adaptation des Drehbuches: Sean Graham
Kamera: Edmond Séchan (Farbe, Franscope)
Schnitt: Jean Ravel
Musik: Michel Magne
Ton: William Robert Sivel
Bauten: Rino Mondelli
Kostüme: Tanine Autre
Make-up für Brigitte Bardot: Odette Berroyer
Frisuren für Brigitte Bardot: Jean-Pierre Berroyer
Produktionsleitung: Ludmilla Goulian, Jack Hanbury
Regie-Assistenz: Georges Lussan, Ernest Morris
Originallaufzeit: 95 Minuten
Besetzung: *Brigitte Bardot* (Cécile, Fotomodell), Laurent Terzieff (Vincent, Geologe), Jean Rochefort (Philippe), James Robertson Justice (McClintock, Schloßbesitzer), Michael (Mike), Sarne (Dickinson, Fotograf), Georgina Ward (Patricia), Carole Lebel (Monique), Annie Nicolas (Chantal), Murray Head (Dickinsons Assistent).
Verleih in der BRD: Pallas-Film
Laufzeit in der BRD: 97 Minuten
Freigabevermerk in der BRD: ab 18
Deutsche Erstaufführung: 7. April 1967
Verleih in Österreich: Iris-Film
Verleih in Großbritannien: Rank Film Distributors
Verleihstart in Großbritannien: 1967
Zertifikat in Großbritannien: X
Dreharbeiten: ab 5. September 1966 (Innenaufnahmen: Studios Billancourt; Außenaufnahmen: London und Schottland).

41. **Histoires extraordinaires/Trois histoires extraordinaires d'Edgar Poe**
Frankreich/Italien, 1967
Titel in Italien: *Tre passi dal delirio*
Titel in Großbritannien: *Tales of Mystery*
Titel in den USA: *Spirits of the Dead*
Episodenfilm in drei Episoden
Produktion: Les Films Marceau/Cocinor (Paris)/PEA (Rom)
Episode 1: *William Wilson*
Regie: *Louis Malle*

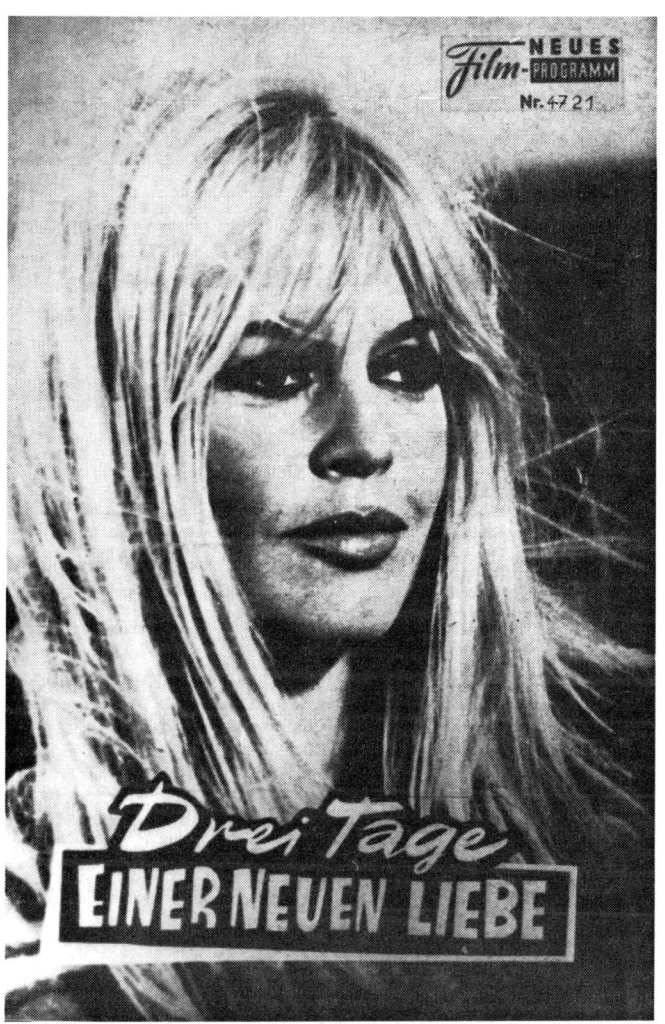

Film Nr. 40: ›A cœur joie/Two Weeks in September‹ (1966).

Drehbuch: Louis Malle, Daniel Boulanger (nach einer Erzählung von Edgar Allan Poe)
Kamera: Tonino Delli Colli (Farbe, Breitwand)
Schnitt: Franco Arcalli, Suzanne Baron
Musik: Diego Masson
Bauten: Ghislain Uhry
Spezial-Effekte: Joseph Nathanson
Regie-Assistenz: Michel Clément
Besetzung: Alain Delon (William Wilson), *Brigitte Bardot* (Giuseppina) und Katia Cristina, Umberto d'Orsi, Danièle Vargas, Renzo Palmer.
Episode 2: *Metzengerstein*
Regie: *Roger Vadim*
Drehbuch: Roger Vadim, Pascal Cousin, Daniel Boulanger (nach einer Erzählung von Edgar Allan Poe)
Kamera: Claude Renoir (Farbe, Breitwand)
Musik: Jean Prodromides
Besetzung: Jane Fonda (Frédérique de Metzengerstein), Peter Fonda (Cousin Wilhelm) und Françoise Prévost, James Robertson Justice, Philippe Lemaire, Carla Marlier, Annie Duperey, Andreas Voutsinas, Serge Marquand.
Episode 3: *Toby Dammit*
Regie: *Federico Fellini*
Drehbuch: Federico Fellini und Zapponi (nach einer Erzählung von Edgar Allan Poe)
Kamera: Giuseppe Rotunno, Tonino Delli Colli (Farbe, Breitwand)
Ausstattung: Piero Gherardi
Musik: Nino Rota
Besetzung: Terence Stamp (Toby Dammit) und Salvo Randone, Franrizio Angeli, Ernesto Colli, Marina Yaru, Anna Tonietti, Aleardo Ward, Paul Cooper.
Originallaufzeit: 120 Minuten
Verleih in Großbritannien: Cinecenta Film Distributors
Verleihstart in Großbritannien: 1973
Laufzeit in Großbritannien: 121 Minuten
Verleih in den USA: American International Pictures
Verleihstart in den USA: 1969
Laufzeit in den USA: 118 Minuten
Weltpremiere: 14. Juni 1968, Paris
Dreharbeiten: ab 20. März 1967 (Außenaufnahmen: Rom).

42. Shalako

Großbritannien, 1968

Titel in der BRD und in den USA: *Shalako*

Produktion: Euan Lloyd, Hal Mason/Kingston Films/Dimitri de Grunwald Productions

Regie: *Edward Dmytryk*

Drehbuch: J. J. Griffith, Hal Hopper, Scot Finch (nach einem Roman von Louis L'Amour und einer Filmstory von Clark Reynolds)

Kamera: Ted Moore (Farbe, Cinemascope, Franscope)

2nd unit-Kamera: John Cabrera

Schnitt: Bill Blunden

Bauten: Herbert Smith

Spezial-Effekte: Michael Collins

Musik: Robert Farnon

Liedtext des Titelsongs: Jim Dale

Ton: Keith Palmer

Herstellungsleitung: Ronnie Bear

Regie-Assistenz: Peter Price, Joe Ochoa

Musikalische Leitung: Muir Mathieson

Originallaufzeit: 113 Minuten

Besetzung: Sean Connery (Shalako), *Brigitte Bardot* (Countess Irina Lazaar), Stephen Boyd (Bosky Fulton), Jack Hawkins (Sir Charles Daggett), Peter van Eyck (Frederick Baron von Hallstatt), Honor Blackman (Lady Daggett), Woody Strode (Chato), Eric Sykes (Mako), Alexander Knox (Henry Clarke), Valerie French (Elena Clarke), Julian Mateos (Rojas), Donald »Red« Barry (Buffalo), Rodd (Rodric), Redwing (Chato's Vater), Chief Elmer Smith (Loco), Hans De Vries (Hans), Walter Brown (Peter Wells), Charles Stalnaker (Marker), Bob Cunningham (Luther), John Clark (Hockett), Bob Hall (Johnson).

Verleih in der BRD: Columbia-Bavaria

Laufzeit in der BRD: 106 Minuten

Freigabevermerk in der BRD: ab 16

Deutsche Erstaufführung: 26. September 1968

Verleih in Großbritannien: Warner-Pathé

Verleihstart in Großbritannien: 1969

Laufzeit in Großbritannien: 113 Minuten

Laufzeit in den USA: 113 Minuten

Zertifikat in Großbritannien: A

Verleihstart in den USA: 1968

Verleih in den USA: Cinerama Releasing Corporation

Dreharbeiten: ab Januar 1968 (Außenaufnahmen: Almeria, Spanien).

43. **Les femmes**
Frankreich/Italien, 1969
Titel in der BRD: *Oh, diese Frauen*
Produktion: Lira Films (Paris)/Ascot Cineraid (Rom)/Raymond Danon
Regie: *Jean Aurel*
Drehbuch: Cécil Saint-Laurent und Jean Aurel
Dialoge: Cécil Saint-Laurent
Kamera: Jean-Marc Ripert, Claude Lecomte (Farbe)
Musik: Luis Fuentès Jr.
Ton: Jean Petit
Herstellungsleitung: Ralph Baum
Regie-Assistenz: Meyer Berreby
Schnitt: Anne-Marie Coteret
Originallaufzeit: 90 Minuten
Besetzung: *Brigitte Bardot* (Clara), Maurice Ronet (Jérôme), Tanya Lopert (Louise), Patrick Gilles (Raphaël), Jean-Pierre Marielle (Verleger), Christina Holm (Marianne), Annie Duperey (Hélène), Carole Lebel (Gertrude), Honoré Bostel (Bürgermeister), Maurice Bernard (Géo), Guy Michel (Schlafwagenschaffner) und Joelle Latour.
Verleih in der BRD: Inter-Film
Verleih in Österreich: OEFRAM
Laufzeit in der BRD: 87 Minuten
Freigabevermerk in der BRD: ab 16
Deutsche Erstaufführung: 5. Juni 1970
Dreharbeiten: ab 24. März 1969 (Außenaufnahmen: Paris, Versailles).

44. **L'ours et la poupée**
Frankreich, 1969
Titel in den USA: *The Bear and the Doll*
Produktion: Mag Bodard/Parc Film/Marianne Productions (Paris)
Regie: *Michel Deville*
Drehbuch: Nina Companeez und Michel Deville
Adaptation und Dialoge: Nina Companeez
Kamera: Claude Lecomte (Farbe)
Schnitt: Nina Companeez
Musik: G. Rossini, Eddie Vartan
Ton: André Hervé
Produktionsleitung: Philippe Dussart

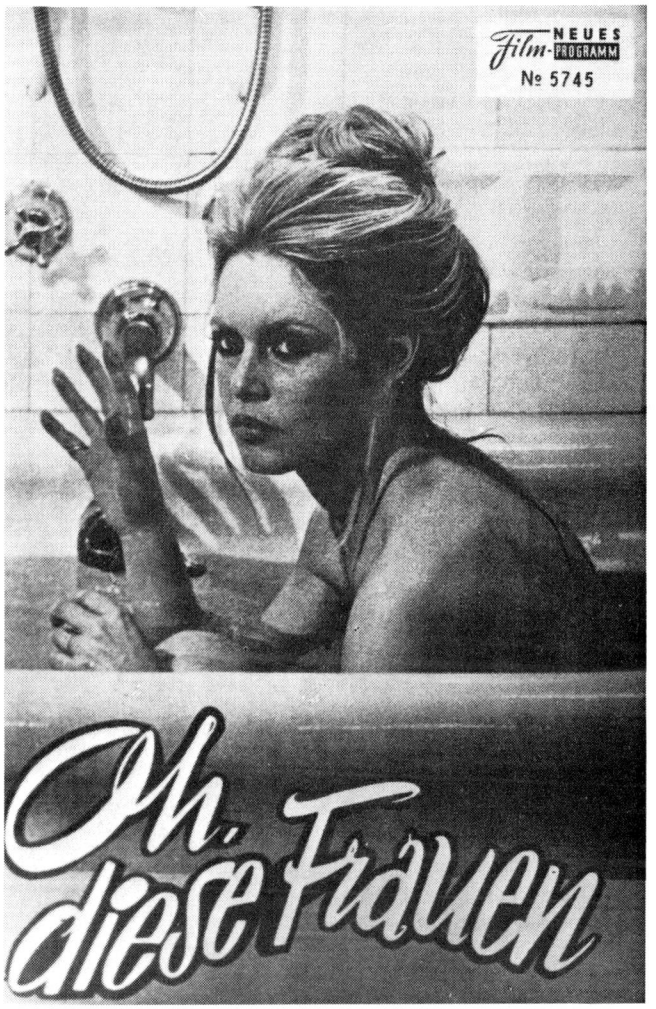

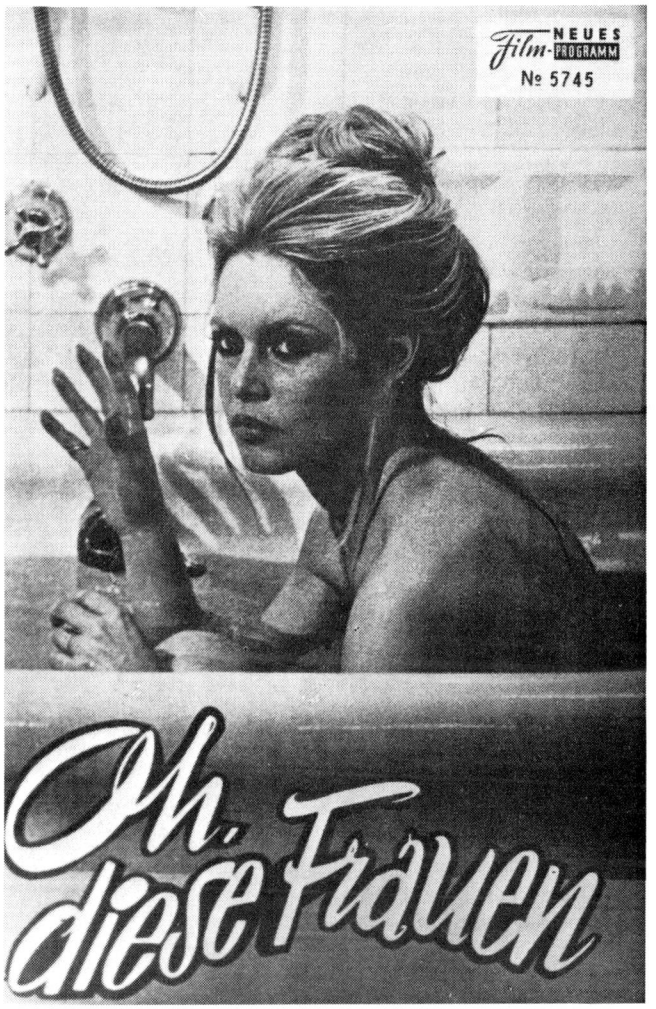

Film Nr. 43: ›*Les femmes*‹ *(1969).*

Regie-Assistenz: Jean Lefèbvre, Alain Tourroi
Kostüme: Gitt Magrini
Bauten: Claude Pignot
Frisuren: Jean-Pierre Berroyer
Originallaufzeit: 90 Minuten
Besetzung: *Brigitte Bardot* (Félicia), Jean-Pierre Cassel (Gaspard), Daniel Ceccaldi (Ivan), Xavier Gélin (Reginald), Georges Claisse (Stéphane), Patrick Gilles (Titus), Olivier Stroh (Arthur), Patricia Darmon (Mariette), Sabine Haudepin (Julie), Valérie Stroh (Charlotte), Nina Companeez (Frau in Weiß).
Verleih in den USA: Paramount
Verleihstart in den USA: 1971
Verleih in Frankreich: Paramount
Dreharbeiten: ab 29. Mai bis 6. August 1969 (Außenaufnahmen: Paris und Chevance)
Weltpremiere: 4. Februar 1970.

45. **Les novices**
Frankreich/Italien, 1970
Titel in Italien: *Le novizie*
Titel in der BRD: *Die Novizinnen*
Titel in Großbritannien: *The Novices*
Produktion: André Génovès/Les Films La Boétie (Paris)/Rizzoli (Rom)
Regie: *Guy Casaril*
Drehbuch: Guy Casaril
Adaptation: Guy Casaril
Dialoge: Paul Gégauff
Kamera: Claude Lecomte (Farbe, Breitwand)
Schnitt: Nicole Gauduchon
Musik: François de Roubaix
Ton: Guy Chichignoud
Designs: Alain Belmondo
Kostüme: Tatine Autre
Frisuren: Jean-Pierre Berroyer, Patrick Gomez
Make-up: Odette Berroyer
Herstellungsleitung: Georges Casati
Regie-Assistenz: Marc Picaud
Originallaufzeit: 95 Minuten
Besetzung: *Brigitte Bardot* (Agnès), Annie Girardot (Mona Lisa), Lucien Barjon (Kunde im Lazarett), Angelo Bardi (Kunde im Dorf),

248

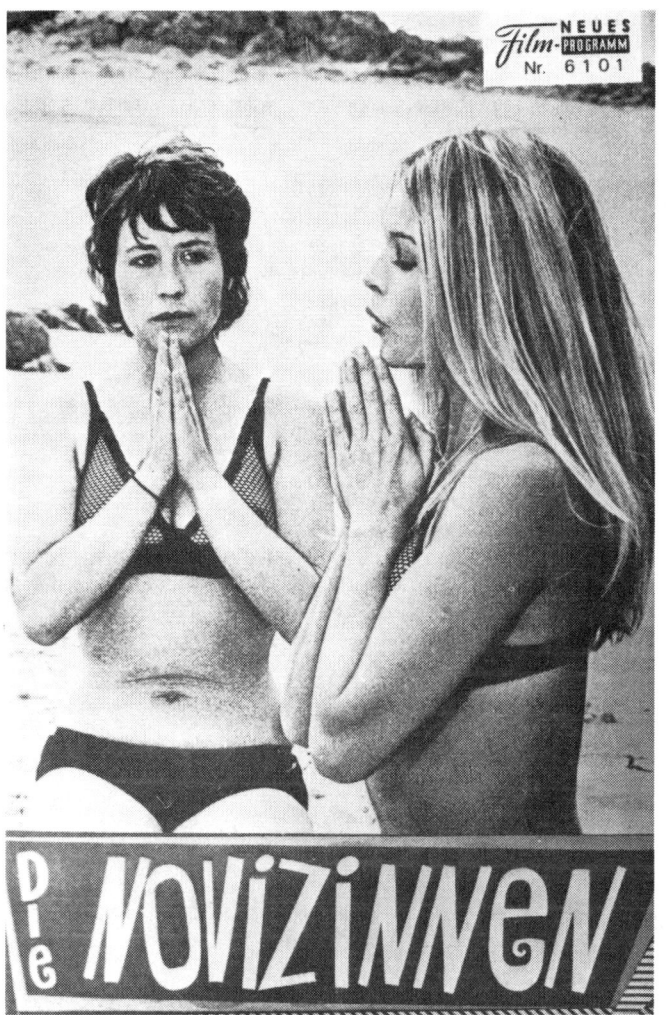

Film Nr. 45: ›Les novices/Le novizie‹ (1970): Brigitte Bardot und Annie Girardot.

Jean Carmet (Kunde mit Hund), M. Deus (Priester), Jacques Duby (Fahrer des Ambulanzwagens), Jess Hahn (Amerikaner), Jacques Jouanneau (Kunde), Clément Michu (Stotterer), Antonio Passalia (Playboy), Jean Roquel (Taxifahrer), Noël Roquevert (alter Kunde) und Dominique Zardi.
Verleih in der BRD: CIC
Laufzeit in der BRD: 90 Minuten
Freigabevermerk in der BRD: ab 16
Deutsche Erstaufführung: 18. Februar 1972
Verleih in Großbritannien: Scotia-Barber (Synchronversion)
Verleihstart in Großbritannien: 1971
Laufzeit in Großbritannien: 90 Minuten
Zertifikat in Großbritannien: X
Weltpremiere: 28. Oktober 1970, Paris
Dreharbeiten: ab 26. Mai bis 10. Juni 1970 (Außenaufnahmen: in Paris und in der Bretagne).

46. **Boulevard du rhum**
Frankreich/Italien/Spanien, 1970
Titel in der BRD: *Die Rum-Straße*
Produktion: Alain Poiré/SNEG (Gaumont International-Paris)/ Parme/Rizzoli Films (Rom)/Mercurio Films (Madrid)/Les Films Internationale
Regie: *Robert Enrico*
Drehbuch: Pierre Pélegri, Robert Enrico (nach einem Roman von Jacques Pécheral)
Dialoge: Pierre Pélegri, Robert Enrico
Kamera: Jean Boffety (Farbe)
Schnitt: Michel Lewin
Bauten: Max Douy
Ton: Christian Forget
Herstellungsleitung: Paul Joly
Regie-Assistenz: Serge Witta
Produktionsleitung: Alain Poiré
Originallaufzeit: 125 Minuten
Besetzung: *Brigitte Bardot* (Linda LaRue), Lino Ventura (Cornélius von Zeeling), Bill Travers (Captain Gerry Sanderson), Clive Revill (Lord Hammond), Guy Marchand (Filmstar), Jess Hahn (Big Dutch) und Nancy Holloway.
Verleih in der BRD: offen
Laufzeit in der BRD: 120 Minuten

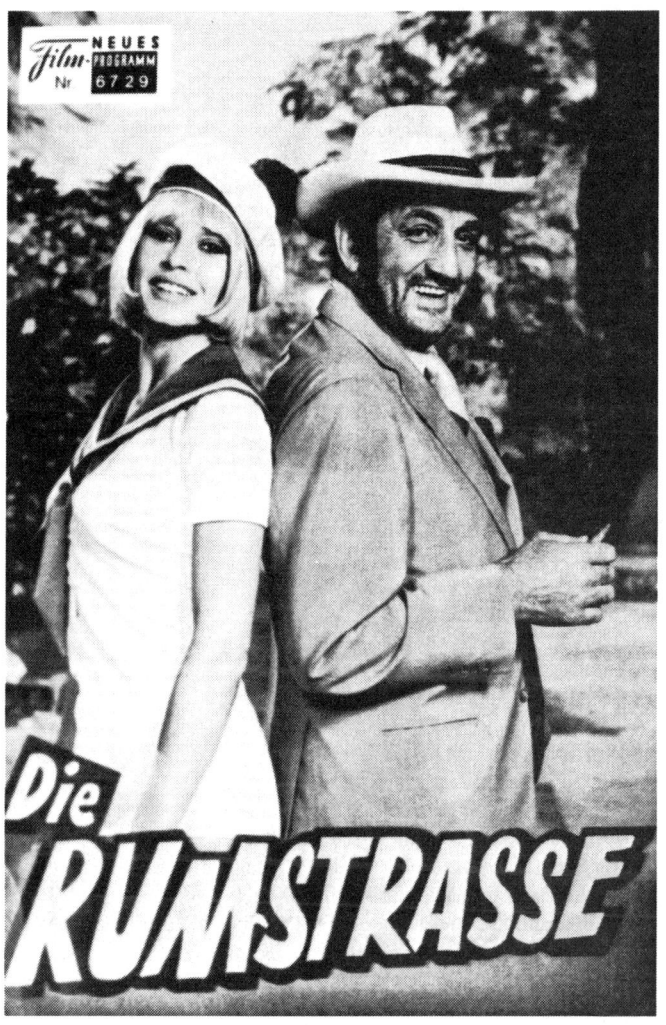

Film Nr. 46: ›Boulevard du rhum‹ (1970): Brigitte Bardot und Lino Ventura.

Deutsche Erstaufführung: 31. Januar 1975 (ARD-Fernsehen)
Verleih in Österreich: OEFRAM
Verleih in Großbritannien und in den USA: offen
Dreharbeiten: ab 21. September 1970 (Außenaufnahmen: Spanien,
Mexiko, Britisch-Honduras).

47. **Les pétroleuses**
Frankreich/Spanien/Italien/Großbritannien, 1971
Titel in Italien: *Le pistolere*
Titel in Großbritannien: *The Legend of Frenchie King*
Titel in der BRD: *Petroleum-Miezen/Die Brandstifterinnen*
Produktion: Les Films Ege/Francos-Films (Francis Cosne)/SNC
(Paris)/Copercines (Madrid)/Vides Films (Rom)/Hemdale Group
(London)/Raymond Eger/Francis Cosne
Regie: *Guy Casaril* (begonnen), *Christian-Jacque* (beendet)
Drehbuch: Clément Bowood, Marie-Ange Aniès, Jean Nemours,
Guy Casaril, Daniel Boulanger (nach einer Idee von Marie-Ange
Aniès und Jean Nemours)
Dialoge: Daniel Boulanger
Englische Dialoge: Clément Biddle Wood, John Bird
Kamera: Henri Persin (Farbe)
Kameraführung: Eduard Noe
Schnitt: Nicole Gauduchon
Bauten: José-Luis Galicia
Ton: Bernard Auboy
Herstellungsleitung: Ignacio Gutterez, Enzo Boetani
Musik: Francis Lai
Kostüme: Rosine Delamare
2nd unit-Regie: Jean Couturier
Regie-Assistenz: Denise Morlot
Originallaufzeit: 95 Minuten
Besetzung: *Brigitte Bardot* (Louise/Francis King), Claudia Cardinale
(Maria Sarrazin), Michael J. Pollard (Sheriff), Patty Shepard (Petite
Pluie), Emma Cohen (Virginie), Teresa Gimpera (Caroline), Georges
Beller (Marc), Patrick Préjean (Luc), Ricardo Salvino (Jean), Oscar
Davis (Mathieu), Valery Inkijinoff (Spitting Bull), Micheline Presle
(Tante Amélie), Denise Provence (Mademoiselle Letellier), Leroy
Hayns (Marquis), Jacques Jouanneau (Monsieur Letellier), Raoul
Delfossé (Le Cornac), France Dougnac (Elisabeth) und Clément
Michu, Henry Csarniak.
Verleih in der BRD: Gloria-Film

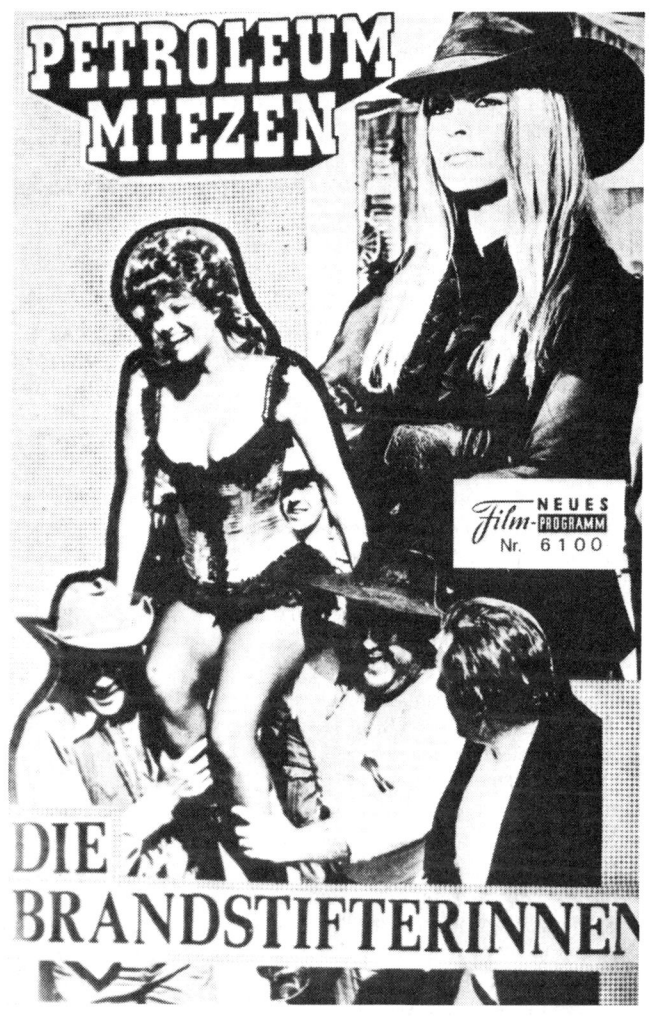

Film Nr. 47: ›Les pétroleuses/Le pistolere‹ (1971): Brigitte Bardot und Claudia Cardinale.

Laufzeit in der BRD: 88 Minuten
Freigabevermerk in der BRD: ab 18
Deutsche Erstaufführung: 25. Februar 1972
Verleih in Großbritannien: Hemdale Film Distributors
Verleihstart in Großbritannien: 1974
Laufzeit in Großbritannien: 96 Minuten
Dreharbeiten: ab 18. Juni 1971 (Außenaufnahmen: Madrid und Burgos, Spanien).

48. **Don Juan 1973 ou Et si Don Juan était une femme**

Frankreich/Italien, 1973
Titel in Italien: *Una donna come me*
Titel in der BRD: *Don Juan 73* (Wenn Don Juan eine Frau wäre)
Titel in Großbritannien: *Don Juan or If Don Juan Were a Woman*
Produktion: Filmsonor/Les Films Marceau/Paradoxe-Film (Paris)/ Filmes (Rome)
Regie: *Roger Vadim*
Drehbuch: Jean Cau, Roger Vadim, Jean-Pierre Petrolacci
Dialoge: Jean Cau
Kamera: Henri Decaë, Andréas Winding (Farbe)
Schnitt: Victoria Spiri-Mercanton
Musik: Michel Magne
Orchestrierung: Michel Magne und Claude Germain
Ton: Jean-Louis Ducarme
Herstellungsleitung: Paul Veillon
Regie-Assistenz: Jean-Michel Lacor
Kameraführung: Philip Brun
Aufnahmeleitung: Jean Guillaume
Originallaufzeit: 87 Minuten
Besetzung: *Brigitte Bardot* (Jeanne), Maurice Ronet (Pierre), Mathieu Carrière (Paul), Robert Hossein (Prévost), Jane Birkin (Clara Prévost), Michèle Sand (Léporella), Robert Walker Jr. (der Gitarrist), Laurent Vergez (der Student), Léna Grinda (Pierres Frau), Sylvie Reichenbach (Pierres Tochter), John Ashley (ein Freund von Jeanne).
Verleih in der BRD: Constantin-Film
Laufzeit in der BRD: 90 Minuten
Freigabevermerk in der BRD: ab 16
Deutsche Erstaufführung: 13. Juli 1973
Verleih in Großbritannien: Hemdale Films
Laufzeit in Großbritannien: 94 Minuten

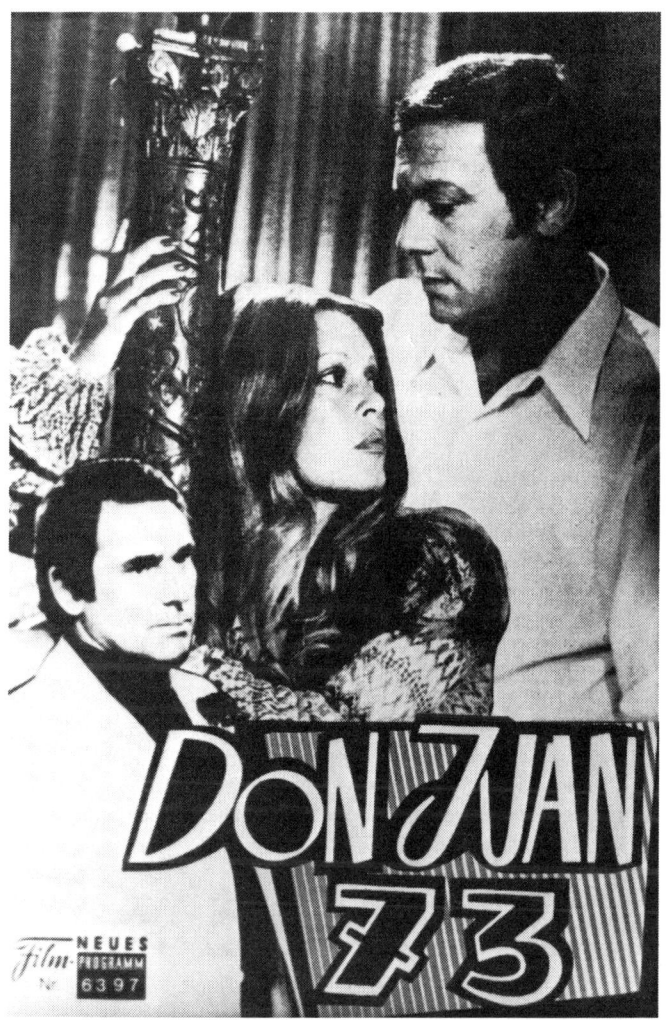

Film Nr. 48: ›Don Juan 1973 ou Et si Don Juan était une femme/Una donna come me‹ (1973): Brigitte Bardot, Robert Hossein (links) und Maurice Ronet.

Verleihstart in Großbritannien: 1974.

49. **L'Histoire très bonne et très joyeuse de Colinot Trousse-Chemise**
Frankreich/Italien, 1973
Produktion: Mag Bodard/Parc-Film-Mag Bodard (Paris)/PECF-PIC (Rom)
Regie: *Nina Companeez*
Drehbuch: Nina Companeez
Kamera: Ghislain Cloquet
Schnitt: Raymonde Guyot
Musik: Guy Bontempelli
Ton: André Hervé
Bauten: Claude Pignot
Kostüme: Anne-Marie Marchand
Make-up: Alex Marcus
Make-up für Brigitte Bardot: Maggy Vernadet
Frisuren: Huguette La Laurette
Produktionsleitung: Philippe Dussart, Charlotte Fraisse
Regie-Assistenz: Jean Lefèbvre, Christiane Gratton
Originallaufzeit: 105 Minuten
Besetzung: Francis Huster (Colinot), *Brigitte Bardot* (Arabelle), Ottavia Piccolo (Bergamonte), Nathalie Delon (Bermade), Bernadette Lafont (Rosemonde), Alice Sapritch (Dame in Weiß), Muriel Catala (Blandine), Francis Blanche (Vagabund), Henri Tisot (Tournebœuf), Jean Le Poulain (Bruder Albaret), Guy Grosso (Lucas), Rufus (Breadwinner), Jean-Claude Drouot (Mesnil Plassac), Maurice Barrier (Henker), Antoine Baud (Einäugiger), Laurent Vergez (Ritter), Mike Marshall (Lord), Guy Bontempelli (Troubadour), Claude Brosset (Schenkenwirt), Yves Elliot (Lord Aubin), François Florent (Lord Corentin) und Philippe, Michel Motto, François Nadal, Paul Muller

Bibliographie

Amberg, George: *The Films of Jean Cocteau,* New York (1971)

Amengual, Barthélmy: *René Clair,* Paris (1963/69)

Armes, Roy: *Roger Vadim, in French Cinema Since 1946,* London (1966/70)

Audouard, Yvan: *Interview,* Paris Presse (20. November 1959)

Bavar, Michael: *Mae West,* Pyramid Communications, Inc. (1975)

Bawden, Liz-Anne und Tichy, Wolfram: *rororo film-lexikon,* Rowohlt Taschenbuch Verlag GmbH., Reinbek bei Hamburg (1978)

Benichon, Pierre J.-B. und Pommier, Sylviane: *Romy Schneider,* Editions PAC, Paris (1976)

Bessy, Maurice: *André Bourvil,* Paris (1972)

Brown, Curtis F.: *Jean Harlow – Ihre Filme, ihr Leben,* Wilhelm Heyne Verlag, München (1979)

Brüne, Klaus: *6000 Filme,* Verlag Haus Altenberg, Köln (1959)

Brüne, Klaus: *Filme 1959–61,* Verlag Haus Altenberg, Düsseldorf (1962)

Chazal, Robert: *De Funès,* PAC Editions, Paris (1979)

Chirat, Raymond: *Julien Duvivier,* Paris (1968)

Clandé, Flavius: *Brigitte Bardot,* Sanssouci, Zürich (1961)

Clouzot, Henri-Georges: *Über BB,* Le Monde (November 1960)

Cocteau, Jean: *Du cinématographie – Textes réunis et présentés par André Bernard et Claude Gauteur,* Paris (1973)

Collet, Jean: *Jean-Luc Godard,* Paris (1974)

Crawley, Tony: *BéBé – The Films of Brigitte Bardot,* Godalming (1975)

Durgnat, Raymond: *Claude Autant-Lara – The Rebel With Kid Gloves,* Films and Filming (1960)

Evans, Peter: *Bardot – Eternal Sex Goddess,* London, 1972

Fifield, William: *Jean Cocteau par Jean Cocteau,* Paris (1973)

Fraigneau, André: *Jean Cocteau, Gespräche über den Film,* Esslingen (1953)

French, Philip: *The Films of Jean-Luc Godard,* London (1969)

Frewin, Leslie: *Marlene Dietrich,* Wilhelm Heyne Verlag, München (1979)

Frischauer, Willi: *Bardot – An Intimate Biography,* Michael Joseph Ltd., London (1978)

Frydland, Maurice: *Roger Vadim,* Paris (1963)

Gauteur, Claude und Bernard, André: *Gabin ou les avatars d'un mythe,* PAC Editions, Paris (1976)

Guérif, François und Levy-Klein, Stéphane: *Belmondo,* Editions PAC, Paris (1976)

Guiles, Fred Lawrence: *Norma Jean – The Life of Marilyn Monroe,* London/New York (1970)

Hamblett, Charles: *Anatole Litvak,* California (1962)

Harding, James: *Sacha Guitry – The Last Boulevardier,* New York (1968)

Hembus, Joe: *Marilyn Monroe – Die Frau des Jahrhunderts,* Wilhelm Heyne Verlag, München (1979)

Hinxman, Margaret und d'Arcy, Susan: *The Films of Dirk Bogarde,* London (1974)

Hotchner, A. E.: *Sophia – Living and Loving,* Victoria Pictures, Ltd., New York (1979)

Jeier, Thomas: *Jane Fonda – Ihre Filme, ihr Leben,* Wilhelm Heyne Verlag, München (1981)

Jürgens, Curd: . . . *und kein bißchen weise,* München (1976)

Kniewel, Peter: *Das kleine Buch der großen Stars,* C. Bertelsmann Verlag, Gütersloh (1960)

Laclos, Michel: *Jeanne Moreau,* Paris (1965)

Livio, Robin: *Sophia Loren,* Paris (1973)

Mailer, Norman: *Marilyn,* New York/London (1973)

Manz, Hans Peter: *Von BB zu Simone de Beauvoir,* Neue Zürcher Zeitung (18. November 1960)

Marais, Jean: *Histoires de ma vie,* Paris (1975)

McClure, Arthur F., Jones, Ken D. und Twomey, Alfred E.: *The Films of James Stewart,* New York/London (1970)

Mellen, Joan: *Marilyn Monroe,* New York (1973)

Moravia, Alberto: *Claudia Cardinale,* Bonn (1964)

Most, Mary: *Cathérine Deneuve – Une créature du cinéma,* Cinema Nr. 5 (1969)

Nourissier, François: *Brigitte Bardot,* Bonn (1964)

Parish, James Robert: *The Tough Guys,* Arlington House, New Rochelle (1976)

Payne, Robert: *Greta Garbo – Die Göttliche,* Wilhelm Heyne Verlag, München (1979)

Peary, Gerald: *Rita Hayworth,* Pyramid Communications, Inc., New York (1975)

Pilade, Philippe: *Henri-Georges Clouzot,* Paris (1969)

Roud, Richard: *Jean-Luc Godard,* London (1970)

Schaake, Erich: *Ingrid Bergman – Ihr Leben,* Wilhelm Heyne Verlag, München (1980)

Seeßlen, Georg und Weil, Claudius: *Ästhetik des erotischen Films,* Rowohlt, Reinbek bei Hamburg (1980)

Siclier, Jacques: *Sacha Guitry,* Paris (1967)

Stewart, Jack: *Henry, Jane and Peter – The Fabulous Fondas,* New York (1975)

Tast, Brigitte und Tast, Hans-Jürgen: *Brigitte Bardot – Anfänge des Mythos B.B.,* Kulleraugen-Materialsammlung Nr. 9, Hildesheim (1982)

Thompson, Howard: *James Stewart – Seine Filme, sein Leben,* Wilhelm Heyne Verlag, München (1979)

Uhländer, Elisabeth und Everschor, Franz: *Filme 1962–64,* Verlag Haus Altenberg GmbH., Düsseldorf (1965)

Uhländer, Elisabeth: *Filme 1965–70, Band 1 und 2,* Verlag J. P. Bachem, Köln (1971)

Uhländer, Elisabeth: *Filme 1971–76,* Verlag J. P. Bachem, Köln (1977)

Whitehall, Richard: *Anna Magnani,* Films and Filming (1961)

Außerdem wurden aus verschiedenen Publikationen zitiert: Simone de Beauvoir und Marcel Achard.

Register

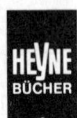

HEYNE
FILMBIBLIOTHEK

Unvergeßliche
Stars
Große Filme
Geniale
Regisseure

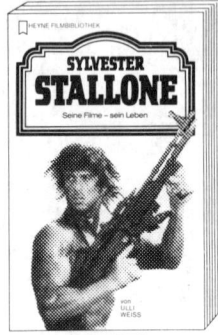

32/126

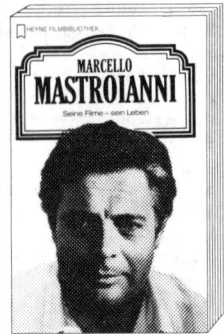

32/122

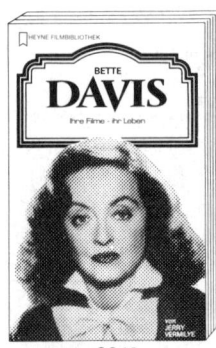

32/4

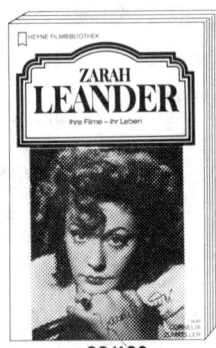

32/120

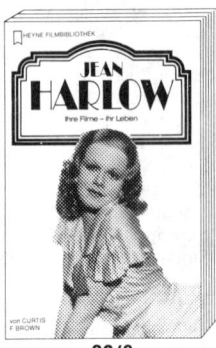

32/6

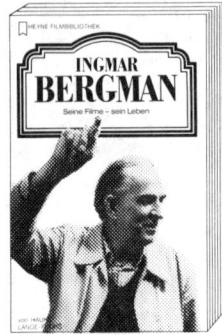

32/119

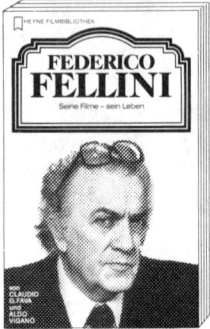

32/128

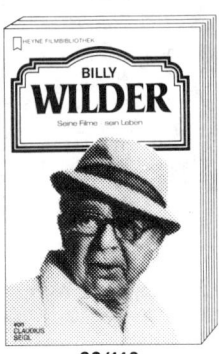

32/116